JESSE KROPELNICKI

EAT. TRAIN. WIN.

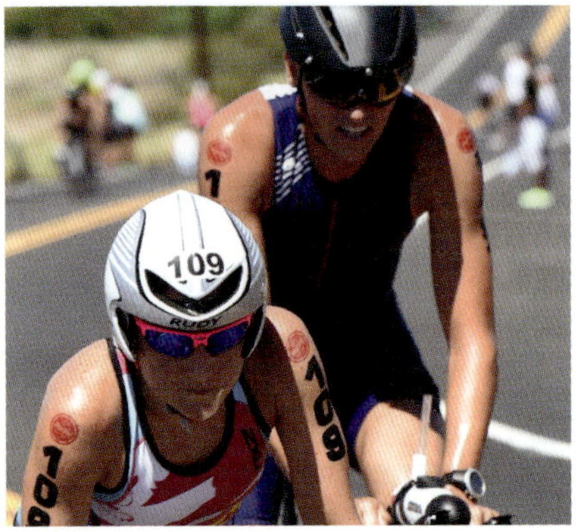
109

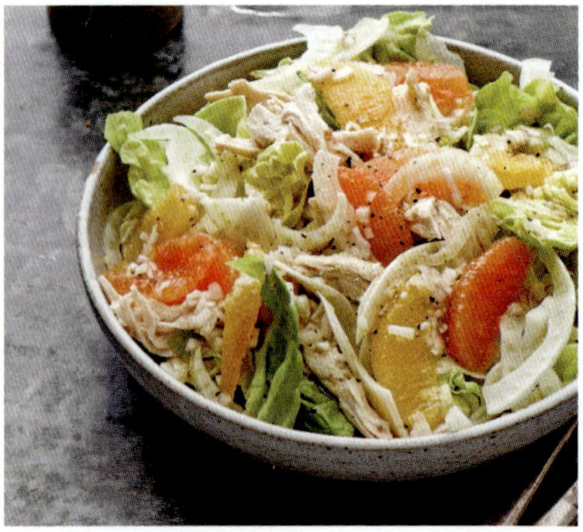

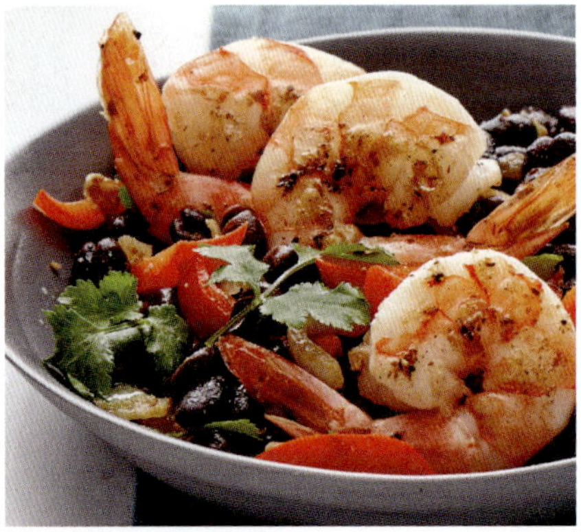

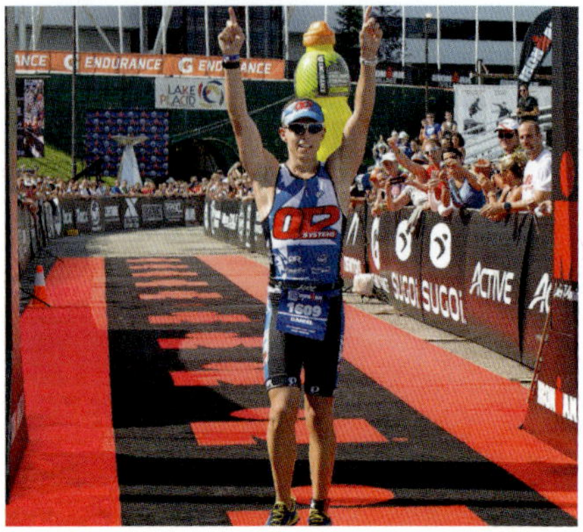
ENDURANCE
SUGOI
ACTIVE

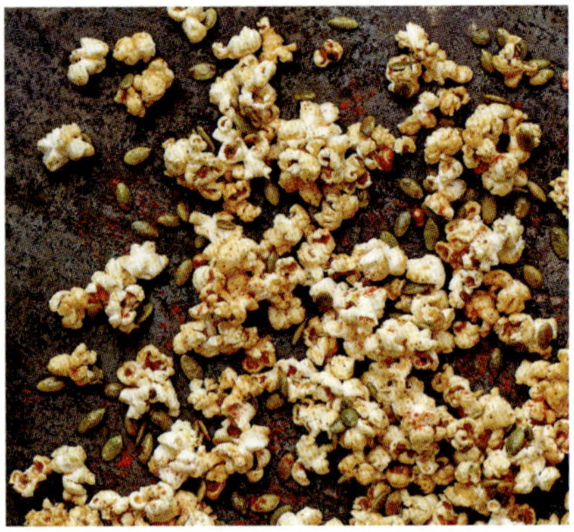

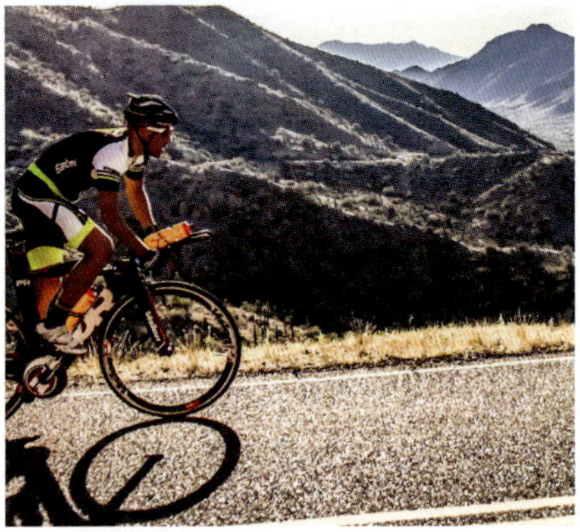

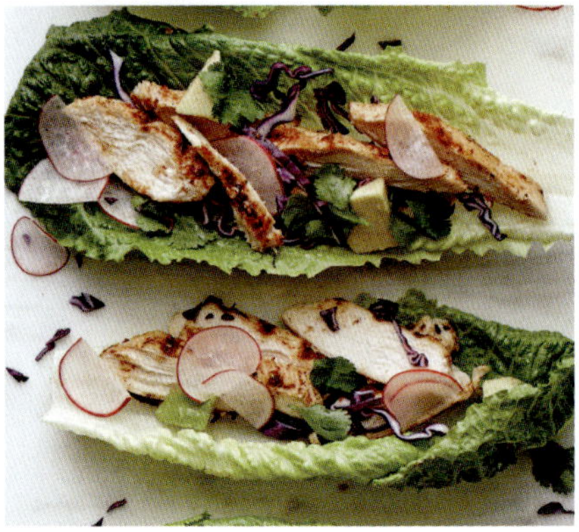

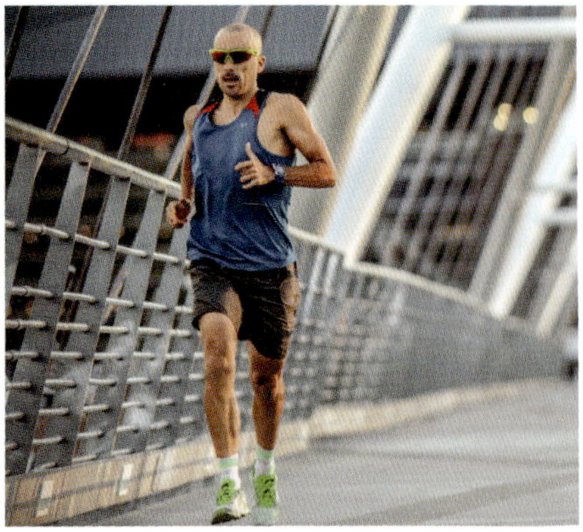

JESSE KROPELNICKI

EAT TRAIN WIN

Die perfekte Ernährung für Läufer, Triathleten und Radfahrer

riva

Bibliografische Information der Deutschen Nationalbibliothek
Die Deutsche Nationalbibliothek verzeichnet diese Publikation in der Deutschen Nationalbibliografie. Detaillierte bibliografische Daten sind im Internet über https://dnb.de abrufbar.

Für Fragen und Anregungen
info@m-vg.de

Wichtiger Hinweis
Ausschließlich zum Zweck der besseren Lesbarkeit wurde auf eine genderspezifische Schreibweise sowie eine Mehrfachbezeichnung verzichtet. Alle personenbezogenen Bezeichnungen sind somit geschlechtsneutral zu verstehen.

Originalausgabe
5. Auflage 2025

Türkenstraße 89
80799 München
Tel.: 089 651285-0

Die amerikanische Originalausgabe erschien 2017 bei Harmony Books unter dem Titel
The Endurance Training Diet & Cookbook.

This translation published with arrangement with Harmony Books, an imprint of the
Crown Publishing Group, a division of Penguin Random House LLC.

Übersetzung: Martina Walter
Redaktion: Karin Leonhart für bookwise medienproduktion GmbH
Umschlagabbildung: Juhku/shutterstock.com; Food Fotografie © 2017 by Andrew Purcell
Abbildungen Innenteil: Sport Fotografie © 2017 by TK; Food Fotografie © 2017 by Andrew Purcell
Satz: Karin Leonhart für bookwise medienproduktion GmbH
Druck: Balto Print UAB, Litauen
Printed in the EU

ISBN Print 978-3-7423-0113-0
ISBN E-Book (EPUB, Mobi) 978-3-95971-531-7

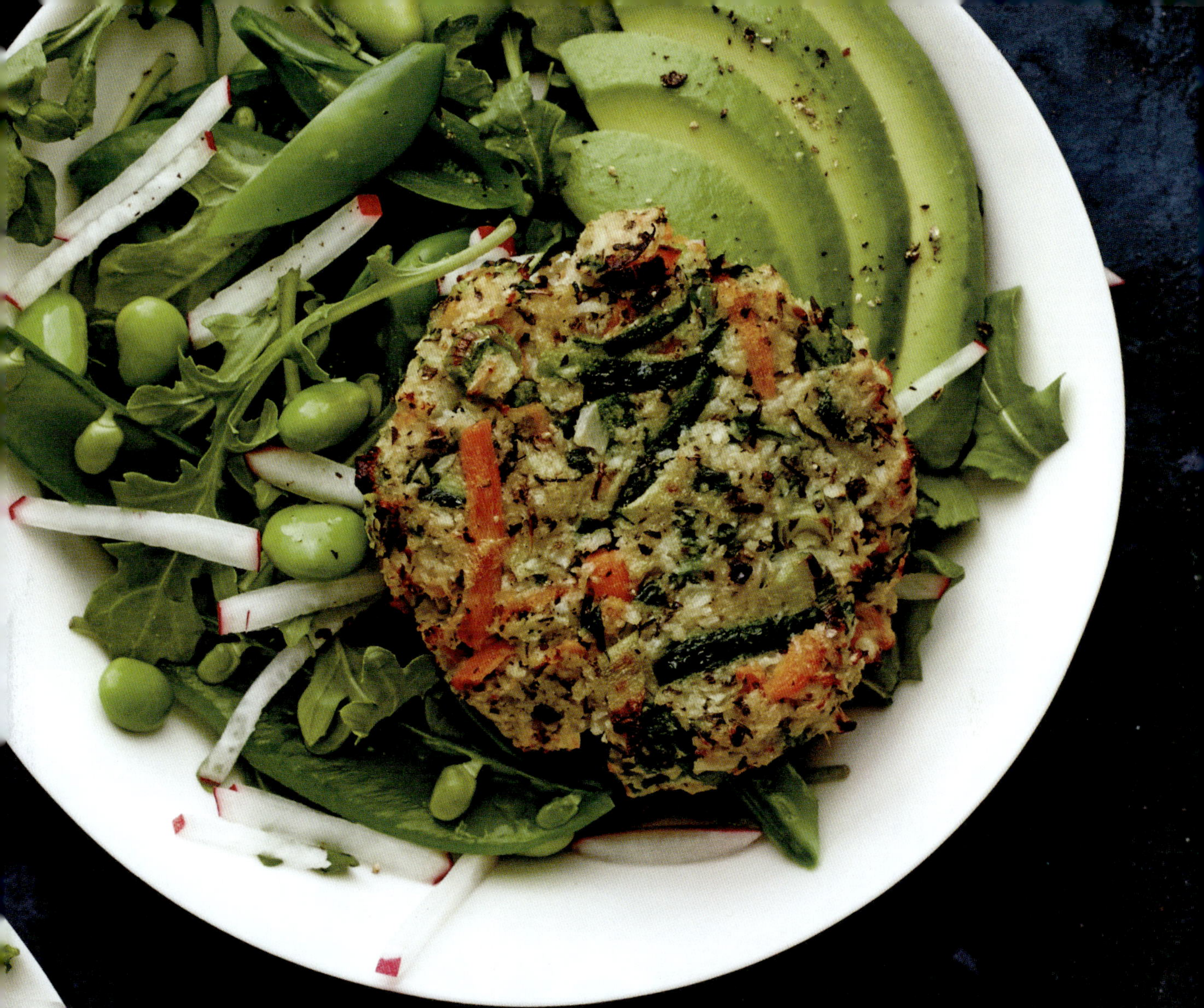

Ich widme dieses Buch den Athleten aller Ausdauersportarten. Was ihr macht, ist sehr anstrengend, aber eure Arbeit inspiriert jeden Tag viele Menschen um euch herum – macht weiter! Dieses Buch gehört euch, und ich hoffe, die Konzepte tragen dazu bei, dass ihr im Wettkampf noch erfolgreicher seid.

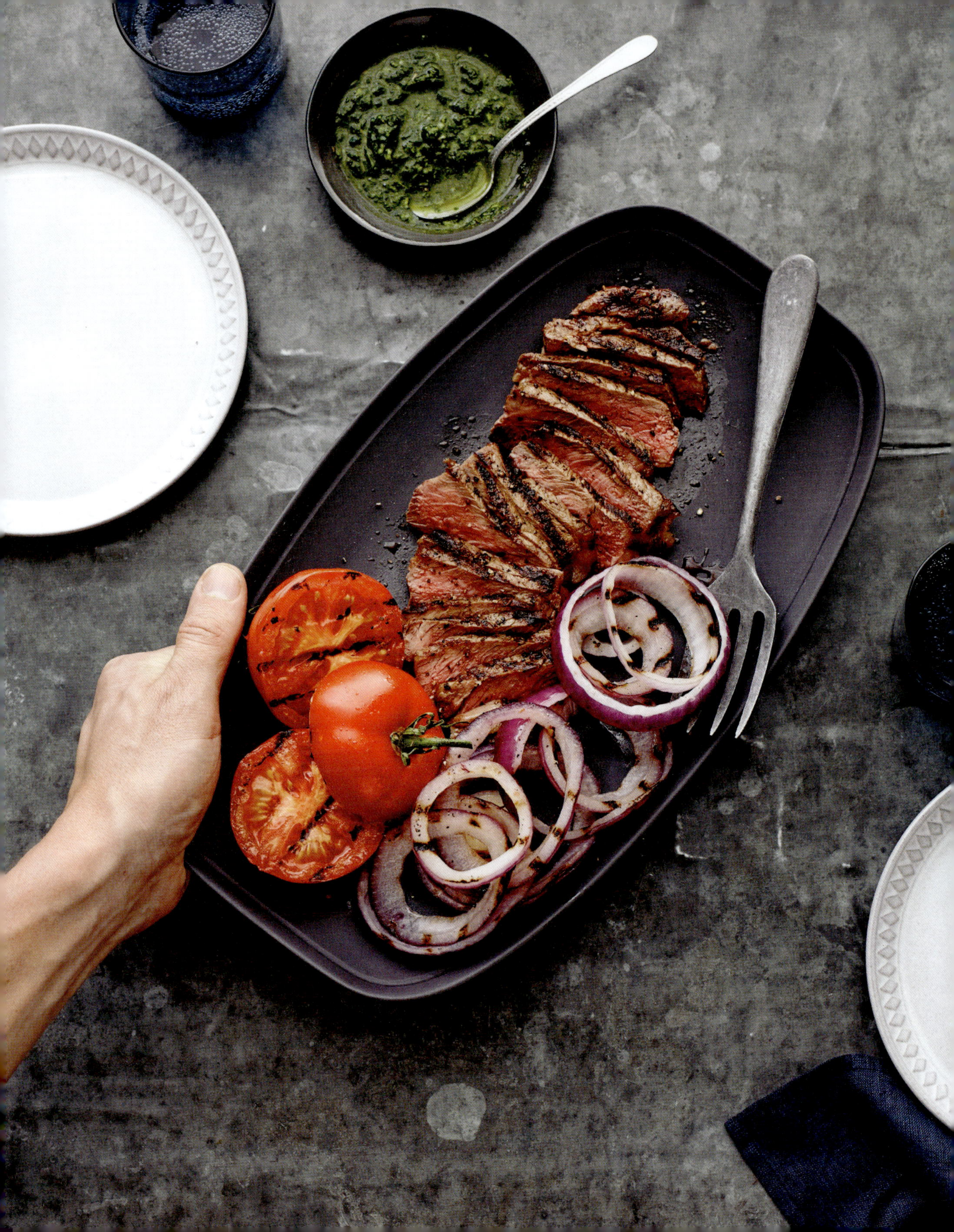

INHALT

EINFÜHRUNG

Mehr als 18 Jahre Erfahrung als Coach verschiedenster Athleten - einschließlich UFC-Kämpfern, Tänzern und Weltklasse-Triathleten - haben mich erkennen lassen, dass es nicht nur körperliche Fitness ist, die zu guten Leistungen führt. Neben der Balance aus harten Trainingseinheiten und Erholungstagen sowie einer durchdachten Trainingsstrategie braucht der Körper auch Brennstoff aus der Nahrung. Und je hochwertiger diese Nahrung ist, desto besser funktioniert der Körper. Ein einfaches Prinzip eigentlich - umso erstaunlicher ist es, dass nur wenige Athleten es richtig anwenden.

Über die Jahre entwickelte ich die Core Diet, ein eigenes Ernährungsberatungs-Unternehmen und eine Ernährungsphilosophie. Die Core Diet ist keine Diät im herkömmlichen Sinn, sondern vielmehr ein Lebensstil für Athleten. Ich erkannte, dass die meisten Sportler zwar eine Menge Zeit und Energie in das Training steckten, aber ihre Ernährung nicht optimiert war. Dies erschien mir als großartige Chance, die Athleten in ihrer Leistung noch zu fördern. Also entwickelte ich Sporternährungskonzepte in leicht verständlichen Modulen und begann, mit internationalen Ausdauerathleten an ihrer Ernährung zu arbeiten. Schon nach kurzer Zeit erbrachten sie bessere Leistungen, brachen Zeitrekorde und erholten sich schneller nach Wettkämpfen. Mein Ansatz erwies sich als so erfolgreich, dass ich zertifizierte Diätberater ausbildete, um das Konzept zu verbreiten. Heute coache ich mehr als ein Dutzend professioneller Ironman-Athleten sowie Trainer und Ernährungsberater weltweit mit meinen Ernährungskonzepten.

Bedingt durch meine Erziehung, war Gesundheit für mich immer wichtig. Als Kind der 1980er-Jahre hatte auch ich eine natur- und umweltbewusste Mutter. Sie interessierte sich für Gesundheit und ließ naturheilkundliche Aspekte in unsere Ernährung miteinfließen. Wann immer es möglich war, wählte sie Vitamin- und Mineralstoffpräparate anstelle von Antibiotika und konventionellen Medikamenten. Ich erinnere mich heute noch an unsere Einkäufe im örtlichen Naturkostladen, mit seinem Geruch nach Sprossen und anderen erdigen Dingen. Die verschiedenen Nahrungsergänzungsmittel in den Regalen schienen mir immer voller Magie zu stecken!

Diese frühen Erfahrungen prägten mein Interesse für Ernährung und naturnahe Themen. Auch die Magie der Nahrungsergänzungsmittel wollte ich ergründen - obwohl mir schnell klar war, dass diese vermutlich nicht in Flaschen zu finden sein würde.

Je mehr ich mich mit Fitness beschäftigte, desto mehr dachte ich darüber nach, wie ich meinem Körper zwischen und während der Trainingseinheiten besser mit Energie versorgen konnte. 1997, als ich mit dem Studium begann, gehörte meine Leidenschaft nicht Partys, sondern dem Gewichtheben. Ich jobbte zu der Zeit in einem Laden für Nahrungsergänzungsmittel, lernte einiges über die verschiedenen Pulver und Tabletten und sprach mit vielen Kunden. Über drei Jahre protokollierte ich täglich meinen Konsum an

Makronährstoffen: Proteine, Kohlenhydrate und Fette. Durch dieses akribische Notieren lernte ich, wie verschiedene Nahrungsmittelkombinationen die Körperzusammensetzung und die Leistung sowohl im Training wie auch im Alltag beeinflussen können. Ich hob in dieser Zeit zwar hauptsächlich Gewichte, und mein Fokus lag auf Muskelzuwachs, aber 1997 nahm ich auch an einem Sprint-Triathlon teil und hatte große Lust, mich in dieses Thema zu vertiefen. Mir war auch klar, dass die vom Gewichtheben aufgebaute Muskelmasse beim Triathlon hinderlich sein würde. Im Jahr 2000, mit 93 kg Körpergewicht – 25 kg mehr als im ersten Studienjahr –, wollte ich mein Ernährungsprogramm umstellen, um meine Physis besser an die im Ausdauersport übliche schlanke, sehnige Figur anzupassen. Um als Triathlet schneller zu werden, musste ich die Muskeln loswerden, die ich nicht brauchte. Tatsächlich waren das etwa 20 kg – als Zusatzgewicht hätten sie mich definitiv verlangsamt. Über die nächsten fünf Jahre reduzierte ich diese Muskeln langsam, durch vorsichtige Anpassung meines Makronährstoffkonsums, bis ich schließlich bei einem Wettkampfgewicht von knapp 72 kg landete.

Durch diesen Prozess lernte ich unglaublich viel darüber, wie sich der menschliche Körper an seine Nahrung anpasst und wie exakt dies der Art und Weise entspricht, in der er sich auf die Trainingsbelastung einstellt. Man kann den Körper unterstützen bei der Trainingsregeneration, der Stärkung des Immunsystems, der Gesundheitsförderung und der Beseitigung ernährungsbedingt limitierender Faktoren im Wettkampf. Aus diesen Überlegungen entstand die Core Diet – und in diesem Buch stelle ich Ihnen meine Konzepte vor.

Eat. Train. Win ist zwei Bücher in einem. Es beginnt als Ratgeber mit vielen Details zu trainings- und wettkampfrelevanter Ernährung. Damit lernen Sie die Grundlagen einer gesunden Ernährung und Lebensweise kennen, wie wir sie alle im täglichen Leben anstreben sollten. Darauf aufbauend, folgen Informationen, wie Ernährung zum präzisen Werkzeug werden kann, um den Körper in seine Bestform zu bringen, Muskelmasse nach persönlichem Bedarf auf- oder abzubauen und während intensiver körperlicher Anstrengung die optimale Unterstützung zu liefern.

Der zweite Teil des Buchs enthält Rezepte. Sie folgen ausnahmslos meiner Ernährungsphilosophie und setzen die Grundlagen des ersten Abschnitts praktisch um. Dass Sie Ausdauerathlet sind, heißt nicht, dass Sie Tonnen an Brot, Pasta und Getreide essen müssen. Sie werden feststellen, dass die Rezepte bunt und vielseitig sind – viel Gemüse, alle Arten von Eiweiß, von Fisch, über Fleisch zu Eiern, und auch einige naturbelassene Desserts. Obwohl ich ein Befürworter gebrauchsfertiger Sportgetränke, Riegel und Gels bin (im entsprechenden Trainingsfenster), denke ich, dass man auch hier einiges – mit guten Erfolgen – selbst machen kann. Auch dafür finden Sie Rezepte. Es ist eine ehrliche, vollwertige Kost, die zu einem gesunden, aktiven Lebensstil beiträgt.

Ich hoffe, dass Sie *Eat. Train. Win* interessant und informativ finden und einen Nutzen für sich daraus ziehen können. Und ich wünsche Ihnen, dass Sie durch mein Konzept neue Wege in Ihrem Training finden, für bessere und schnellere Ergebnisse und mehr Spaß im Wettkampf.

TEIL

1

ERNÄ

IRUNG

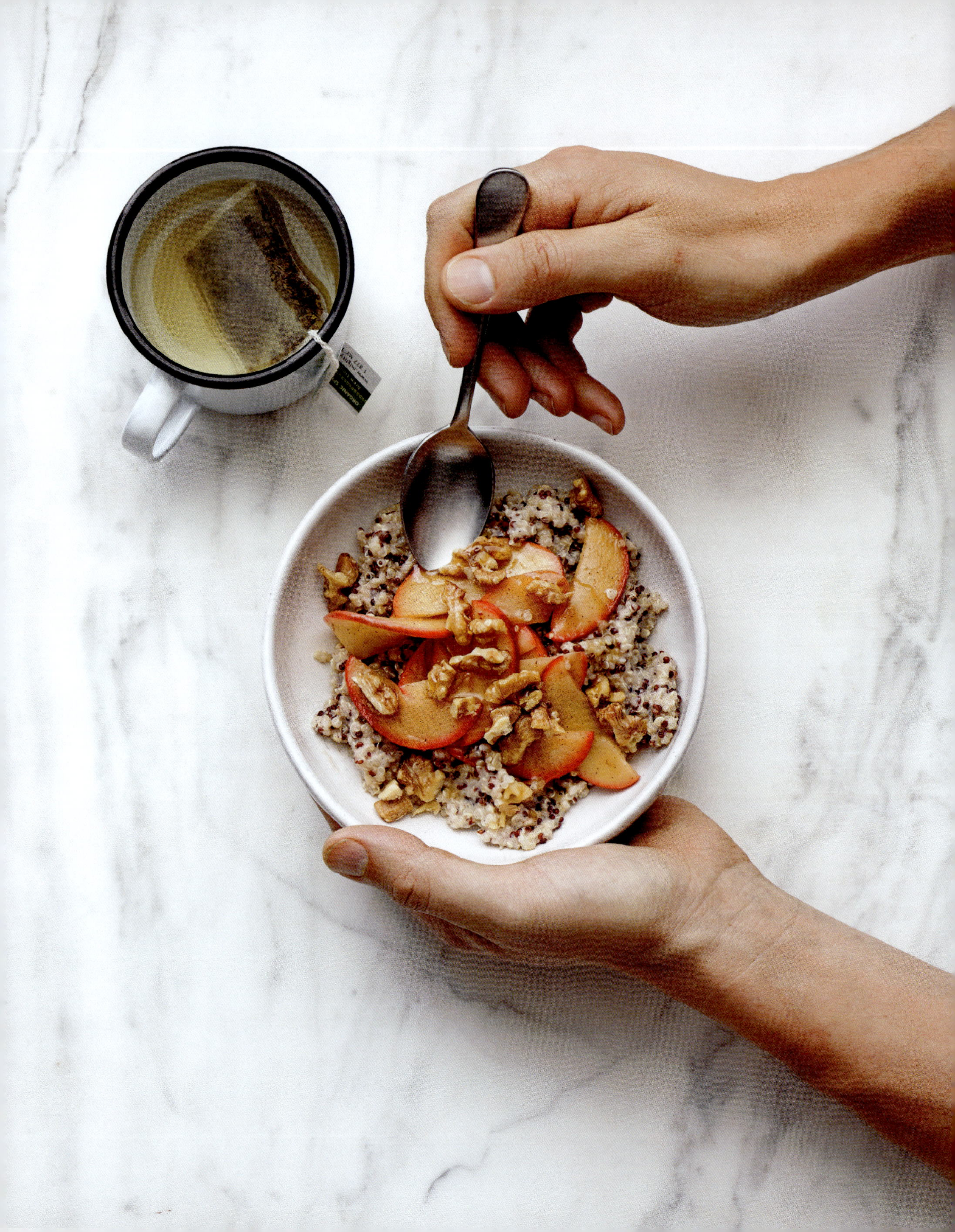

1

BESSER ERNÄHREN FÜR OPTIMALE LEISTUNG

WOLLEN SIE IN IHREM HALBMARATHON, Marathon, Triathlon oder Ironman besser werden? Viele Athleten kämpfen um jede minimale Leistungssteigerung. Ausgeklügelte Trainingspläne allein reichen nicht – die Lösung liegt in der richtigen Energiezufuhr. Aus der Erfahrung in meinem Unternehmen, das Konzepte für Wettkampfernährung erstellt, weiß ich, dass der potenziell negative Einfluss von Ernährung auf das Wettkampfergebnis mit der Dauer des Wettkampfs sogar noch wächst. Ich bin überzeugt, dass bei den meisten Athleten, die mit ihrer Wettkampfleistung in über dreistündigen Rennen unzufrieden sind, inadäquate Ernährung der am meisten limitierende Faktor war. Viele Athleten erkennen erst durch negative Erfahrung die gewichtige Rolle von Ernährung. Diese Erfahrungen müssten nicht sein, denn das Thema Ernährung lässt sich gut verbessern. Es ist nicht schön zu sehen, wie Athleten hart trainieren, eine Menge Zeit investieren und allein wegen Ernährungsdefiziten trotzdem im Wettkampf nicht ihre Höchstform erreichen.

Hochwertige Ernährung für Training und Wettkampf lässt den Körper Trainingsbelastungen und zusätzliche Stressfaktoren besser verarbeiten. Der Athlet, der auf lange Sicht die größte Trainingslast auf sich nehmen kann, macht die besten Fortschritte. Eine optimale Ernährung im Alltag, bezogen auf Lebensmittel und auch auf Essenszeiten, hilft Ihrem Körper langfristig, den steigenden Trainingsstress zu verarbeiten, sodass Sie am Wettkampftag leistungsstärker denn je sein werden. Als Einsteiger profitieren Sie, indem Sie von Anfang an die richtigen Ernährungsgrundlagen für Leistung schaffen. Als Profi- oder Spitzensportler können Sie damit den oft benötigten, extrem wertvollen Ein-Prozent-Vorsprung erzielen, der den Sieg vereiteln kann. Nur allzu oft erlebe ich Athleten, die versuchen, diese minimale Marge durch noch härtere, längere und enorm belastende Trainingssessions zu erzielen. Stattdessen reichen dafür manchmal schon einfache Ernährungsänderungen – die den Körper nichts kosten, aber durch gute Ernährung und bessere Regeneration insgesamt ein besseres Wohlbefinden bringen. Einmal coachte ich eine sehr erfolgreiche Profi-Triathletin im Bereich Wettkampfernährung. Unser Ziel war es, ihre Körperzusammensetzung im Jahresverlauf zu optimieren, unter Berücksichtigung ihrer Schwitzrate und ihres individuellen Natrium- und Flüssigkeitshaushalts. Ein Großteil dieses Prozesses bestand nur darin, dass sie mehr auf gute Ernährung, auch im Alltag, achtete. Zuerst kam sie kaum durch die Wettkämpfe, steigerte sich aber im Verlauf von nur sechs Monaten derart, dass sie bei der Weltmeisterschaft überragend gut abschnitt. Für mich beweist das, welche wichtige Rolle die richtige Ernährung spielt.

GESUNDE LEBENSWEISE UND OPTIMIERUNGSPHASEN

Eat. Train. Win unterstützt die Philosophie, dass gesundes Essen ein Grundelement des athletischen Lebensstils ist. Im Training und in der Wettkampfperiode sollten Athleten ihre Ernährung dann ergänzen, um die zusätzliche dynamische Arbeit des Körpers zu unterstützen. Die Prinzipien, die hier gelten, sind ausschlaggebend für die Körperzusammensetzung und werden sich direkt wie indirekt auf die Leistung auswirken. Diese Prinzipien steigern auch Gesundheit und Wohlbefinden im Alltag, da der Verzehr der hier vorgeschlagenen Lebensmittel mehr Energie geben und zu mehr Wohlbefinden führen.

EINE GESUNDE LEBENSWEISE

Vor jedem Ausdauerwettkampf steht ein Trainingsprogramm – Aufbau von Kondition und Kraft, für ein starkes Finish am Wettkampftag –, aber auch eine Basisfitness ist essenziell. Wenn Ihr Marathon-Trainingsplan an Tag 1 einen 10-km-Lauf vorsieht, ist es von Vorteil, wenn Sie die Distanz dann nicht zum ersten Mal laufen. Der Körper braucht Zeit, um sich an solch eine Aktivität anzupassen. Die Monate vor dem Lauf sollten daher viele wechselnde Strecken beinhalten, inklusive mehrerer 10-km-Distanzen.

In Bezug auf die Ernährung sollten Sie ebenso verfahren: Wenn Sie erst zu Beginn der Trainingssaison Ihre Ernährung komplett umstellen, könnte das ungeahnte Probleme mit sich bringen (wie Bauchschmerzen oder andere unspezifische Verdauungsprobleme). Viel wichtiger ist, dass Sie eine Basis haben. Wenn Sie Ihre Workouts intensivieren, greift Ihr Körper auf sich selbst

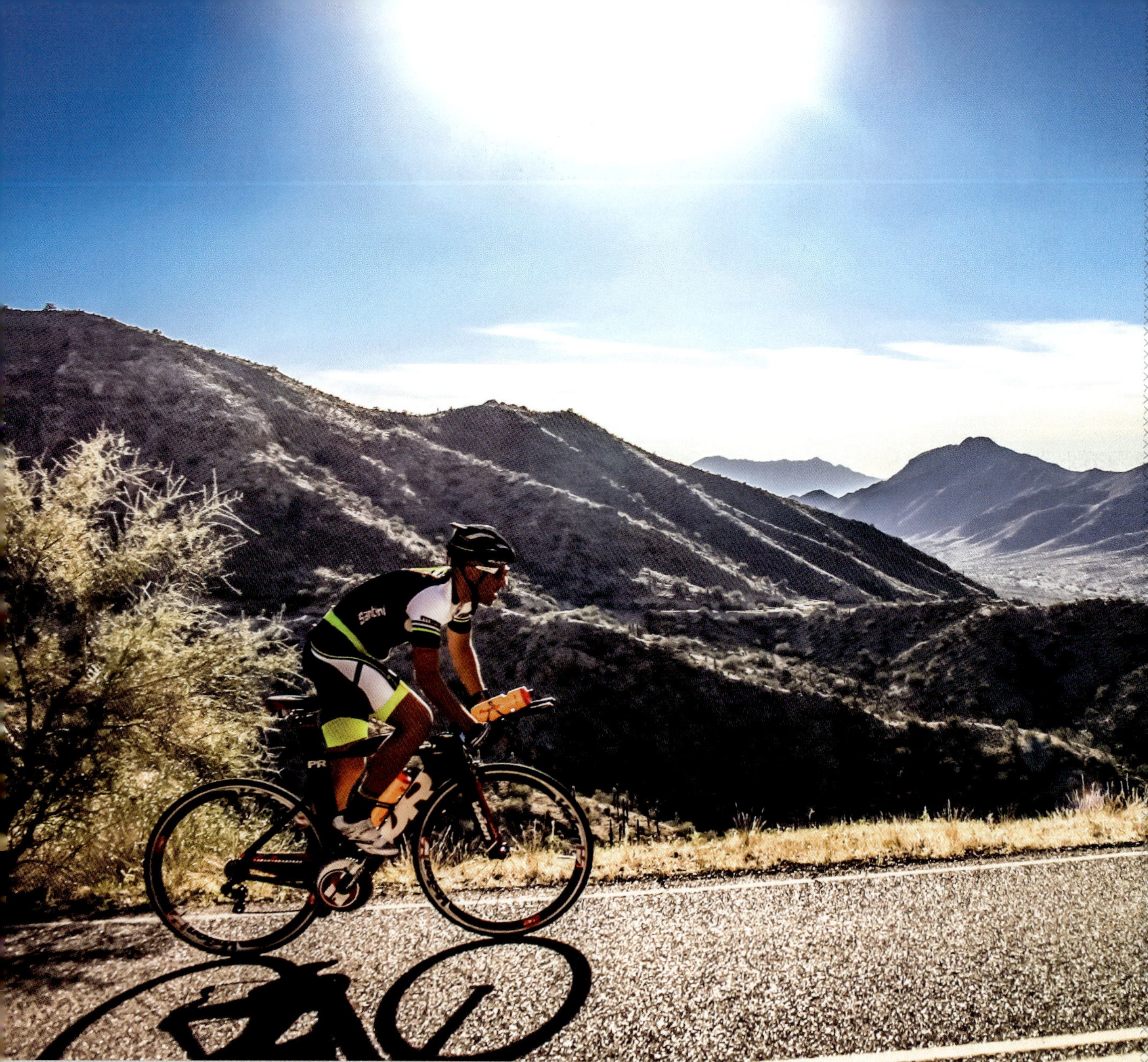

bzw. seine Vitamin- und Mineralstoffvorräte zurück. Folglich sollten Sie auch im Alltag grundsätzlich nährstoffreiche Nahrungsmittel verzehren.

Diese Nahrungsmittel, die ich meinen Athleten verordne und die auch grundlegend sind in den Rezepten dieses Buchs, sind Fisch, mageres Fleisch, Obst, Gemüse, Nüsse, Samen und Hülsenfrüchte.

Ich nenne diese Nahrungsmittel Core Foods, oder Kern-Nahrungsmittel, da alles, was wir essen, darauf aufbaut. Sie liefern uns ein komplettes Makronährstoff-Profil (Proteine, Kohlen-

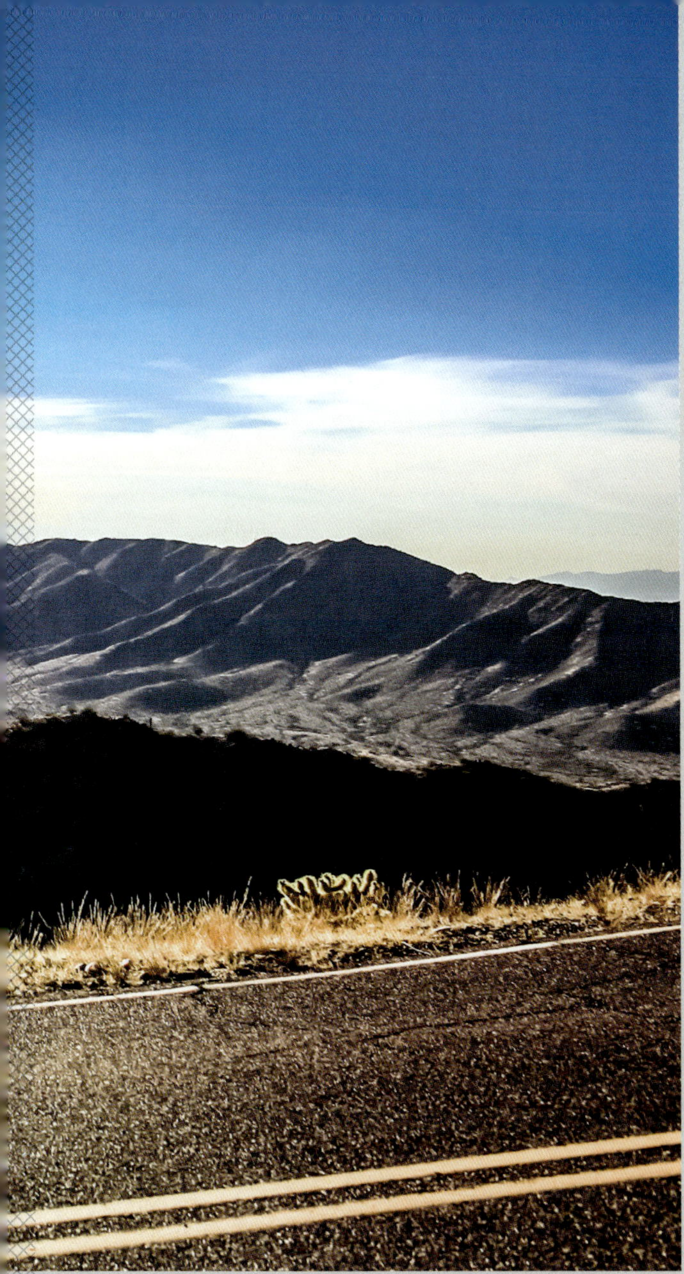

hydrate und Fette) sowie den Grundstock unseres Mikronährstoffbedarfs (Vitamine und Mineralstoffe, s. S. 25). Darüber hinaus ist eine darauf aufbauende Ernährung auch nachhaltig, wenn man sie etwas modifiziert. Sie ist keinesfalls limitierend, sodass Sie in Ihrem Alltag eingeschränkt wären. Meistens finden Sie in jedem Restaurant etwas, das ins Schema passt. Auch wenn wir nicht immer kontrollieren können, was wir zu essen bekommen, helfen diese Richtlinien, jederzeit eine kluge Wahl zu treffen.

Andere, nährstoffärmere Nahrungsmittel, wie Brot, Pasta und Sportriegel, sind ebenfalls wichtig. Damit auch sie optimal eingesetzt werden, sollten Athleten sie ausschließlich in den erforderlichen Zeiten essen. Allgemein sollten Sie industriell verarbeitete Lebensmittel meiden sowie alles, was mit raffiniertem Zucker angereichert oder voll tierischer und pflanzlicher Fette und versteckter Salze ist. Ziel ist es, vollwertige und möglichst naturbelassene Lebensmittel zu verzehren, um deren volle Nährstoffdichte aufzunehmen. Dies reduziert sich auf die einfache Formel: Außerordentliche sportliche Leistungen erfordern außerordentliche »Brennstoffe«. Mit »außerordentlich« meine ich Getreideprodukte und Energielieferanten mit raffiniertem Zucker, die nicht natürlich vorkommen. Ihre ideale Makronährstoffzusammensetzung steigert die sportliche Leistung, obwohl sie außerhalb von Sport und Training nicht unbedingt in das Konzept einer gesunden Lebensweise passen. So macht es einen großen Unterschied, ob Sie Sportriegel kurz vor einer anspruchsvollen Trainingseinheit essen oder kurz vor dem Schlafengehen. Haben Sie dieses Prinzip einmal verstanden, können Sie selbst jederzeit die richtigen Entscheidungen treffen.

OPTIMIERUNGSPHASEN

Das körperliche Potenzial eines Athleten ist nicht nur eine Kombination aus angeborenem Talent und körperlicher sowie mentaler Vorbereitung. Es hängt auch von den Ernährungsgewohnheiten in jeder Phase seiner Fitnessentwicklung sowie über einen längeren Zeitraum ab. Dies zu berücksichtigen kann einen Vorteil im Wettbewerb bringen – egal ob im Einzelwettkampf, im Team, oder allein, gegen die Stoppuhr.

Ihre gesundheitsbewusste tägliche Ernährung ergänzen Sie zu Beginn der Trainingsphase mit leistungsfördernden Mahlzeiten und/oder Snacks vor, während und nach dem Training (Pre-Workout, Workout und Post-Workout). An dieser Stelle können normalerweise auch »außerordentliche« Nahrungsmittel eingebaut werden. Es gibt definitiv ein Zeitfenster, zu dem ein Sportgetränk, wenn es auch industriell hergestellt ist und von Zuckern strotzt, genau das ist, was der Körper braucht. Umsichtig eingesetzt, unterstützen solche künstlichen Getränke den Körper im Training und im Wettkampf ungemein. Das Gleiche gilt auch für andere verarbeitete Produkte wie Energieriegel (s. auch S. 57).

CORE FOODS

Core Foods bestehen aus Fisch, magerem Fleisch, Magermilchprodukten, Obst, Gemüse, Nüssen, Saaten und Hülsenfrüchten.

Fisch: Magerer wie fetter Fisch sind eine ausgezeichnete Eiweißquelle. Fette Kaltwasserarten enthalten viele Omega-3-Fettsäuren – für Athleten wertvolle Nährstoffe (s. auch S. 32).

Mageres Fleisch: Magere Fleischsorten liefern tierisches Eiweiß mit wenigen gesättigten Fetten. Hühnerbrust, Schweinelende oder mageres Rindfleisch sind empfehlenswert. Schinkenspeck, Schweinebauch, Hühnerschenkel, Ochsenbrust u. Ä. sollten sparsam gegessen werden.

Magermilchprodukte: Milchprodukte mit wenig gesättigten Fettsäuren sind großartig, z. B. Joghurt, Käsesorten wie Feta, Ziegenkäse und körniger Frischkäse und Milch mit niedrigem Fettgehalt. Vorsicht bei fettreduziertem Joghurt mit Fruchtaroma, da er oft reichlich zugesetzten Zucker enthält (s. auch Core-Zahl, S. 20).

Obst: Früchte sind eine hervorragende Vitamin- und Mineralstoffquelle und liefern natürliche Kohlenhydrate sowie viele Antioxidantien. Die Nährstoffzusammensetzung variiert, essen Sie daher möglichst viele verschiedene Sorten. Wohlschmeckend und wohltuend sind z. B. Heidelbeeren, Himbeeren, Erdbeeren, Bananen, Ananas, Mango, Trockenpflaumen und -feigen.

Gemüse: Wie Früchte sind auch Gemüse Nährstoffbomben voller Vitamine, Mineralstoffe, Antioxidantien und natürlicher Kohlenhydrate. Auch hier sollten Sie die Vielfalt genießen. Zu meinen Favoriten gehören Brokkoli, rote Paprika, Spargel, Spinat, Süßkartoffeln, Butternusskürbis, Weiß- und Rotkohl.

Nüsse: Nüsse und Kerne sind eine ausgezeichnete Quelle für Mineralstoffe und gesunde Fette, inklusive essenzieller Omega-3-Fettsäuren.

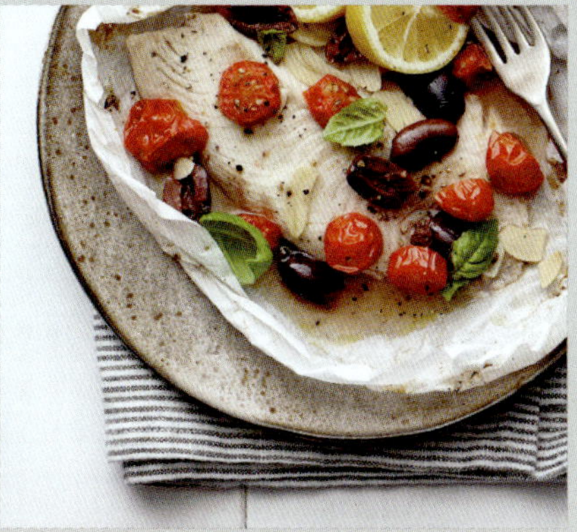
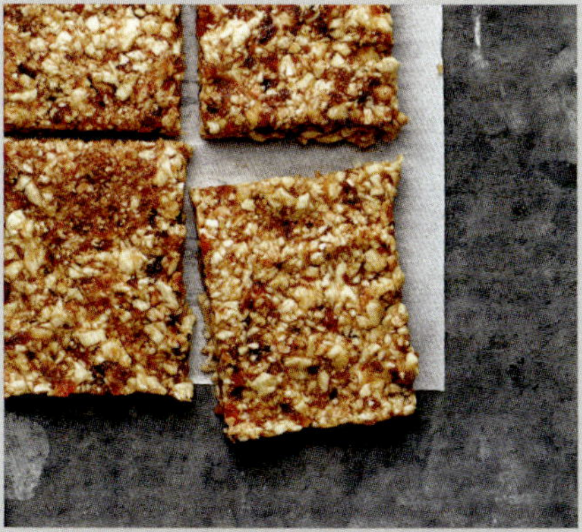
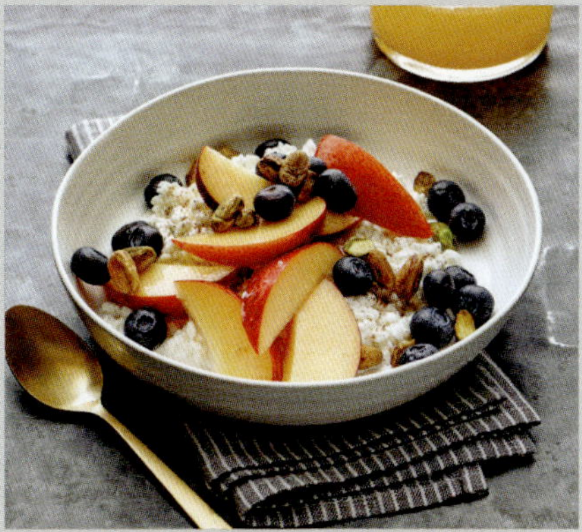
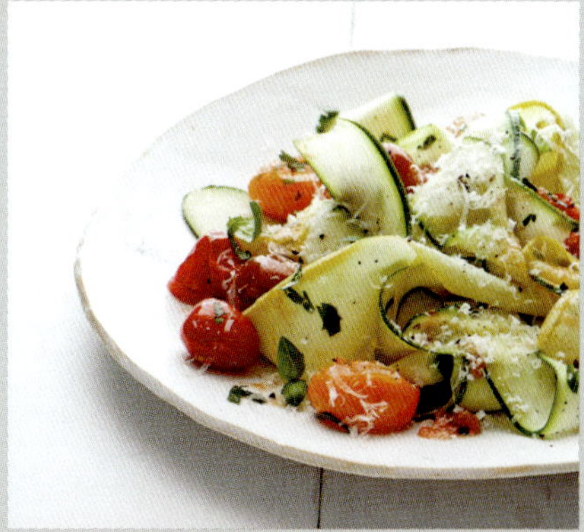
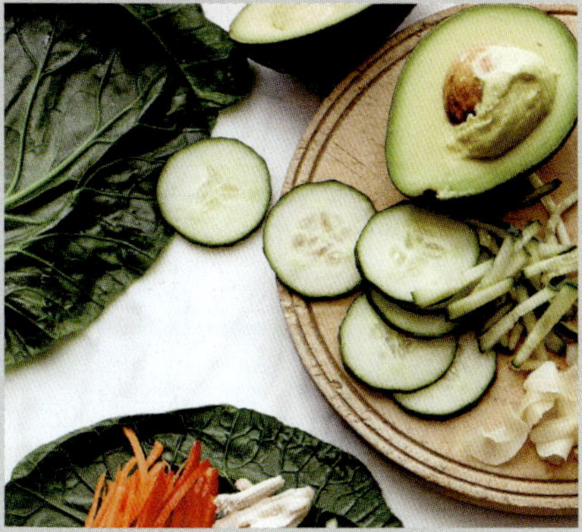

Viele Athleten wählen Mandeln. Ich bevorzuge Nusskerne mit Omega-3-Fettsäuren, die in Mandeln nicht und in Walnüssen reichlich enthalten sind. Interessant ist auch ein Nuss-Frucht-Energiemix (S. 155). Para- und Macadamianüsse sind ebenfalls eine gute Wahl.

Saaten: Saaten und Samen sind reich an Mineralstoffen wie Magnesium, Eisen, Kalium und Selen und damit eine wichtige Nährstoffquelle. Sie sollten roh verzehrt werden, da ihre Nährstoffkomponenten bei Erhitzung schnell denaturieren. Sie können Saaten jedoch einweichen, mahlen oder zerstoßen, ohne ihren Nährwert zu ändern. Großartige Optionen sind Chiasamen, Kürbiskerne, Leinsamen, Sesamsaat und Sonnenblumenkerne.

Hülsenfrüchte: Erbsen, Bohnen, Linsen und Erdnusskerne gehören zu den Hülsenfrüchten. Sie liefern qualitativ hochwertige Eiweiß- und Ballaststoffe, Kohlenhydrate sowie Mikronährstoffe wie Folsäure, Thiamin, Mangan, Magnesium, Kalium und Eisen. Sie enthalten sehr viel Stärke, die der Körper schnell und effizient in Energie umwandeln kann.

CORE-ZAHL

Im oftmals hektischen Alltag gelingt es manchmal nicht, zu 100 Prozent Core Foods zu essen. Manchmal habe ich keine eigenen Snacks dabei, bekomme aber Hunger. In diesem Fall muss ich auf Fertigprodukte zurückgreifen. Einige davon eignen sich durchaus, gleichzeitig den Blutzuckerspiegel zu stabilisieren, gute Makro- und Mikronährstoffe für eine schnelle Erholung zu liefern und zusätzlich zu sättigen. Die Core-Zahl hilft, Fertigprodukte auf ihre Eignung für den Notfall zu prüfen. Diese von mir entwickelte Formel versucht, die Blutzuckerwirkung der Kohlenhydrate des Produkts zu betonen, indem sie Zucker doppelt zählt. Die geringe Wirkung von Ballaststoffen auf die Blutzuckerreaktion wird berücksichtigt, indem man sie davon subtrahiert. Das Ergebnis dividiert man durch die Summe aus Fett und Proteinen, da beides den Blutzuckeranstieg verlangsamt (durch langsamere Verdauung). Lebensmittel mit einer Core-Zahl unter 2 g bestehen den Test, wenn sie hauptsächlich natürliche oder biologische Zutaten enthalten. Eine weitere Komponente sind die gesättigten Fette: Davon sollten weniger als 5 g pro Portion enthalten sein. Mit der Core-Zahl-Formel werden Sie sogar Kartoffelchips, Brote, Wraps, Burritos und selbst Pizzas finden, die infrage kommen. Bei Mahlzeiten und Snacks sollten Sie die Core-Zahlen der einzelnen Zutaten berücksichtigen, nicht nur die Gesamtzahl des Produkts. Wenn ich Käse mit Kräcker essen will, stelle ich also sicher, dass Käse und Kräcker den Core-Zahl-Anforderungen entsprechen, jeweils weniger als 5 g gesättigte Fette enthalten und aus natürlichen Zutaten bestehen.

CORE-ZAHL = (ZUCKERANTEIL + GESAMTMENGE KOHLENHYDRATE – BALLASTSTOFFMENGE) : (GESAMTFETT + GESAMTPROTEINE)

GESAMTMENGE FETT
Die Menge an Fett pro Portion (in g).

GESÄTTIGTE FETTE
Wählen Sie Lebensmittel mit weniger als 5 g gesättigtem Fett.

CHOLESTERIN
Im Rahmen einer gesunden Ernährung sollten Sie weniger als 300 mg (0,3 g) Cholesterin pro Tag zu sich nehmen.

Durchschnittliche Nährwerte

1 Portion = 8 Kräcker (28 g)
(1 Portion = 2 ganze Kräckerscheiben)
1 Packung entspricht ca. 16 Portionen

Nährwerte pro Portion

Kalorien 120 — **davon aus Fetten** 20

	%-Anteil am Tagesbedarf*
Gesamtfett 2,5 g	4%
gesättigte Fette 0 g	0%
mehrfach ungesättigte Fette 0 g	
einfach ungesättigte Fette 1 g	
Cholesterin 0 mg	0%
Natrium 140 mg	6%
Kohlenhydrate gesamt 22 g	7%
Ballaststoffe 1 g	4%
Zucker 7 g	
Protein 2 g	

Vitamin A 0% • Vitamin C 0%

Kalzium 2% • Eisen 6%

* %-Anteil am Tagesbedarf bemessen an einer täglichen Gesamtkalorienzahl von 2000. Je nach persönlichem Kalorienbedarf kann der Tagesbedarf höher oder niedriger ausfallen.

		2000	2500
	Kalorien	2000	2500
Gesamtfett	weniger als	65 g	80 g
gesättigte Fette	weniger als	20%	25 g
Cholesterol	weniger als	300 mg	300 mg
Natrium	weniger als	2400 mg	2400 mg
Kohlenhydrate gesamt		300 g	375 g
Ballaststoffe		25 g	30 g

PROZENTANTEIL DES TAGESBEDARFS
Lediglich exemplarisch, meist in der äußersten rechten Spalte des Etiketts gelistet. Für Ihren individuellen Bedarf sprechen Sie mit einem Ernährungsberater.

GESAMTKOHLENHYDRATE
Die Zahl addiert sich aus Ballaststoffen, Zuckern und Stärken eines Lebensmittels.

PROTEIN
Proteinreich ist ein Nahrungsmittel mit 7 g Eiweiß oder mehr pro Portion.

(ZUCKER + KOHLENHYDRATE – BALLASTSTOFFE)
7 + 22 - 1 = 28 g

(FETTE + PROTEIN)
2,5 + 2 = 4,5 g

28 : 4,5 = 6,2 g

KEINE **GUTE CORE-ZAHL**

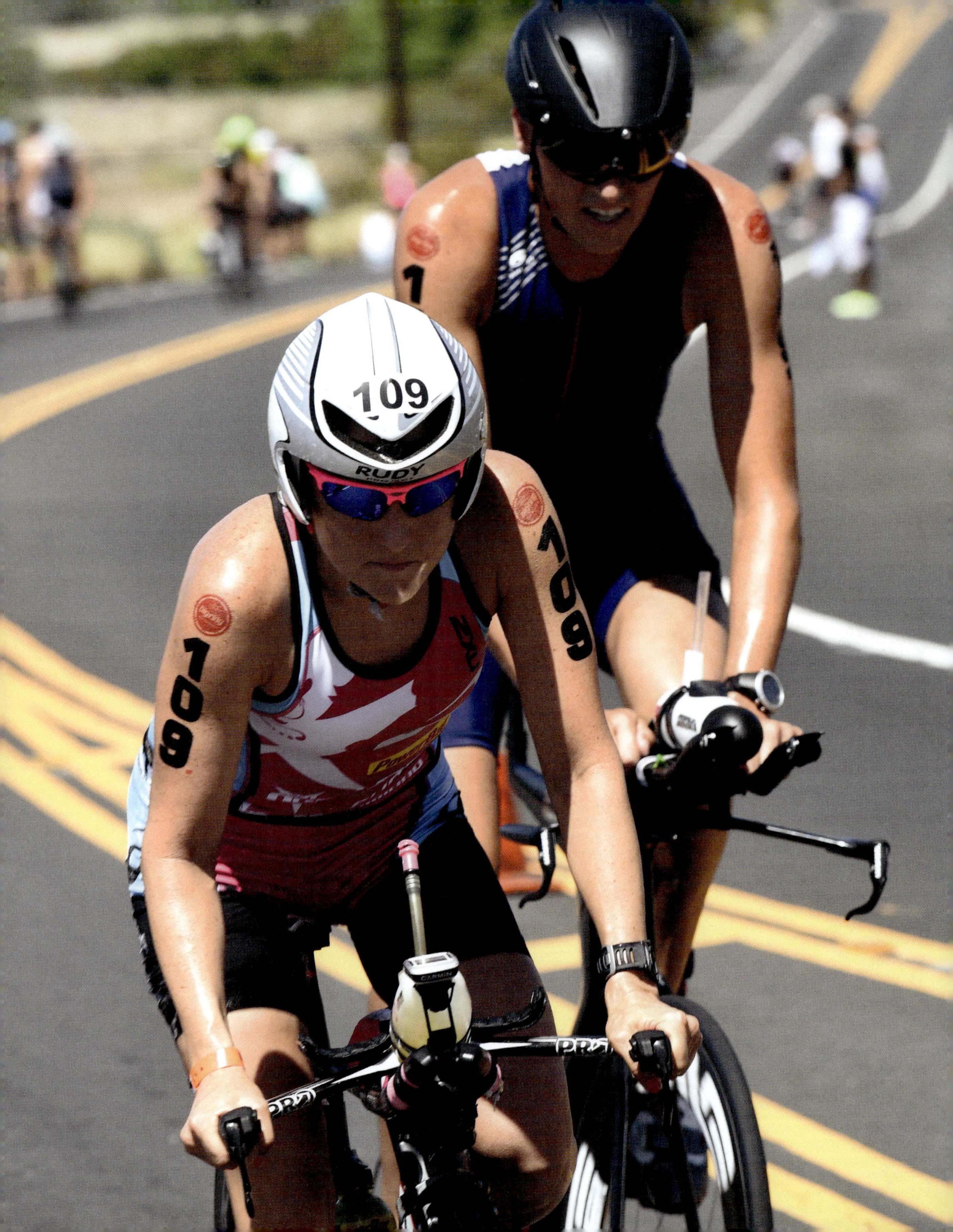
109
RUDY

2 ERNÄHRUNGS-ANPASSUNG FÜR ATHLETEN

SOBALD SIE MIT IHREM individuellen Ausdauertraining beginnen, verbrennen Sie in den Trainingseinheiten viele Kalorien und essen mehr, um mit Ihrer gesteigerten Aktivität Schritt zu halten. Doch Stopp! Greifen Sie nicht nach dem nächstbesten, irgendwie vernünftig aussehenden Essen – auch wenn »Sportlernahrung« daraufsteht. Überlegen Sie gründlich, was Sie wählen, da die Wahl Ihres Essens den Weg zur Spitzenleistung maßgeblich mitbestimmt. Dies bringt Athleten oft in eine Zwickmühle. Sie brauchen mehr Nährstoffe, um die Regeneration zu unterstützen und ihre Körpergesundheit zu erhalten. Das Problem ist, dass mit immer mehr Training immer weniger Zeit für die Nahrungsaufnahme bleibt. Aus diesem Grund ist ein belegtes Brötchen mit 80 g Kohlenhydraten und nur wenigen sonstigen Nährstoffen zu Mittag eine verpasste Chance: Ein schöner Salat wäre die bessere Option, die vielleicht ebenso viele Kohlenhydrate liefert, aber dazu mehr Nährstoffe. Jedes Mal, wenn Sie etwas essen oder trinken, haben Sie es in der Hand, Ihrem Körper das zu geben, was er braucht. Doch zuallererst müssen Sie wissen, was genau das eigentlich ist.

MAKRO- UND MIKRONÄHRSTOFFE

Ernährung für Sportler zu verstehen beginnt damit, zu lernen, dass Makronährstoffe Proteine, Kohlenhydrate und Fette sind. Mikronährstoffe sind Vitamine und Mineralstoffe. Wir brauchen täglich eine breite Palette an beidem und bekommen sie durch unsere Nahrungsmittel. Sportler müssen mehr können als Kalorien zählen. Ernährungswissen baut sich in vier Stufen auf. Die erste Stufe ist ein Punktesystem. Damit lassen sich auf einfache Weise quantitative Mengen der verzehrten Nahrungsmittel bestimmen, ohne die Inhaltsstoffe zu berücksichtigen. Die zweite Stufe arbeitet mit Kalorien. Auch hier braucht man wenig Wissen über Nährstoffdichte und Körperzusammensetzung. Diese beiden ersten Stufen sind nicht ausreichend für Athleten! Sie vereinfachen die Dinge viel zu sehr und vernachlässigen die wichtigsten Aspekte. In Stufe drei lernt man die Makronährstoffe kennen: Proteine, Kohlenhydrate und Fette mit ihren unterschiedlichen Funktionen. Zu wissen, wann man was davon zuführen sollte, ist wichtig für die Tagesziele wie auch für die langfristigen Ziele hinsichtlich der Körperzusammensetzung. Die vierte Stufe bringt uns schließlich zu den Mikronährstoffen, zum Wissen über Vitamine und Mineralstoffe. Auf dieser Stufe befinden Sie sich, wenn Sie wissen, dass eine 20-g-Kohlenhydrate-Portion Heidelbeeren eine größere Nährstoffdichte hat als eine 20-g-Kohlenhydrate-Portion Melone. Athleten und Nichtsportler, die sich auf dieser Stufe befinden, sind mit Ernährungswissen für jede Situation gerüstet.

MAKRONÄHRSTOFFE

Vermutlich sind Sie mit den Grundlagen von Proteinen, Kohlenhydraten und Fetten vertraut. Wir müssen alle drei dieser Makronährstoffgruppen täglich mit der Nahrung aufnehmen. Ihr Verhältnis zueinander können wir gezielt verändern, um die Körperzusammensetzung zu steuern (Anteile von Muskeln, Knochen, Fett und Wasser im Körper). Betrachten wir sie nun etwas genauer mit den Augen eines Ausdauerathleten.

Proteine

Proteine bestehen aus verketteten Aminosäuren. Sie bilden sehr große Moleküle und sind unverzichtbare Bausteine aller lebenden Organismen. Sie formen z. B. Haare, Kollagen und Muskeln. Hauptquellen für Proteine sind Pflanzen und Tiere. Anders als Fette und Kohlenhydrate kann der Körper Proteine nicht in großen Mengen speichern. Protein, das wir essen, verbraucht er umgehend. Aus diesen und vielen anderen Gründen müssen Athleten gute, saubere und effiziente Proteinquellen wählen, die vom Körper schnell resorbiert werden und die dem Aminosäureprofil menschlichen Muskelgewebes sehr ähneln.

Am besten resorbiert der Körper Proteine aus Molke, ganzen Sojabohnen, Sojamilch, Kuhmilch, Hühnereiern und Buchweizen. Sie werden alle fast zu 90 Prozent verwertet. Als Athleten brauchen wir Nahrungsquellen, die unser Körper leicht aufschließen kann, wie ein Bauarbeiterteam, das ein kaputtes Gebäude repariert. Unsere Proteinquellen sind die Arbeiter, die mit Hammer und Nägeln bereitstehen, jeden Schaden zu reparieren, der durch unsere verschiedenen Trainingseinheiten eventuell entstanden ist. Die hier genannten Proteinquellen gehören wahrscheinlich zu den am

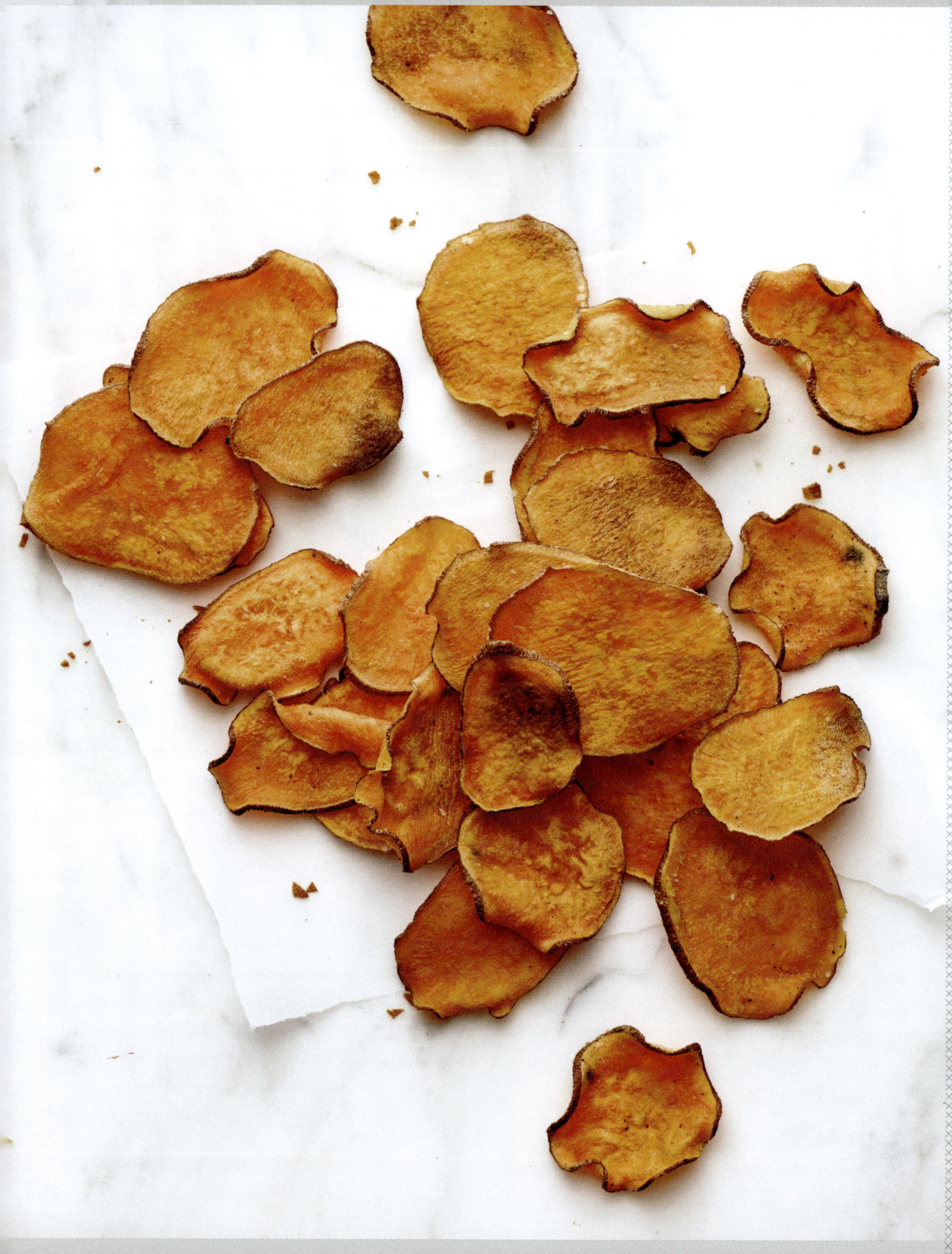

besten resorbierbaren. Sie enthalten die unbehauenen Bausteine, die unser Körper zur Reparatur von Muskelgewebe benötigt. Viele Sportler wählen hauptsächlich Proteine aus Molke und Eiern, da tierische Quellen die vollständigste Proteinform liefern. Pflanzliche Proteine können Schäden ebenfalls reparieren, müssen dazu aber oft andere Aminosäuren im Körper ausleihen. Trotzdem können auch Veganer und Vegetarier hervorragende Leistungen im Ausdauersport erbringen. Um sich mit den benötigten Aminosäuren zu versorgen, müssen sie allerdings besonders umsichtig vorgehen. Die Aminosäure L-Leucin lasse ich gern supplementieren, da sie ohne tierische Proteinquellen nur schwer in ausreichenden Mengen zuführbar ist.

Kohlenhydrate – die »Carbs«

Kohlenhydrate, englisch kurz »Carbs«, spielen die größte Rolle bei der täglichen Energieversorgung des Körpers. Sie bauen den Mehrfachzucker Glykogen mit auf, unsere ursprünglichste und am schnellsten verfügbare Energiequelle, die in der Leber wie in den Muskeln gespeichert wird. Kohlenhydrate haben viele Formen. Die meisten denken dabei sofort an Brot, Pasta, Süßigkeiten etc. In unserer Kultur ist »Kohlenhydrate« oft gleichbedeutend mit Getreide, obwohl Süßkartoffeln, Bananen, Melonen & Co. ebenfalls Carbs enthalten. Getreide, und besonders stark verarbeitete Lebensmittel daraus, haben nur wenige Nährstoffe und verursachen große Blutzuckerschwankungen. Früchte und Gemüse stecken hingegen voller Carbs und stellen somit die besten Quellen für wertvolle Kohlenhydrate. Als wichtigste Info sollten Sie sich merken, dass Obst und Gemüse viele Kohlenhydrate liefern. Carbs heißt nicht Getreide!

Fette

Wie andere Makronährstoffe gibt es auch Fette in vielen Formen, und genau wie bei Proteinen und Kohlenhydraten gilt es auch hier, den Fokus auf die individuell vorteilhaftesten Produkte zu richten. Entgegen einem weitverbreiteten Glauben kann der Körper nicht zwischen 40 g Butter und 40 g Fett eines Lachssteaks unterscheiden. Beides beeinflusst die Körperzusammensetzung auf die gleiche Weise. Das Lachsfett reduziert jedoch zusätzlich Entzündungen, schmiert die Gelenke und wirkt antioxidativ. Das Butterfett kann dies nicht, sondern verstopft eher Ihre Arterien. Gesunde Fette enthalten Omega-3- und einfach ungesättigte Omega-9-Fettsäuren. Mehrfach ungesättigte Fettsäuren wie Omega-6 sind ebenfalls der Gesundheit zuträglich, doch davon bekommen die meisten von uns aus dem ohnehin verzehrten Essen genug (s. auch S. 32).

MIKRONÄHRSTOFFE

Mikronährstoffe sind eigentlich ein kleines Wunder. Vielleicht ist das etwas übertrieben, doch die darunter zusammengefassten Vitamine und Mineralstoffe können extrem positiv auf den Körper wirken, insbesondere wenn man sie mit Verstand einnimmt. Alle unsere Core Foods enthalten reichlich Mikronährstoffe, und eine abwechslungsreiche, gemischte Kost bringt uns dem Ziel, alle essenziellen Mikronährstoffe zu verzehren, stark näher.

Eletrolyte

Elektrolyte sind Mineralstoffe, die schwach elektrisch leitend wirken. Sie sind für Athleten wichtig, weil sie die Muskelfunktion und die

KOFFEIN

KAFFEE VS. GRÜNTEE

Koffein ist für die meisten Menschen die Droge der Wahl, um mit unserem stressigen, erholungsarmen Leben zurechtzukommen. Da starke Koffeinquellen wie Kaffee den Stress noch erhöhen, mache ich keinen Unterschied zwischen Kaffee und Getreide oder raffinierten Zuckersorten. Koffein wirkt schnell und intensiv auf das Nervensystem, genau wie Getreide und raffinierte Zucker den Blutzuckerspiegel schnell ansteigen lassen. Das Adrenalinsystem bemerkt diesen Effekt. Für ihn ist das ein Stress wie jeder andere auch. Daher empfehle ich, Kaffee zwischen den Trainingseinheiten zu streichen. Als Alternative ist Grüntee ein schneller Muntermacher. Er enthält viel weniger Koffein, dafür sehr viel von einem der wirkstärksten Antioxidantien (Epigallocatchechingallat oder EGCG). Halten Sie Ihr Gesamtkoffein unter 200 mg täglich und wöchentlich bei höchstens 1000 mg (Männer) bzw. 800 mg (Frauen). Ich habe viele Athleten dabei unterstützt, sich Koffein im Alltag abzugewöhnen. Jeder war erstaunt, wie viel besser er sich nach der Umstellung fühlte. Dennoch gibt es Gelegenheiten, bei denen stark koffeinhaltige Getränke und Sportprodukte angebracht sind (s. S. 41).

Wasserspeicherung im Körper beeinflussen. Die wichtigsten fünf Elektrolyte im Körper sind:

- **NATRIUM:** Reguliert den Wasserhaushalt
- **KALIUM:** Steuert die Funktionsfähigkeit von Herz und Muskeln
- **MAGNESIUM:** Unterstützt die Muskelentspannung
- **KALZIUM:** Trägt zur Muskelkontraktionsfähigkeit bei; wichtig für die Knochengesundheit
- **CHLORIDE:** Regulieren den Wasserhaushalt des Körpers

Für Ausdauerathleten sind Magnesium und Natrium von großer Bedeutung, deshalb schauen wir sie uns nun näher an.

NATRIUM: Unter den fünf wichtigsten Elektrolyten ist Natrium für Ausdauerathleten der bei Weitem größte Motor und der häufigste Leistungsbegrenzer am Wettkampftag. Ich klassifiziere Natrium als Kurzzeit-Elektrolyt, da es sich schnell verbraucht - und rasch wieder aufgefüllt werden kann. Kalium und Magnesium sind demnach Langzeit-Elektrolyte, da sie Zeit brauchen, um sich im Körper aufzubauen, und sich langsamer verbrauchen. Bei Natrium müssen wir den Verbrauch konstant beobachten, damit wir den Körper ständig gut damit versorgen. In Training und Wettkampf transportiert der Körper Fluid auf die Hautoberfläche, um die Verdunstung anzuregen, die ihn abkühlt. Das verbrauchte Fluid (unser Schweiß) enthält Elektrolyte - insbesondere große Mengen Natrium. Dazu verlieren wir einiges davon über den Urin. Die Verluste durch diese beiden Prozesse sind erheblich, und die meisten Athleten unterschätzen sie. Deshalb sollte man die stündliche Natriumzufuhr an

Wettkampftagen berechnen und mit den 500 mg bis 4 g Natriumverlust pro Stunde abgleichen, die erfahrungsgemäß während Wettkämpfen Realität sind.

Um den persönlichen Bedarf so gut wie möglich zu errechnen, gehen Sie von einem Natriumverlust von 450–700 mg pro 450 ml Schweiß aus (das sind von mir gemessene, übliche Durchschnittswerte). Falls Sie im Wettkampf Muskelkrämpfe hatten, orientieren Sie sich am höheren Wert. Diese Natriumkonzentration zusammen mit dem geschätzten Fluidverlust, den Sie mit der Urinierungs-Faustregel (s. S. 79) ermitteln, bestimmt den Natriumverlust ziemlich genau. Im Wettkampf benötigen die meisten Athleten zwischen 500–600 mg Natrium pro 700 ml Sportgetränk, plus zusätzliches Natrium aus Produkten wie Gels, Riegel und Natriumtabletten. Das ergibt eine Minimaldosis von etwa 500 mg und eine Maximaldosis von bis zu 4 g, je nach Schwitzrate. Diese kann bis um den Faktor 4 variieren, je nachdem, wie hoch die individuelle Schwitzrate ist.

Am besten wählt man ein Sportgetränk, in dem bereits reichlich Natrium enthalten ist. Solange man dann so viel trinkt, wie man schwitzt, wird der Natriumbedarf in 95 Prozent der Fälle gedeckt – ein unkomplizierter Versorgungsplan. Und dennoch ist das größte Problem mit Natrium am Wettkampftag die Tatsache, dass die Getränke nicht genug davon enthalten und/oder Athleten nicht genug Flüssigkeit trinken. Vielen ist nicht klar, wie viel sie schwitzen, sodass sie sowohl in einen Natrium- wie auch in einen Flüssigkeitsmangel rutschen. Doch ungeachtet des individuellen Bedarfs, ist es für jeden Athleten eine gute Taktik, beim Wettkampf immer zusätzliches Natrium dabeizuhaben. (Mehr zu Supplements auf S. 37.)

Zuletzt sollten Sie erwägen, eine zusätzliche Natriumdosis innerhalb der letzten 24 Stunden vor dem Wettkampf zusammen mit der Kohlenhydratportion zuzuführen. Diese Extraportion ermöglicht es dem Körper, weitere Flüssigkeit und Natrium zu speichern, was im Wettkampf nützlich ist. Die richtige Technik hierfür ist es, im Kohlenhydrat-Zeitfenster natriumreiche Kohlenhydratquellen zu wählen. Dinge wie Salzbrezeln und Sportgetränke sind ideal! Den meisten Athleten reichen 3000 mg Natrium, am Tag vor dem Wettkampf mit der Nahrung aufgenommen.

MAGNESIUM: Ich brauchte fast 15 Jahre, um die Bedeutung von Magnesium im Ausdauersport zu erkennen. Magnesium ist ein interessantes Elektrolyt. Athleten, die während des Schlafens Fuß- oder Wadenkrämpfe haben oder sogar beim Schwimmen am Morgen an Fußkrämpfen leiden, haben oft einen Magnesiummangel. Ich trainierte einen Läufer, der auf der Startlinie häufig Krämpfe bekam – bevor sein Rennen überhaupt begonnen hatte. Erst nach Jahren erkannte ich, dass er wegen seiner hohen Schwitzrate und im Bemühen, gut hydriert zu bleiben, seinen Magnesium- und sonstigen Elektrolytspeicher immer stärker ausgeschwemmt hatte, je näher der Wettkampf rückte. Wenn es Ihnen ähnlich geht, ergänzen Sie Ihren Speiseplan täglich um eine Portion Kürbiskerne, die reichste natürliche Magnesiumquelle. Zusätzlich könnten Sie bei chronischen Krämpfen ein Vollbad mit 500 g Bittersalz (Magnesiumsulfat oder Epsom-Salz) nehmen, bei 35 bis 38 °C für

BEISPIELHAFTE FLÜSSIGKEITS- & NATRIUMANALYSE FÜR RADFAHREN

	SPORT	GEWICHT VOR TRAINING *(kg)*	GEWICHT NACH TRAINING *(kg)*	GEWICHTS-UNTERSCHIED *(kg)*	ZUGEFÜHRTE FLÜSSIGKEITSMENGE *(ml)*
1	Indoor-Radfahren	68,0	67,6	0,4	650
2	Wettkampfbedingungen (27 °C, sonnig)	68,1	67,7	0,5	650
3	Durchschnittsperson/ durchschnittl. Bedingungen	68,0	67,7	0,3	590

EMPFOHLENE FLÜSSIGKEITS- UND NATRIUMZUFUHR

		OLYMPISCHE DISTANZ *(2,5 h)*		HALB-IRONMAN *(5 h)*	
		FLÜSSIGKEIT/H (ML)	NATRIUM/H (MG)	FLÜSSIGKEIT/H (ML)	NATRIUM/H (MG)
1	Indoor-Radfahren	620	400	740	650
2	Wettkampfbedingungen (27 °C, sonnig)	740	500	860	650
3	Durchschnittsperson/ durchschnittl. Bedingungen	500	300	620	590

FLÜSSIGKEITS-VERLUST *(ml)*	TRAININGSDAUER *(min.)*	SCHWITZVERLUST/H *(ml)*	GESCHÄTZTE NATRIUMMENGE *(mg/500 ml Schweiß)*	NATRIUMVERLUST *(mg/h)*	MAX. AKZEPTIERBARER FLÜSSIGKEITSVERLUST *(2 x Körpergewicht x 2,1 % x 500 ml)*
1029	60	1029	530	1091	1428
1153	60	1153	530	1222	1430
923	60	923	530	978	1428

IRONMAN *(11 h)*	
FLÜSSIGKEIT/H (ML)	NATRIUM/H (MG)
890	600
1000	700
770	500

ALKOHOL

Ich werde oft gefragt, ob Alkohol in die Core Diet passt, besonders für Athleten. Mein Ansatz hier ist gemäßigt und berücksichtigt, dass die meisten hin und wieder Alkohol trinken wollen. Mir ist jedoch auch bewusst, dass Alkoholmissbrauch sehr reale, negative Folgen für die Leistung haben kann. Über die Jahre habe ich einen vernünftigen Ansatz für diese Thematik entwickelt, der auch sehr gut zu den Konzepten für die Ernährungsperiodisierung ab Seite 64 passt. Hier meine Empfehlungen.

- **IN RUHEPHASEN:** Nicht mehr als zwei alkoholische Getränke täglich

- **IM TRAINING:** Nicht mehr als zwei alkoholische Getränke zweimal wöchentlich

- **AB SECHS WOCHEN VOR GROSSEN WETTKÄMPFEN:** Kein Alkohol

Alkoholische Getränke sind hier höchstens Rotwein oder leichtes Bier. Ich empfehle Athleten, auf Spirituosen ganz zu verzichten. Starker Alkohol macht schneller beschwipst, und dann passiert es, dass man beim Essen nicht aufpasst und/oder noch mehr trinkt. Da Spirituosen weniger Flüssigkeit pro Gramm Alkohol enthalten, dehydriert der Körper auch sehr viel schneller.

15 Minuten. Bittersalz ist reich an Magnesium, das leicht durch die Haut aufgenommen wird und hilft, die Muskeln zu entspannen.

Omega-3-Fettsäuren

Omega-3-Fettsäuren sind mehrfach ungesättigte Fettsäuren, die für Ausdauersportler sehr wichtig sind. Es sind essenzielle Fettsäuren – essenziell, weil der Körper sie braucht, aber nicht selbst herstellen oder aus anderen Verbindungen gewinnen kann. Daher müssen wir sie zuführen. Omega-3-Fettsäuren haben nahe, aber weniger bekannte Verwandte: Omega-6-Fettsäuren. Sie sind ebenfalls essenziell und müssen auch zugeführt werden. Anders als Omega-3 gibt es sie allerdings nicht als Nahrungsergänzungsmittel. Das liegt daran, dass unsere Ernährung übervoll damit ist, da in den meisten industriell hergestellten Lebensmitteln sehr viel Pflanzenfett steckt. Omega-6-Fettsäuren finden sich dazu auch in Geflügel, Eiern, Avocados, Nüssen, Getreideflocken und Vollkornbroten sowie vielen anderen Nahrungsmitteln. Wir haben also aufgrund der allgegenwärtigen Pflanzenöle mehr als genug Omega-6-Fettsäuren im Körper. Untersuchungen haben erwiesen, dass unser Körper am besten funktioniert, wenn das Verhältnis zwischen Omega-6- und Omega-3-Fettsäuren im Körper ausbalanciert ist, im Verhältnis 3:1 bis 4:1. Die heutige Ernährung enthält fast keine Omega-3-Fettsäuren. Das führte dazu, dass wir heute Omega-6- zu Omega-3-Fettsäuren im alarmierenden Verhältnis von 20:1 und oft sogar 30:1 zu uns nehmen. Das Verhältnis 20:1 bedeutet, dass der Körper pro 20 Einheiten Entzündungspotenzial nur eine ausgleichende Einheit erhält. Oder: Mehr als 95 Prozent aller verzehrten essenziellen Fettsäuren sind entzündungsfördernd!

Erinnern Sie sich an Ihr Sparschwein als Kind? Ihre Geschwister hatten sicherlich auch eines. Wahrscheinlich hatten Sie auch Großeltern, die von Zeit zu Zeit ein paar Münzen hineinsteckten. Allerdings war es auch immer ärgerlich, dass man das Geld mit den Geschwistern teilen musste. Lästig, aber das war der Preis, wenn man mit sechs Jahren Geschäfte machen wollte. Opa holte also vier gleiche glänzende Münzen aus der Tasche und gab Ihnen zwei und dem Bruder oder der Schwester zwei. Sie rannten los und steckten sie in das Sparschwein, nur um zu hören, wie sie am Boden bzw. noch besser auf den anderen Münzen aufschlugen. Die natürliche Evolution von Fairness und Ausgeglichenheit, und jeder war glücklich! Stellen Sie sich nun vor, was passiert wäre, wenn Opa keine vier gleich großen Münzen gehabt hätte, sondern lauter unterschiedlich große. Das wäre nicht so toll gewesen, aber Geld ist Geld. Das Verhältnis unserer heutigen Aufnahme von Omega-6- und Omega-3-Fettsäure ist, als ob Ihr lästiger kleiner Bruder die meisten Münzen bekommen hätte und Sie nur eine oder zwei. Was wäre passiert? Sie hätten Ihren Anteil auf den Boden geworfen und wären weinend aus dem Zimmer gerannt. Warum? Weil Opa nicht gerecht war. Er stellte ein Ungleichgewicht zwischen Ihnen und Ihrem kleinen Bruder her.

DIE VIELEN VORTEILE VON OMEGA-3-FETTSÄUREN

Omega-3-Fettsäuren lindern erwiesenermaßen die entzündungsfördernden Eigenschaften von Omega-6-Fettsäuren, Stress und Schadstoffen für unsere Organe. Dazu dämmen sie Entzündungen bei Arthritis und anderen schmerzhaften Gelenkerkrankungen ein. Sie helfen, die Gelenke zu polstern. Eine 2007 durchgeführte Studie, die das *Journal of the American College of Nutrition* veröffentlichte, stellte fest, dass täglich 300 mg Krillöl (eine ausgezeichnete Omega-3-Quelle) Gelenkentzündungen und -schmerzen sowie Versteifungen und funktionelle Einschränkungen von Gelenken nach nur sieben Tagen erheblich linderte. Nach 14 Tagen waren die Ergebnisse noch klarer ersichtlich, bei Patienten mit rheumatoider Arthritis wie auch bei Patienten mit Arthrose. Außerdem senkt der Wirkstoff den Cholesterinspiegel und das Risiko für die koronare Herzkrankheit (KHK). Auch Wissenschaftler, die über Krebs, Depression sowie ADS und ADHS (Aufmerksamkeitsstörungssyndrom mit/ohne Hyperaktivität) forschen, berichten von vielversprechenden Forschungsergebnissen mit Omega-3-Fettsäuren. Worauf warten Sie also noch? Steigern Sie ab heute Ihren Omega-3-Verzehr!

Unsere moderne Ernährung entspricht dem ungerechten Großvater, der das Haus in Aufruhr bringt. Das Ungleichgewicht zwischen Omega-6 und Omega-3 verursacht Probleme im Körper. Kommen zu diesem ernährungsbedingten entzündungsfördernden Ungleichgewicht noch weitere Stressfaktoren sowie die ständig zunehmende Umweltverschmutzung, so ergibt sich ein großes Dilemma. Das, worauf wir selbst Einfluss haben – unsere Ernährung –, richtet vom entzündungstechnischen Standpunkt aus mehr Schaden an, als sie Gutes tut.

Wir können den Körper unterstützen, indem wir das Verhältnis von Omega-6- zu Omega-3-Fettsäuren über unsere Nahrung steuern. Dies fördert eine entzündungshemmende Reaktion im ganzen Körper, die das Kreislaufsystem mit gesund hält. Das bedeutet, dass Sauerstoff, Kohlendioxid, rote und weiße Blutkörperchen, Serum, Wasser, alle Zucker, Giftstoffe und ähnliche Stoffe ständig in Bewegung sind. Der Blutkreislauf entspricht dem Fluss im Körper. Wenn er beständig und gleichmäßig fließt, bleibt alles sauber und gesund. Fließt er zu langsam, häufen sich Schadstoffe wie Kohlendioxid und Gifte an, wie in einem echten Fluss. Dies schadet der allgemeinen Gesundheit – und ganz besonders Athleten, die versuchen, sich von ihren täglichen Trainingseinheiten zu erholen. Ein gesundes Verhältnis zwischen den Fettsäuren hält den Fluss in Bewegung und spült Schadstoffe aus. Um Omega-6 gegenüber Omega-3 um das Verhältnis von 20:1 auf 4:1 zu reduzieren, empfehle ich einen sehr einfachen Ansatz. Reduzieren Sie den Zähler (die Omega-6-Fettsäuren im Essen) und erhöhen Sie den Nenner (die Omega-3-Fettsäuren).

UNTER DER LUPE
ÖLE

Öl ist nicht gleich Öl, was ihren Gehalt an Omega-3-Fettsäuren angeht. Oliven- und Kokosöl schneiden dabei am besten ab, besser noch als Rapsöl. Ein Esslöffel enthält nur ein Achtel der Omega-6-Fettsäuren von Rapsöl, ein Zwanzigstel von Sojaöl und ein Fünfundzwanzigstel von Maisöl. Diese Öle durch Olivenöl zu ersetzen würde die Omega-Fettsäuren-Balance im Körper bereits erheblich ändern. Doch noch besser ist Kokosöl, das nur etwa ein Viertel der Omega-6-Fettsäuren von Olivenöl enthält! Es wird daher manchmal sogar als Superfood kategorisiert. Aufpassen müssen Sie nur mit dem Anteil gesättigter Fette in diesem Öl.

OMEGA-6-FETTSÄUREN REDUZIEREN

1. **Verzichten Sie auf industriell verarbeitete Lebensmittel!** Sie stecken voller Pflanzenöle aus Soja, Mais, Raps und Baumwollsamen. Rapsöl ist dabei noch das geringste Übel; ein Esslöffel enthält circa nur ein Drittel der entzündungsfördernden Omega-6-Fettsäuren eines Esslöffels Maisöl und etwa die Hälfte eines Esslöffels Sojaöl.
2. **Bevorzugen Sie Core Foods:** Fisch, mageres Fleisch, magere Milchprodukte, Obst, Gemüse, Nüsse, Samen und Hülsenfrüchte. Da ihre Verarbeitung kein zusätzliches Öl erfordert, enthalten sie von Natur aus weniger Omega-6. Dazu sind viele davon – wie Lachs, Avocados und Walnüsse – reich an Omega-3-Fettsäuren.

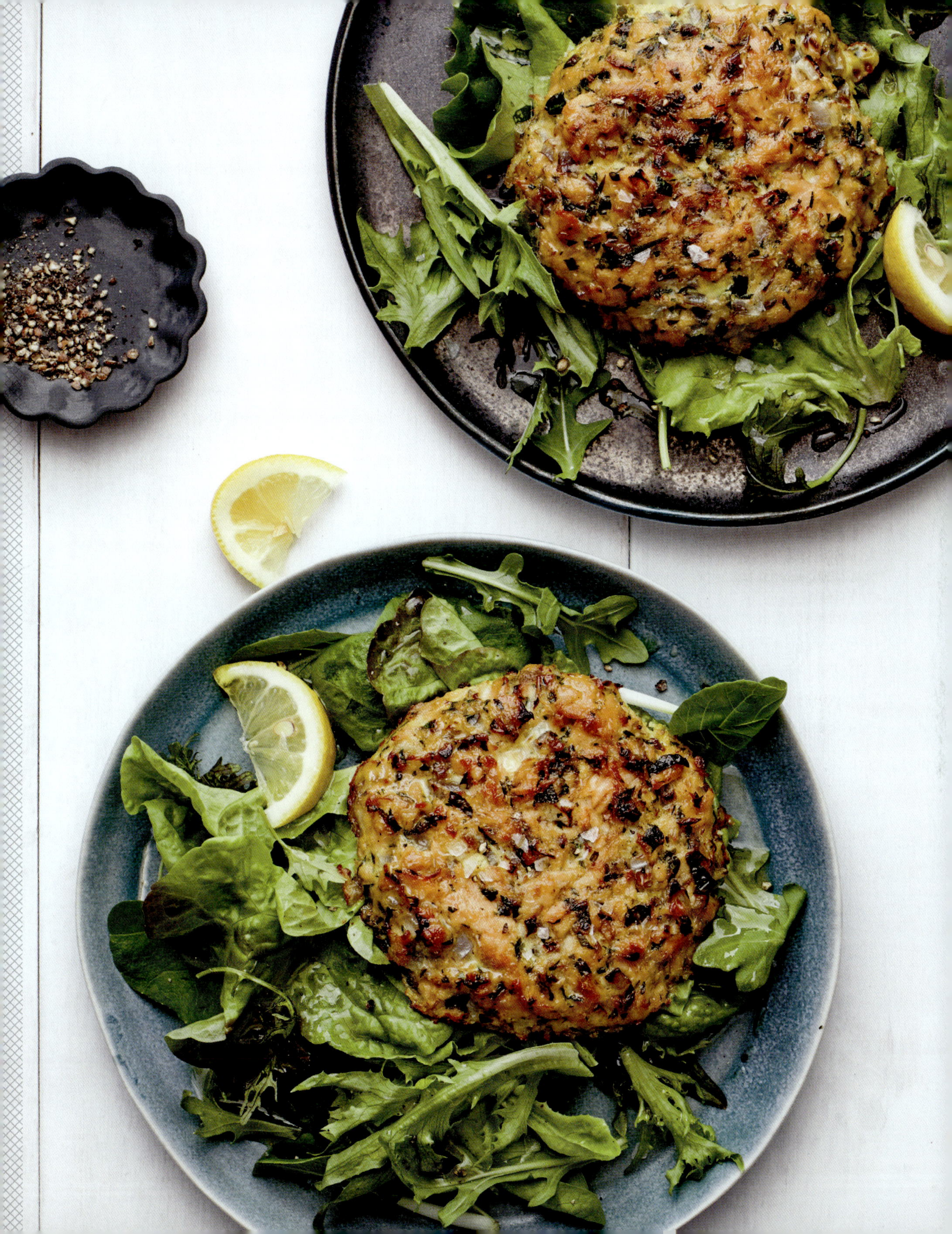

OMEGA-3-FETTSÄUREN STEIGERN

1. **Ergänzen Sie Ihr Essen mit Leinsamen und Leinöl.** Lein ist eine hervorragende Quelle für Omega-3 und viele weitere Nährstoffe. 100 g davon enthalten mehr als 18 g Protein, 143 Prozent der empfohlenen Tagesdosis (ETD) an Thiamin, 13 Prozent an Riboflavin, 12 Prozent an Niacin, 20 Prozent an Pantothensäure und 36 Prozent der ETD an Vitamin B_6. Und das sind nur die Vitamine. Noch beeindruckender wird es, wenn man sich das Mineralstoffprofil von Lein ansieht. Er enthält 26 Prozent der ETD von Kalzium, 44 Prozent von Eisen, 17 Prozent von Kalium, 46 Prozent von Zink, 92 Prozent von Phosphor und unglaubliche 110 Prozent von Magnesium. Der Verzehr von Lein ist also insgesamt für die Gesundheit förderlich, reguliert aber auch das Verhältnis von Omega-6 zu Omega-3. Die 100-g-Portion enthält 42 g Fett fast ausschließlich aus Omega-3-Fettsäuren. In Lein selbst liegen die beiden Fettsäuren im beeindruckenden Verhältnis von 1:4 vor! Damit

VERSCHIEDENE ARTEN VON OMEGA-3-FETTSÄUREN

Es gibt drei verschiedene Arten von Omega-3-Fettsäuren: EPA (Eicosapentaensäure), DHA (Docosahexaensäure) und ALA (Alpha-Linolensäure). Sie festigen die bestimmenden Systeme unseres Körpers. DHA ist eine Hauptstrukturkomponente von Gehirn, Großhirnrinde, Haut, Sperma, Hoden und Netzhaut – wichtige Dinge! EPA und DHA finden sich in Fischölen, ALA in Pflanzenölen. Wie sich gezeigt hat, ist es für uns nicht schwer, ausreichend ALA zu bekommen, doch die Quellen für EPA und DHA sind viel begrenzter. Kulturen, die vom Fischfang leben und deren Ernährung darauf basiert, decken den nötigen Bedarf an diesen beiden Ölsäuren meist sehr viel besser. Sie haben bestimmt schon mal eine Dokumentation gesehen, in denen Menschen in abgeschiedenen Gebieten meist unbekannter Länder vorgestellt werden, die weit über 100 Jahre alt werden, weil sie nichts als selbst angebautes Gemüse und frisch gefangenen Fisch essen. Damit sage ich nicht, dass wir alle kündigen, in ein weit entferntes Land umziehen und ein Profi-Fischnetz kaufen sollten. Wir sollten jedoch mehr Fisch essen. Vergessen Sie nicht, dass der Körper einiges an Arbeit investieren muss, um pflanzenbasierte Omega-3-Fettsäuren in entzündungshemmendes EPA und DAH umzuwandeln, wenngleich auch pflanzliches Omega-3 gut ist. Leinsamen, Walnusskerne und Avocados sind alles wunderbare ALA-Quellen. Die EPA- und DHA-Level im Körper heben sie jedoch nicht so effektiv an wie tierische Quellen, z.B. Lachs.

enthält z. B. Leinsaat signifikant mehr Omega-3 als Omega-6.

2. **Wählen Sie Kaltwasserfisch.** Fische, die in kalten Gewässern leben, speichern reichlich Omega-3-Fettsäuren. Dazu gehören u. a. bekannte und gut erhältliche Arten wie Lachs, Sardellen und Regenbogenforellen. So kann eine 180-g-Portion Regenbogenforelle fast 2 g Omega-3 liefern. Wildlachs ist mit 3,2 g eine komplette Tagesration. Sardinen sind noch ausgiebiger, mit 3,4 g pro 180-g-Portion. Ebenfalls empfehlenswert sind beispielsweise Makrele, Renke, Blauflossenthunfisch und Hering. Versuchen Sie, diese Fische zweimal wöchentlich auf den Speiseplan zu setzen, um Ihren Omega-3-Verzehr zu steigern.
3. **Essen Sie mehr Walnüsse.** Bereits 25 g Walnusskerne – etwa eine Handvoll – enthalten etwa 2,7 g Omega-3-Fettsäuren. Das Verhältnis von Omega-6 zu Omega-3 ist hier mit 4,2:1 sehr gut. Bei Chiasamen und Leinsaat ist es zwar noch besser (0,3:1 bzw. 0,2:1), doch ist beides für den regelmäßigen Verzehr nicht so praktisch. Mandelkerne hingegen enthalten fast keine Omega-3-Fettsäuren.
4. **Supplementieren Sie mit Fischöl.** Ich weiß, dass es schwer ist, allein über die Ernährung Omega-3 zu erhöhen, weswegen ich meinen Athleten immer auch ein Fischöl-Supplement empfehle (s. auch S. 38).

NAHRUNGS-ERGÄNZUNGSMITTEL

Ich finde es sehr erstaunlich, dass wir fast alles, was unser Körper zum gesunden Funktionieren benötigt, als Pille bekommen können. Viele Menschen greifen auch darauf zurück. Wenig Eisen? Essen Sie kein Steak, sondern nehmen Sie eine kleine schwarze Eisensulfat-Tablette. Vitamin D fehlt, weil Sie nicht genug an die Sonne kommen? Machen Sie sich nicht die Mühe rauszugehen. Es gibt doch eine niedliche quietschgelbe Pille dafür. Vitamin C? Sie müssen keine kleine Orange mit 50 mg davon essen, was etwas mehr als Ihre benötigte Tagesration wäre. Ein Beutel Vitamin-C-Brausepulver, in Wasser aufgelöst, gibt Ihnen sogar 1000 mg, in etwa den 1,7-fachen Tagesbedarf. Ich denke nicht, dass alle Nahrungsergänzungsmittel kompletter Humbug sind. Allerdings bin ich überzeugt, dass wir unsere essenziellen Nährstoffe auf schlauerem Weg bekommen können, als dafür ein künstlich hergestelltes Produkt einzunehmen. Nicht zuletzt, weil die Resorptionsrate dieser Präparate gegenüber dem natürlichen Stoff in der Nahrung erschreckend langsam ist.

Obwohl ich sonst für eine abwechslungsreiche Auswahl hoch- und vollwertiger Nahrungsmittel für eine gute Nährstoffversorgung plädiere, können Nahrungsergänzungsmittel manchmal hilfreich sein. Einige wenige empfehle ich meinen Sportlern. Die meisten davon gehören aber eher zur Gruppe der »konzentrierten« Nahrungsmittel und sind nicht künstlich hergestellt. Beachten Sie, dass Supplements nicht nach dem Arzneimittelgesetz geprüft werden und daher aus zuverlässigen Quellen stammen sollten. Viele

Firmen werben dazu mit Versprechungen, dass ihre Waren den Körper auf eine bestimmte Weise verbessern. Ich nenne das die »Supplement-Täuschung«. Alles, was diese Produkte können, ist, bestimmte Nährstoffmängel im Körper auszugleichen, die manchmal sein optimales Funktionieren verhindern. Die übermenschlichen Werbeversprechen verblassen vor diesem Hintergrund.

Über Jahre war ich ein Fan von Nahrungsergänzungsmitteln und arbeitete sogar in einem Supplement-Fachgeschäft. Nach meinen eigenen Erfahrungen kann ich guten Gewissens behaupten, dass die meisten davon nicht leistungssteigernd wirken. Auf den nächsten Seiten beschreibe ich jedoch die meiner Meinung nach empfehlenswerten Produkte.

Molkenprotein

Molkenprotein ist ein Basis-Nahrungsergänzungsmittel und Basis-Nahrungsmittel. Es enthält ein Spektrum qualitativ hochwertiger Aminosäuren, die denen im menschlichen Muskelgewebe ähnlich sind. Die beste Wirkung entfaltet Molkenprotein als Ergänzung des in der Nahrung enthaltenen Proteins, um Muskelmasse und Kraft aufzubauen und um das Gewichtstraining zu unterstützen. Wählen Sie ein Produkt mit möglichst wenigen künstlichen Zutaten, aus 100 Prozent Molkeneiweiß mit möglichst wenigen weiteren Zutaten wie Süßstoffe und Verdickungsmittel.

Dosis: *Nach Bedarf, um das mit der Nahrung aufgenommene Eiweiß für den Muskelaufbau zu supplementieren. Als Faustregel sollten Athleten nicht mehr als die Hälfte ihres Proteinbedarfs aus nicht diätetischen Quellen decken. Die Einnahme erfolgt am praktischsten morgens sowie abends vor dem Schlafengehen. Pro Portion nicht mehr als 17–27 g verzehren. Untersuchungen zeigen, dass sich bei höheren Dosen die Wirkung auf die Muskelproteinsynthese verschlechtert.*

Fischöl

Wie auf Seite 32 erläutert, ist mir die Aufnahme von Omega-3-Fettsäuren sehr wichtig. Ich habe über Jahre Bluttests bei meinen Läufern durchgeführt, um zu sehen, wie viel Fettsäure sie vertragen. Ich kann mich nicht erinnern, dass einer oder eine von ihnen keine zusätzliche Dosis benötigt hätte, um die Blutwerte dahin zu bekommen, wo ich sie haben wollte. Die meisten Menschen verzehren einfach nicht ausreichend Lebensmittel mit genügend Omega-3. Daher lasse ich alle meine Athleten, die vielleicht ein- bis zweimal wöchentlich Fisch essen und eventuell ein paar Walnüsse, ein EPA/DHA-Supplement in Form von Fischöl einnehmen. Nichtsdestotrotz sind Nahrungsergänzungsmittel eben nur das – Ergänzungsmittel. Wenn Sie an einem Tag Lachs essen, müssen Sie Omega-3 nicht supplementieren. Viele Athleten übersehen das und nehmen es jeden Tag. Das schadet nichts, doch ich fordere sie immer auf, dass sie intensiver darüber nachdenken, was sie eigentlich essen!

Dosis: *Sie ist abhängig von Trainingsbelastung und Omega-3-Fett-Aufnahme durch die normale Nahrung. Wenn Sie ganz exakt sein wollen, lassen Sie den Fettsäuregehalt Ihres Blutes bestimmen. Ich finde einen Blutwert von Eicosapentaensäure (EPA) zu Docosahexaensäure (DHA) im Verhältnis 4 : 1 oder 6 : 1 ideal. Meiner Erfahrung nach müssen die meisten Athleten mindestens 2,4 g EPA/DHA-*

Fischöl ergänzen, um in diese Größenordnung zu kommen. An Tagen, an denen Sie Omega-3-reiche Nahrungsmittel wie Lachs essen, können Sie, wie bereits erwähnt, das Supplement weglassen.

Rote Bete (Nitrate)

Rote Beten sind für ihre hohen Konzentrationen an Nitrat und Nitrit bekannt, die als leistungssteigernde chemische Verbindungen gelten. Rote-Bete-Saft ist daher ein »Lieblings-Supplement« unter Wettkämpfern. Diese Verbindungen liegen zwar auch in vielen anderen Gemüsesorten vor, jedoch nicht in solcher Höhe. Die Forschungen der letzten Jahre haben gezeigt, dass die Einnahme von Nitrat und Nitrit die Leistung von Ausdauerathleten unterstützt, indem sie die Körperökonomie verbessert, bzw. die Sauerstoffmenge, die der Körper für eine bestimmte Belastung/Leistung verwendet. Solche Ergebnisse werden typischerweise erst mit dem Training sichtbar, und damit ist diese Wirkung wirklich erstaunlich! Bevor Sie jetzt allerdings beginnen, rund um die Uhr Rote-Bete-Saft zu schlürfen, sollten Sie wissen, dass es auch Untersuchungen gibt, die aufzeigen, dass nicht alle Menschen gleich gut auf Nitrat und Nitrit reagieren. Wenn Sie zur Respondergruppe zählen, sind die Vorteile von Rote-Bete-Saft im Hinblick auf die Leistung in Ausdauersportarten enorm. Wenn Sie nicht dazu zählen, schadet Ihnen eine kleine Menge des nährstoffreichen Safts sicher nicht, doch Sie werden keinen großen Nutzen feststellen. Die meisten Untersuchungen haben ergeben, dass nur ein bis zwei von 20 Athleten Responder sind und dass die Wahrscheinlichkeit dafür sinkt, je trainierter die Athleten sind. Möglicherweise ist das darin begründet, dass bei fortgeschritteneren Athleten bereits die leistungssteigernden Anpassungen durch die Rote Bete stattgefunden haben.

Dosis: *Sie können 200–400 ml Rote-Bete-Saft täglich trinken. Bei Wettkämpfen beginnen Sie fünf Tage vor dem Rennen mit 300–450 ml täglich (der Saft von vier bis fünf frischen Knollen). Es gibt Saft auch als Fertigprodukt, wobei die Pasteurisierung keinen Einfluss auf Nitrat und Nitrit hat. Bei Rote-Bete-Supplements in Pulverform müssen Sie den Nitrat- und Nitritgehalt vor der Einnahme genau ausrechnen. Ich finde Saft besser, insbesondere, da er als zusätzliches Plus auch noch hydriert.*

Am Wettkampftag selbst ist die Rote-Bete-Saft-Zufuhr meist am wirksamsten, was viele Athleten nicht wissen. Trinken Sie 30 Minuten vor dem Start – so kurz davor wie überhaupt möglich – etwa 225–450 ml. Zu diesem Zeitpunkt sind Pulver-Supplements zu empfehlen, insbesondere wenn Ihr Darm auf den Saft sensibel reagiert.

Bei Wettkämpfen über zehn Stunden sollten Sie erwägen, während des Rennens 225 ml Saft »nachzufüllen«. Die Halbwertszeit von Rote-Bete-Saft beträgt etwa sechs Stunden, und meist bewegen sich Athleten wegen der zunehmend nachlassenden Körpermechanik eher in den letzten Wettkampfabschnitten schlechter (die Körperspannung nimmt ab, die Ausführungsform wird mangelhafter). Die Einnahme von Saft oder Pulver zu diesem Zeitpunkt kann dieser Verschlechterung potenziell entgegenwirken, indem sie die Körperökonomie genau dann verbessert, wenn die Wirkung der vorherigen Dosis verebbt. Das Timing dafür sollte ziemlich genau um diese Sechs-Stunden-Marke herum liegen. Auch in der Periode ab zwei Wochen und kürzer vor Langstreckenläufen, wie Ironmans oder Marathons, lasse ich meine Athleten vermehrt Rote-Bete-Saft trinken.

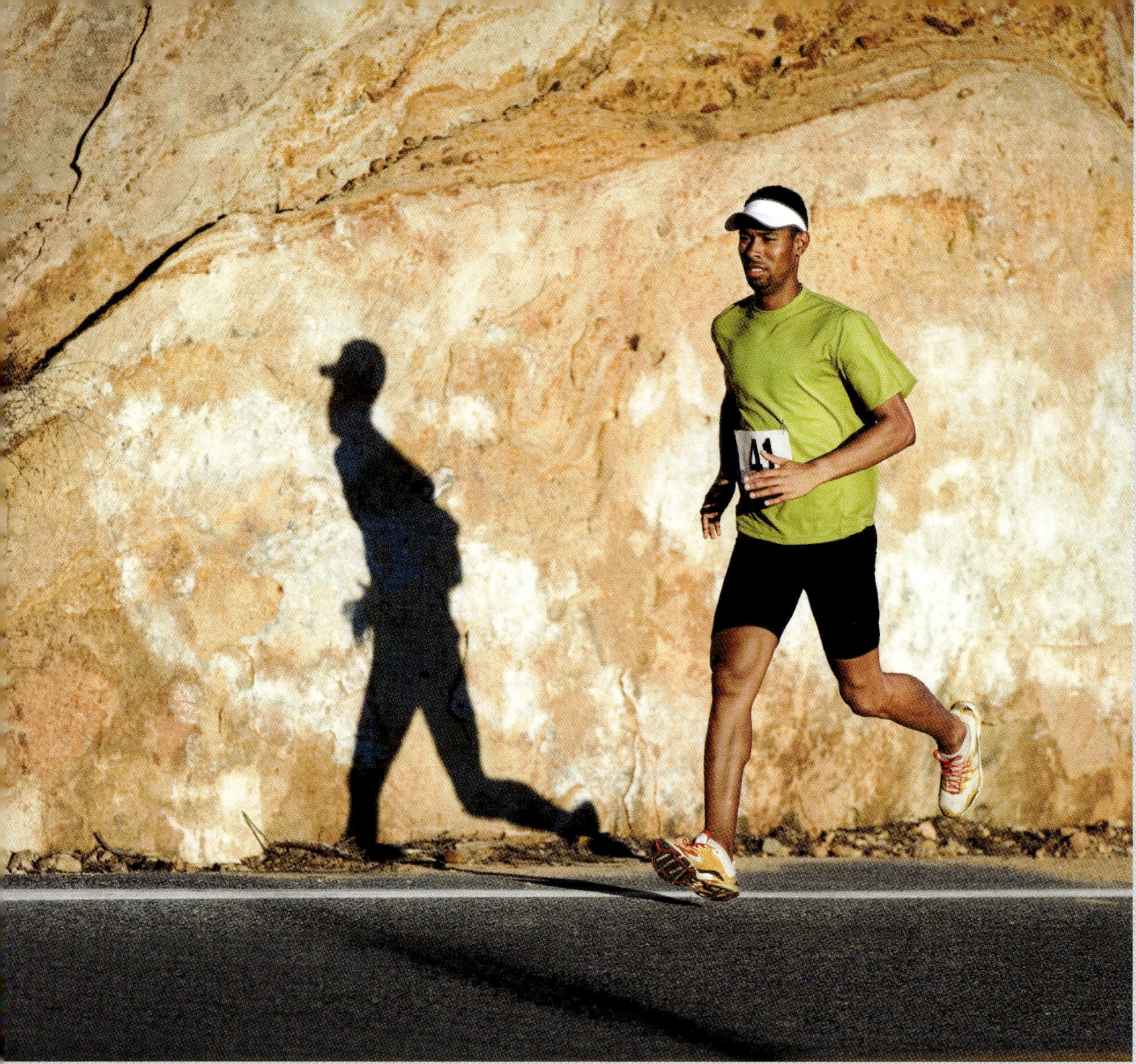

Für die Regeneration in dieser anstrengenden Zeit sind 225–450 ml pro Tag eine angemessene Dosis.

Koffein

Koffein ist einer der wenigen Stoffe, der nachgewiesenermaßen am Wettkampftag und im Training leistungssteigernd wirkt. Um optimal davon zu profitieren und Nebeneffekte zu vermeiden, sollten Sie es nur innerhalb der Stunde vor einem wichtigen Training oder währenddessen zuführen, nicht während normaler Trainingswochen. Halten Sie den täglichen Konsum unter 200 mg bzw. unter 1000 mg wöchentlich für Männer und 800 mg für Frauen. Dieses Modell ist meiner Erfahrung nach alltagstauglich und bringt in Schlüssel-Workouts spürbare Vorteile, ohne zu schaden. Die Koffeinsensibilität des Körpers bleibt erhalten, sodass der Stoff am Wettkampftag einen spürbaren Kick bringt.

Vor den letzten 72 Stunden vor dem Renntag sollten Sie die Koffeinzufuhr auf null reduzieren, um am Wettkampftag dann den vollen Nutzen daraus zu ziehen. Wenn Sie regelmäßig Koffein zu sich nehmen, sollten Sie versuchen, es täglich um 50 mg zu reduzieren, bis Sie 72 Stunden vor dem Wettkampftag auf null sind. Diese stufenweise Reduktion verhindert die negativen Auswirkungen des Kaffeeentzugs. Während des Rennens steigern Sie die Koffeinzufuhr im Wettkampfverlauf. Ich empfehle, über den Tag verteilt pro Kilogramm Körpergewicht 2,25–4,5 mg Koffein zuzuführen (bei 72 kg Gewicht ergibt das etwa 160–320 mg). Da die Halbwertszeit von Koffein bei etwa sechs Stunden liegt, sollten Sie bei Rennen über sechs Stunden vor dem Rennen überhaupt kein Koffein aufnehmen. Das Ziel sollte sein, im Finish den höchsten Koffeinspiegel im Blut zu haben. Diese Vorgehensweise hilft, der Ermüdung entgegenzuwirken und zu vermeiden, dass das Koffein während des Events zum falschen Zeitpunkt greift. Für die meisten Athleten heißt das, dass sie bei Rennen über sechs Stunden bis 30 Minuten gar kein Koffein benötigen und erst sechs bis acht Stunden vor dem Finish mit dem Auffüllen beginnen. Für kurze Rennen, wie über 5 km, können Sie mit der Koffeinzufuhr 45 Minuten bis eine Stunde vor dem Start beginnen, da die Renndauer unter der Koffein-Halbwertszeit liegt.

Dosis: *Ich empfehle, während des ganzen Wettkampftags das Koffeindepot mit 2,25–4,5 mg Koffein pro Kilogramm Körpergewicht aufzubauen. Im Alltag sollten Sie sich an grünen Tee halten und Kaffee wie koffeinhaltige Produkte nur kurz vor bzw. während wichtiger Trainingseinheiten aufnehmen. An normalen Tagen gilt auf jeden Fall die Koffeinobergrenze von 200 bzw. 1000 mg wöchentlich für Männer und 800 mg für Frauen.*

Glutamin

Glutamin (oft auch L-Glutamin genannt) gibt es, seit Bodybuilder das erste Mal Nahrungsergänzungsmittel nahmen – also ganz schön lange! Zahlreiche Untersuchungen zur Wirksamkeit in Bezug auf die sportliche Leistung und die Magen-Darm-Gesundheit belegen seine Vorzüge. Sie zeigen auch, dass Glutamin das Immunsystem stärkt, Muskelgewebe stützt, zur Regeneration beiträgt und den Verdauungstrakt stärkt. Noch dazu ist es leicht erhältlich und preisgünstig. Glutamin ist eine nicht essenzielle Aminosäure. Der Körper kann sie selbst herstellen, und sie ist auch die am reichlichsten vorhandene Aminosäure in Muskelzellen. Wenn Sie Ihren Körper durch wiederholtes hartes Training beanspruchen, leeren sich die Glutaminspeicher signifikant. Sind sie so groß, dass der Körper sie nicht schnell genug füllen kann, entsteht über einige Zeit ein Defizit. Dies schwächt die Immunabwehr, und die Muskeln regenerieren nur langsam. Mit Glutamin-Kapseln können Sie diesen Speicher schnell wieder auffüllen, der bei monatelangem Training für Ausdauerwettkämpfe mit Sicherheit bei jedem einmal im Minus ist. Deswegen empfehle ich die Einnahme dieses Supplements.

Dosis: *Sobald der wöchentliche Trainingsumfang etwa 15 Stunden erreicht, rühren Sie in jeden Regenerationsdrink 5 g Glutamin. An trainingsfreien Tagen nehmen Sie 5 g morgens und 5 g abends.*

Beta-Alanin (β-Alanin)

Beta-Alanin ist wie Glutamin eine nicht essenzielle Aminosäure. Es hat sich gezeigt, dass dieser Stoff die Muskelausdauer während kardiovaskulärer Belastung verbessert, bei der ein kurzes Leistungsmaximum von 30 Sekunden bis vier Minuten Dauer erforderlich ist. Einige Untersuchungen bestätigen diese leistungssteigernde Wirkung. Meiner Meinung nach sind die Forschungsergebnisse jedoch nicht eindeutig. Daher empfehle ich β-Alanin für den aeroben Bereich und nur, wenn Sie dabei kurze anaerobe Spitzenleistungen vollbringen, die eine Dauer von vier Minuten nicht überschreiten. Sparen Sie sich das Geld, wenn das nicht Ihr Trainingsinhalt oder Wettkampfziel ist! Dieses Supplement scheint am besten für Rennradfahrer oder Cyclocross-Athleten in der Wettkampfsaison geeignet.

Dosis: *Nehmen Sie täglich über drei Wochen 4,8 g β-Alanin in zwei Dosen ein. Wiederholen Sie dieses Zeitfenster dann bis zu neun weitere Wochen mit zwei Dosen à 1,2 g (2,4 g/Tag). Die Wirkung zeigt sich typischerweise nach drei bis sechs Wochen.*

Natrium

Selbst wenn Sie bereits nach einem fixen Ernährungsplan leben, sollten Sie im Wettkampf Natrium-Supplements dabeihaben, als Erste-Hilfe-Maßnahme bei eventuell auftretendem Mangel. Mehr dazu auf Seite 28.

Dosis: *Wählen Sie ein Produkt mit mindestens 200 mg Natrium pro Kapsel. Sie sollten beim Rennen immer dann eine Kapsel einnehmen, wenn Sie Muskelstechen oder Magenblähungen verspüren. Alternativ zu den üblichen Kapseln gibt es Natrium-Supplements auch als Pulver, das direkt auf die Zunge gegeben und somit schneller resorbiert wird.*

Entsaften

Sobald Athleten sich außerhalb der Trainingszeiten zu 80–85 Prozent mit Core Food ernähren, sollten sie die Ernährung mit Säften ergänzen. Und zwar aus den Obst- und Gemüsesorten, die nicht zur täglichen Ernährung gehören. Kein Athlet sollte sein gesamtes Obst- und Gemüsepensum durch Entsaften ersetzen, doch das Trinken von Saft kann hochwertige Nährstoffe und Antioxidantien besser als jedes Pulver und jede Tablette ergänzen. Wenn Sie also die in diesem Buch beschriebenen Konzepte sicher umsetzen, sollten Sie Entsaften als Bonus ausprobieren, um Training und Wettkampf zu unterstützen.

BLUTZUCKER

Ziel des hier vorgestellten Ernährungsansatzes ist es, den Blutzuckerspiegel über den ganzen Tag konstant zu halten. Dies hilft, den Energielevel zu stabilisieren, und verhindert Heißhunger- und Fressattacken. Dazu wird vermieden, dass der Körper unerwünschtes Körperfett speichert, weil wir nicht mehr Energie zuführen, als er verbrennen kann.

GLYKÄMISCHE LAST – GL

Eine Methode, den Blutzuckerspiegel konstant zu halten, besteht darin, die Glykämische Last, kurz GL, der verzehrten Lebensmittel zu beachten. Diese Formel zeigt, in welchem Grad jedes Nahrungsmittel den Blutzucker erhöht. Nahrungsmittel mit niedriger GL können den ganzen Tag zwischen den Trainingseinheiten verzehrt werden. Hohe GL-Zahlen – wie sie Getreide und raffinierte Zuckersorten haben – verursachen Blutzuckerspitzen, die zu vermehrtem Hunger, Müdigkeit und übermäßiger Einlagerung von Körperfett führen. Zudem haben sie eine geringe Nährstoffdichte.

Die Glykämische Last leitet sich vom Glykämischen Index, dem GI oder GLYX, ab. Dieser misst die Blutzuckerwirkung der Kohlenhydrate eines bestimmten Lebensmittels auf den Blutzucker, indem er feststellt, wie schnell sie im Körper zu Glukose abgebaut werden. Der GI bemisst sich auf einer Skala von 0–100 und bezieht sich immer auf 50 g Kohlenhydrate in einem Lebensmittel. Nahrungsmittel mit höherem GI verursachen auch einen schnelleren Blutzuckeranstieg. Reine Glukose und Weißbrot sind der »Goldstandard« auf der Skala mit einer »perfekten Punktezahl« von 100. Erdnüsse hingegen haben einen GI von nur 14, da sie keine großen Auswirkungen auf den Blutzuckerspiegel haben. Das ist sinnvoll, da Erdnüsse mehr Fett und Protein als Kohlenhydrate enthalten. Diese zu Glukose abzubauen hieße für den Körper, sozusagen Wasser aus Stein drücken zu wollen. Allgemein sind Nahrungsmittel mit GI-Zahlen ab circa 50–55 zu meiden. Online finden Sie Glyx-Tabellen für einen Überblick über die wichtigsten Nahrungsmittel mit ihren GLYX-Zahlen.

Nun ist der GI oder GLYX zwar wertvoll, gibt aber eigentlich keine Auskunft darüber, was im Körper geschieht. Hier kommt die Glykämische Last ins Spiel. Stellen Sie sich den GI als theoretische Grundlage, die GL als praktisch verwertbare Information vor. Der GI misst die Auswirkung der Kohlenhydrate in Nahrungsmittel auf den Blutzucker, die GL zeigt die tatsächliche glykämische Wirkung des Nahrungsmittels an, bezogen auf 100 g davon. Es ergibt sich ein Wert zwischen 0–50. Wenn die GL ein Buch ist, so ist der GI dessen Umschlag. Und ein altes englisches Sprichwort sagt: Bewerte ein Buch nicht nach seinem Umschlag.

Sehen wir uns das am Beispiel von Wassermelone an. Der GI einer 100-g-Portion Wassermelone liegt mit 72 relativ hoch. Die Zahl sagt aus, dass die Kohlenhydrate in Wassermelone den Blutzucker ganz schön in die Höhe treiben können. Allerdings ist der GL der gleichen Menge mit etwa 3,6 tatsächlich sehr niedrig – die tatsächliche Blutzuckerreaktion wäre minimal. Warum ist das so? Die Lösung liegt in der Unmenge Wasser, die Wassermelone enthält. Der GI ihrer Kohlenhydrate ist zwar sehr hoch, doch enthält die 100-g-Portion nur etwa 5 g verwertbare Kohlenhydrate, also sehr wenig. Der Großteil ist reines Wasser.

Um die glykämische Last zu berechnen, dividieren Sie die GI-Zahl durch 100 (der »Goldstandard«) und multiplizieren das Ergebnis mit der Kohlenhydratmenge des Nahrungsmittels. Bei 100 g Wassermelone bedeutet das: GI-Zahl 72, geteilt durch GI-Goldstandard »Weißbrot« 100. 72 : 100 = 0,72. Multipliziert mit dem Kohlenhydratanteil 5 der 100-g-Portion, ergibt das: 0,72 x 5 = 3,6.

Im Vergleich dazu gekochte Spaghetti: Der GI liegt hier mit 42 sehr niedrig. 100 g davon enthalten jedoch etwa 30 g Kohlenhydrate. Die Gleichung für den GL dieser Portion lautet also: 44 : 100 x 30 = 12,6.

Wie bereits erwähnt, bewegt sich die Skala für den GL für die verschiedenen Nahrungsmittel zwischen 0 und 50. Glukose hat die perfekte Zahl 50. Alles mit dem Wert 10 oder niedriger wird als sehr niedrig angesehen oder als sehr schwach wirksam auf Blutzuckererhöhung, alles über 20 wirkt stark. Die Kohlenhydratquellen von Spaghetti wirken zwar nur schwach blutzuckersteigernd, eine normal große Portion hat jedoch eine stärkere Auswirkung. So gesehen wirkt sie also genau andersherum als Wassermelone. Auf dem Papier ist Wassermelone ein Albtraum für den Blutzuckerspiegel. In der Praxis gibt es jedoch kaum ein wohltuenderes Lebensmittel. Spaghetti scheinen dagegen sehr zahm, haben in der Realität aber eine starke Auswirkung.

Sie müssen ein weiteres Schlüsselelement in Betracht ziehen, wenn Sie das Konzept der Glykämischen Last richtig verstehen und anwenden wollen. Den GL von 100 g gekochten Spaghetti zu kennen ist eine Sache, doch bin ich sicher nicht der Einzige, der beim Abendessen mehr als 100 g isst. Der GL kann auch dies berücksichtigen.

Zurück zur Wassermelone: Wir stellten bereits fest, dass die 100-g-Portion davon eine auf der Skala sehr niedrige GL-Zahl von 3,6 aufweist. Doch wie sieht es bei 200 g aus? Der GI bleibt immer gleich, egal wie viel Sie essen, also 72. Der verbleibende variable Anteil in der Gleichung sind die Netto-Kohlenhydrate. 100 g enthalten 5 g davon, 200 g folglich 10 g. Die GL-Gleichung ändert sich auf 72 : 100 x 10 = 7,2. Die Portionsgröße hat sich verdoppelt und damit auch die GL-Zahl. Das bedeutet, dass die 200-g-Portion Wassermelone die doppelte Wirkung der 100-g-Portion auf den Blutzuckerspiegel hat. Wir führen dem Körper die doppelte Menge Kohlenhydrate zu, und er reagiert entsprechend. Stellen Sie sich das an einem 250-ml-Glas Wasser vor. Das Wasser stellt das Blut im Körper dar, und seine Süße ist die Blutzuckerreaktion. Je süßer das Wasser, desto stärker die Reaktion. Geben wir einen Esslöffel Zucker in das Wasser, wird es süß. Bei zwei Esslöffeln wird es noch süßer. Genau das Gleiche passiert bei dem Wassermelonen-Beispiel. 200 g verzehrte Wassermelone führen dem Blutstrom die doppelte Menge an Kohlenhydraten zu wie 100 g.

Nun fehlen noch die zusammengesetzten Lebensmittel. Darunter fällt etwa ein Cheeseburger oder eine Pizza. Jedes dieser Gerichte setzt sich

SCHNELLE LÖSUNG SNACKS

Hier ein paar schnelle Snacks:

1. **50 g Frucht-Nuss-Energiemix** (S. 155) steigert ausgezeichnet die Aufnahme essenzieller Fettsäuren. Doch Vorsicht: Die Mischung hat auch viele Kalorien.

2. **Ein Apfel oder eine Banane** mit zwei Esslöffeln Erdnussbutter, Mandelmus oder Sonnenblumenkernmus.

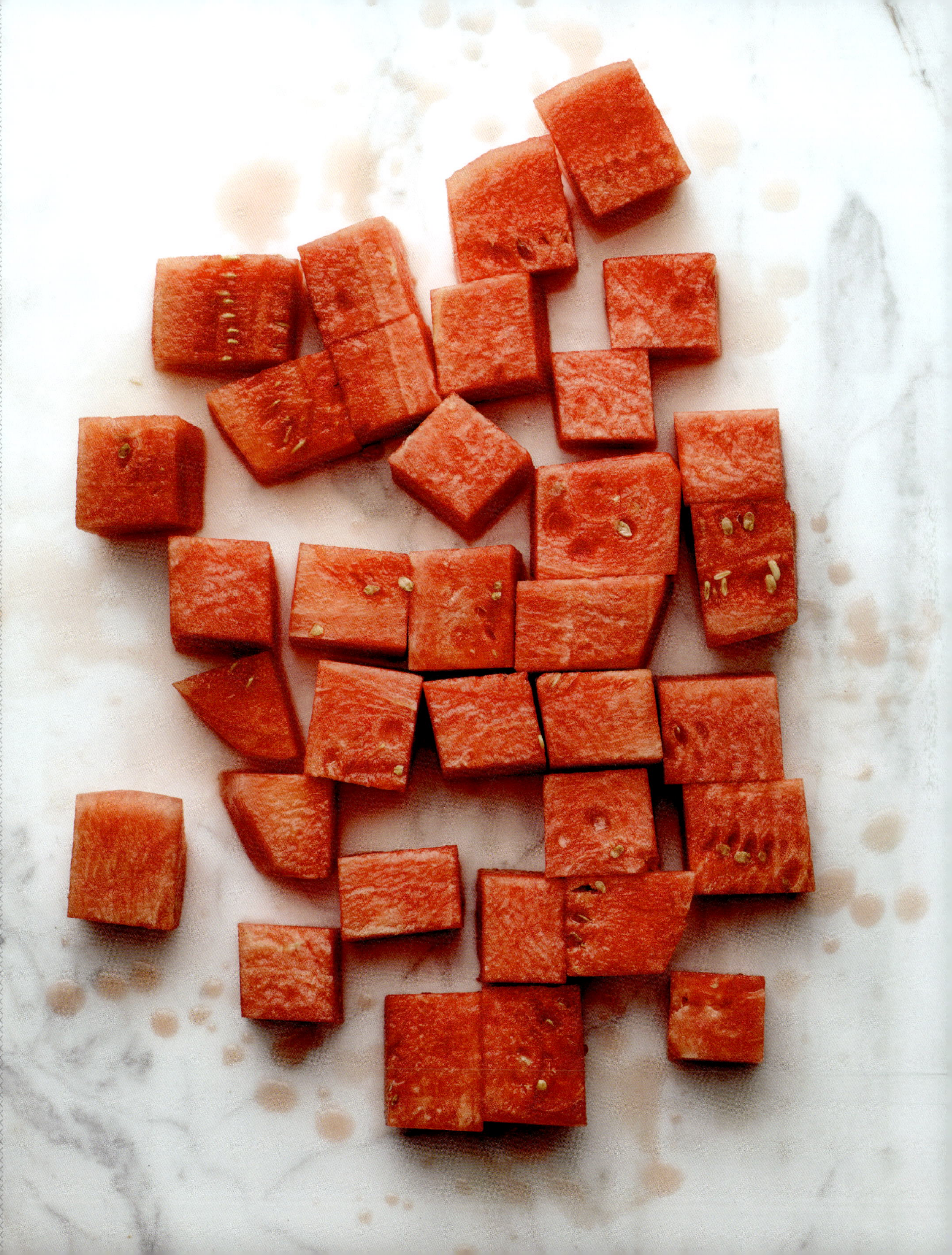

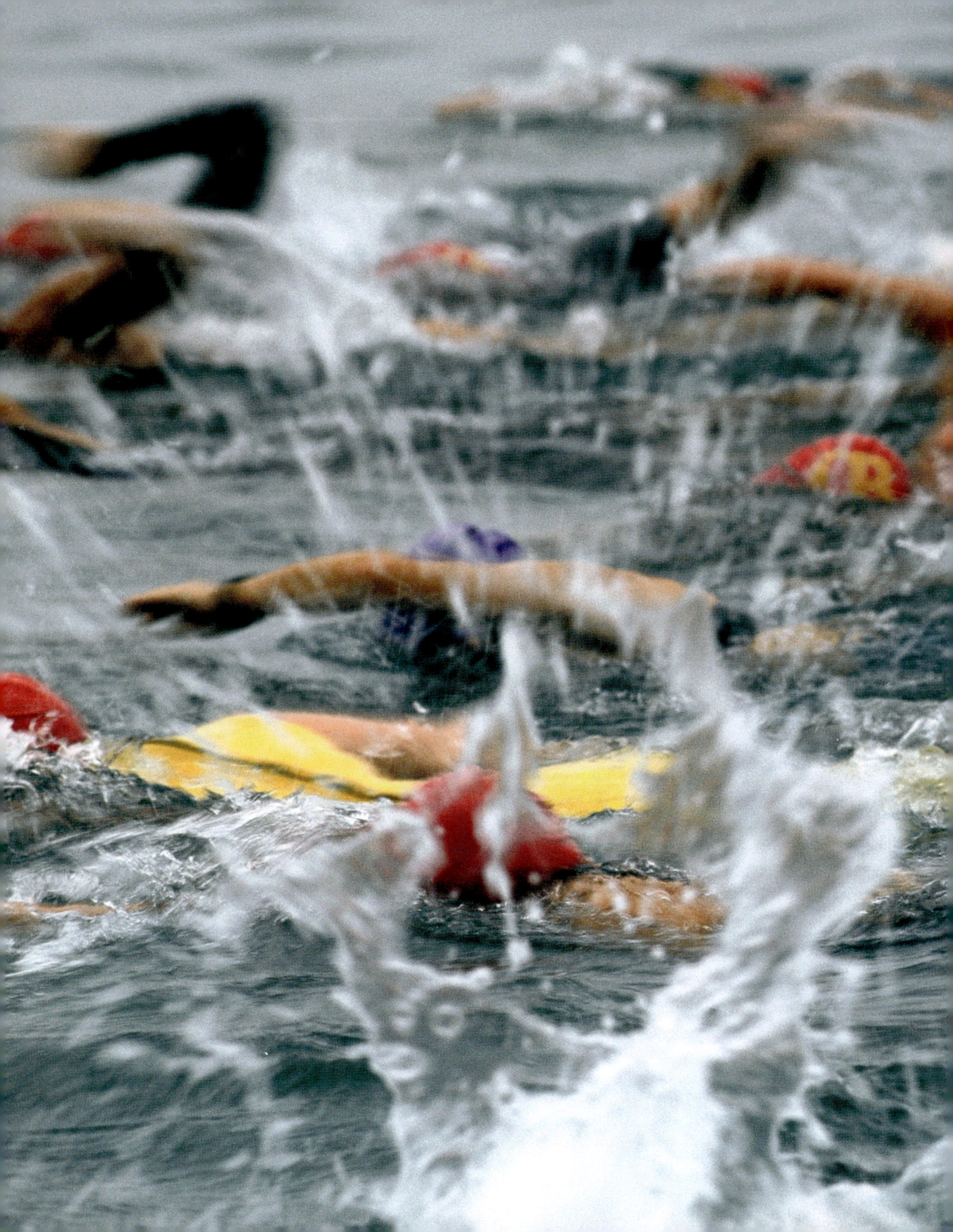

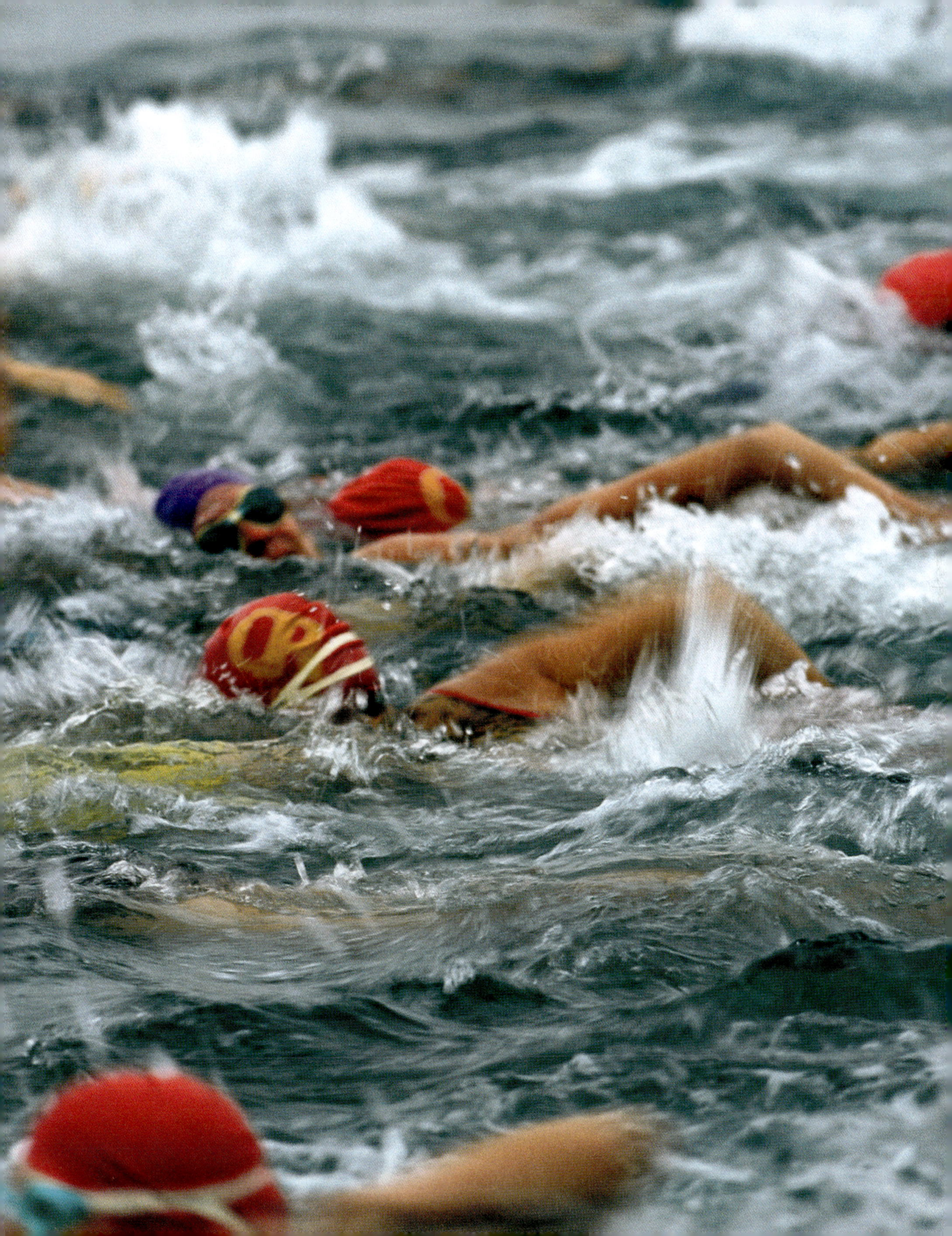

aus vielen Einzelteilen zusammen, wie auch der Großteil unserer täglichen Nahrung. Ein Apfel ist ganz klar nur ein Element. Isst man ihn mit etwas Erdnussbutter, wird er Teil eines zusammengesetzten Essens. Ein Cheeseburger besteht aus Brötchen, Fleisch, etwas Käse und hoffentlich Salat und Tomate. Mit Ketchup und Mayonnaise wird daraus eine ziemlich gewaltige Mischung verschiedener Nahrungsmittel. Um also die Wirkung unseres Essens auf den Körper zu verstehen, müssen wir uns immer das Gesamtbild ansehen.

Untersuchen wir den Cheeseburger genauer: Das Brötchen ist größtenteils die einzige bedeutende Kohlenhydratquelle daran. Fleisch, Käse und Gewürze enthalten mehr Eiweiß und Fett. Diese beiden Stoffe werden zwar mit der Zeit auch zu Blutglukose umgewandelt, doch ist das weitaus schwieriger für den Körper und passiert nicht so schnell. Damit ergeben sich daraus keine Blutzuckerspitzen – außer vielleicht durch das Ketchup, in dem reichlich Zucker steckt. Fleisch, Käse und Gewürze haben jeweils einen niedrigen GL, das Brötchen einen hohen. Damit wissen wir, was wir zur Blutzuckerstabilisierung weglassen können.

KAMPF DEM SÜSSZAHN

Versuchen Sie Folgendes, um Ihren Hunger auf Süßes zu stillen, aber dennoch Antioxidantien zu bekommen, aber nicht zu viel Fette und Zucker.

1. **Ein Stück dunkle Schokolade** mit 70 Prozent Kakaogehalt (oder mehr). Die dunkle Schokolade enthält mehr Antioxidantien und weniger Kakaofett als Sorten mit niedrigerem Kakaogehalt.
2. **Erdnussbutter auf die Banane streichen,** in ungesüßtem Kakaopulver wälzen und tiefgefrieren.

DAS KONZEPT GLYKÄMISCHE LAST IN DER PRAXIS

Es gibt zwei Wege, das Konzept der Glykämischen Last anzuwenden. Der erste besteht darin, Nahrungsmittel mit niedriger GL zu wählen. Sich die spezifische GL-Zahl jedes verzehrten Nahrungsmittels zu merken wäre allerdings zu viel verlangt. Eher sollten Sie das Konzept verstanden und erkannt haben, dass die Core Foods und die hier vorgestellten Ernährungsrichtlinien das Ziel erreichen. Dieses ist, die möglichen Blutzuckerschwankungen zu vermeiden, die sich durch unser Essen ergeben. Indem wir Lebensmittel mit niedrigem GL wählen, reduzieren wir die Gesamtwirkung und stabilisieren den Blutzuckerwert. Alle Core Foods – magere Fleischsorten und Milchprodukte, Obst, Gemüse, Nüsse, Saaten und Hülsenfrüchte – haben niedrige GL-Werte. Wenn es Ihnen also gelingt, nur Nahrungsmittel aus diesen Gruppen zu essen, sind Sie startklar.

Der zweite Weg besteht darin, oft zu essen, vor allem, um den Blutzuckerspiegel ausgeglichen zu halten. Der Körper soll ununterbrochen arbeiten, um sich aufzubauen und zu erneuern, damit wir im Training ständig aufbauen und besser abschneiden können. Am Wettkampftag soll er wie eine gut geschmierte Maschine laufen. Häufige Mahlzeiten halten sein Feuer am Brennen und bringen noch weitere Vorteile.

Mehr Snacks sind mehr Gelegenheiten, dem Körper gute Dinge zuzuführen. Er verarbeitet jede Stunde viele Makro- und Mikronährstoffe, und wenn er oft neue Nährstoffe nachgeliefert bekommt, geht ihm der Brennstoff nicht aus. Prozesse wie die Muskelregeneration werden nicht verzögert, weil sie die Nährstoffe nachgeliefert bekommen, die sie am Laufen halten.

Gleichmäßige Nahrungszufuhr bedeutet auch, dass der Körper nicht auf Fastenmodus umschaltet. Das passiert, wenn er unsicher ist, wann die nächste Nahrung kommt. Er konzentriert sich dann darauf, Essen als Fett zu speichern, anstatt es als Energie zu verbrennen, damit wir im Fall längerer Hungerphasen überleben. Man schreibt das vielen Tausend Jahren Evolution zu, tatsächlich lebten unsere Vorfahren so! Für die Wettkampfvorbereitung müssen wir jedoch keine Pfunde anhäufen, da uns diese langsamer machen. Wir müssen dem Körper im Gegenteil versichern, dass Nahrung und Nährstoffe beständig zufließen, sodass er daraus vertrauensvoll seinen Energiebedarf schöpft, anstatt sie für später zu speichern. Starken Hunger zu vermeiden hilft auch, den gesunden Ernährungsplan durchzuhalten. Oft genug greifen wir beim ersten Hunger nach dem Nächstbesten oder schlagen über die Stränge und essen viel zu viel. Wenn Sie hier die Waage halten und den Hunger nicht zu groß werden lassen, werden Sie Ihr Essen umsichtig wählen. Versuchen Sie, alle zwei bis drei Stunden eine Zwischenmahlzeit einzunehmen. Es mag verrückt klingen und eventuell etwas dauern, bis Sie an das Gefühl gewöhnt sind, ständig zu essen – manch einem mag das lästig sein! Und keine Panik, dass Sie zunehmen. Wenn Sie klug vorgehen, profitieren Sie stark von den Snacks. Planen Sie für tagsüber immer einen Vorrat guter Nahrungsmittel – Core Foods – ein (z. B. gesunde Happen in der Schreibtischschublade). Und wenn Sie Ihren Snack oft unterwegs besorgen müssen, achten Sie auf seine Core-Zahl (s. S. 20).

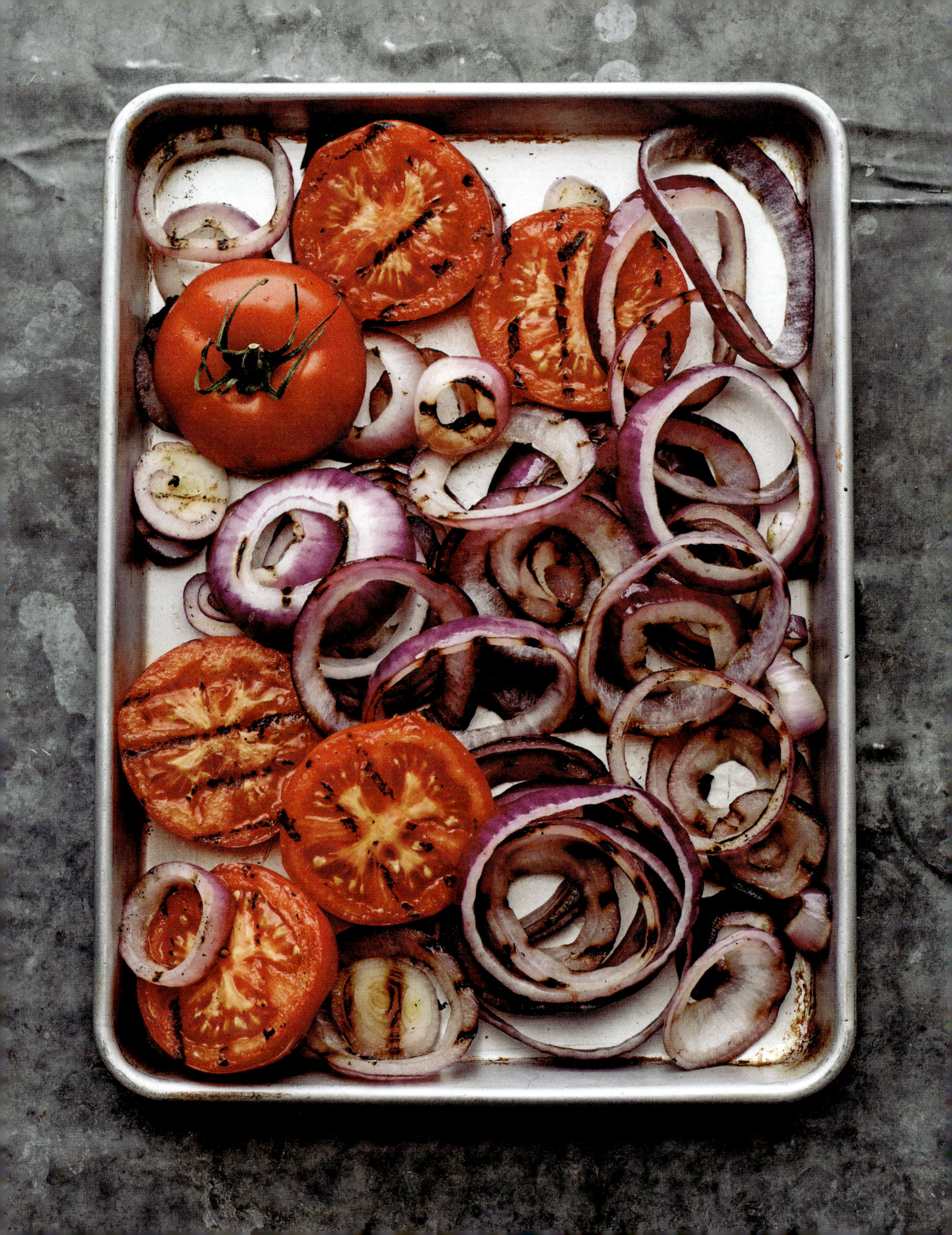

3

ESSEN FÜR ATHLETEN

JETZT, da wir einiges über Ernährung und Nährstoffe erfahren haben, sehen wir uns an, wie sich dieses Wissen vorteilhaft für Training und Wettkampf umsetzen lässt. Auf welche Weise Sie die Prinzipien der Energiezufuhr anwenden, wird Ihnen zusammen mit Ihrem Training den erhofften Vorsprung im Wettbewerb bringen.

DIE ENERGIE-VERSORGUNGSFENSTER

Die folgenden Abschnitte sind den drei Zeitfenstern für die Nahrungsaufnahme beim Training gewidmet – Pre-Workout (vor dem Training), Workout (im Training) und Post-Workout (nach dem Training). Dazu kommen Möglichkeiten für eine Regenerationsmahlzeit, sofern benötigt. Ab Seite 71 sehen wir uns die Wettkampfsituation genauer an. Im Training sollte der Körper immer gut mit Energie versorgt werden, damit Sie zum einen lernen, den Bedarf am Wettkampftag zu kalkulieren, und zum andern Ihre Muskelglykogenspeicher auch für die restlichen Trainingseinheiten der Woche optimal auffüllen und gefüllt halten.

Wir wissen bereits, dass tagsüber auf Getreide (Reis, Pasta, Brot etc.) und raffinierte Zucker zwischen den Trainingseinheiten ganz verzichtet werden sollte, da sie zu wenige Nährstoffe

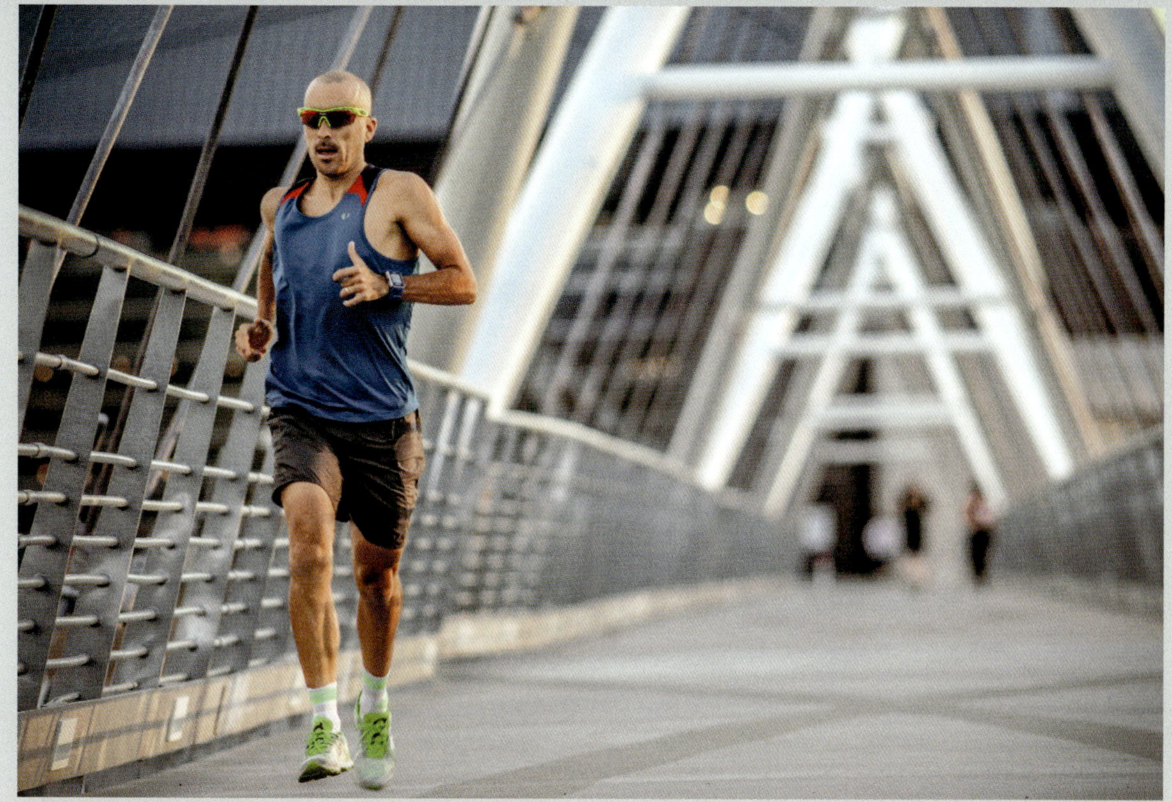

ENERGIEVERSORGUNGSFENSTER

ZEITFENSTER	ERKLÄRUNG	EMPFEHLUNG	KOHLENHYDRATBEISPIELE
Pre-Workout	In der Stunde vor dem Training	leicht verdauliche Kohlenhydrate mit wenig Fett und Ballaststoffen	Brot (Waffeln, Toast etc.), PowerBar, Nature Valley Granola Bar o. Ä.
Workout	Im Training	leicht verdauliche Energieträger mit wenig Fett und Ballaststoffen	PowerBar, PowerGel, o. Ä. und Sportgetränke
Regenerations-drink	In der 1/2 Stunde nach dem Training	hochglykämische Getränke mit 3 : 1- oder 4 : 1-Verhältnis von Kohlenhydraten zu Proteinen	Recovery Drink o. Ä.
Post-Workout*	Zeitfenster wie Trainingsdauer nach dem Training	Kohlenhydrate mit mittlerem GI plus eine Eiweißquelle	Vollkorn, Kartoffeln, Essener Brot, Quinoa, Haferflocken

** Das Post-Workout-Fenster ändert sich übers Jahr, je nach Zielsetzung für die Körperzusammensetzung. Mehr dazu auf Seite 60.*

enthalten und den Blutzucker in die Höhe treiben. Im Training gibt es jedoch Zeitfenster, in denen diese Nahrungsmittel vorteilhaft sind, da die schnelle Blutzuckerreaktion die Energieversorgung im Workout unterstützt. Die Nährstoffdichte ist hierbei zweitrangig – es geht vielmehr darum, im anstehenden Training gut mit Energie versorgt zu sein, um nicht mittendrin an Energiegrenzen zu stoßen. Manche Getreide- und raffinierte Zuckersorten sind sogar sehr gute »Sofortbrennstoffe«. Die Übersicht auf Seite 53 gibt einen Überblick über die Zeitfenster während des Trainings.

Brot, Pasta, Sportriegel, Gels und Sportgetränke sind für Athleten, die in ihrem Training und im Wettkampf alles geben, besonders vorteilhaft. Kurz vor, während oder nach dem Training rufen diese Nicht-Core-Foods eine starke Blutzuckerreaktion des Körpers hervor. Das ist in diesen Fällen erwünscht, da dies eine konstante Glykogenversorgung der Muskeln gewährleistet. Das Glykogen verbessert das Training, indem es zum einen den Muskeln Brennstoff für die Trainingsbelastung gibt und zum zweiten den Regenerationsprozess auslöst. Man sagt auch: »Fett brennt im Kohlenhydratfeuer.« Kohlenhydrate vor und in der Trainingseinheit ermöglichen es uns, die Trainingsbelastung zu erhöhen. Das verbrennt wiederum langfristig mehr Kalorien und Fett.

PRE-WORKOUT-FENSTER – VOR DEM TRAINING

Ziel ist es ab jetzt, den Blutzuckerspiegel langsam zu erhöhen, um das anschließende Training zu befeuern. Sie sollten leicht verdauliche Kohlenhydrate verzehren, um den Blutzucker hochzutreiben, sowie Natrium, um dem Schwitzverlust vorzubeugen. Die Nährstoffdichte ist während dieses Zeitfensters nicht wichtig. Verschiedene Getreide- und Zuckersorten funktionieren sehr gut und sind sogar zu bevorzugen. Fette, Ballaststoffe und Eiweiße werden immer limitiert, da sie

PRE-WORKOUT-FENSTER

	LETZTE FESTE GROSSE MAHLZEIT	LETZTE FESTE LEICHTE MAHLZEIT *(<50 g KH; minimales Protein, Ballaststoffe und Fett)**	1 GEL ODER 20 BIS 25 G EINES KOHLENHYDRATHALTIGEN NAHRUNGSMITTELS MIT WENIG PROTEIN, BALLASTSTOFFEN UND FETT
Schwimmen	>2 h	>½ h	15 min
Laufen	>3 h	>1 h	15 min
Radfahren	>1 h	>½ h	15 min

** beispielsweise, ein halber PowerBar, eine kleine Tüte Salzbrezeln oder ein fettarmer Joghurt. Im Rezeptteil ab Seite 94 finden Sie Rezepte für dieses Fenster.*

die Verdauung verlangsamen und so Magenbeschwerden verursachen können. Je nach Hunger und Trainingslänge liegt die Kohlenhydratmenge zwischen 20 und 100 g. Diese Mahlzeit sollte Sie nicht zu sehr sättigen oder das Verdauungssystem stark belasten. Die Tabelle auf der linken Seite gibt die Zeitperiode an, die sich zwischen den letzten Mahlzeiten und dem Trainingsbeginn als günstig erwiesen haben.

WORKOUT-FENSTER

Im Training versuchen wir, die Wettkampf-Ernährungspläne (s. S. 72) auszuprobieren und/oder einzuüben. Dabei wird das Körpersystem darauf trainiert, die großen Nahrungs- und Nährstoffmengen einzuteilen, die während des Wettkampfs benötigt werden, und den Körper mit adäquater Nahrung zu versorgen. Damit wird ihm ermöglicht, Leistungsgrenzen aus dem vorangegangenen Training zielgerichtet zu überwinden. Ich empfehle für Radsportler pro Stunde mindestens 1 g Kohlenhydrate pro Kilogramm Körpergewicht und die halbe Menge beim Schwimmen und Laufen (das liegt sehr nah am Wettkampfbedarf bzw. ist gleich). Für einen 68-kg-Mann ergibt dies pro Stunde circa ein Gel, einen halben Riegel oder drei Energy-Chews plus eine Flasche Sportgetränk. Für eine Frau mit einem Gewicht von 54 kg sind das pro 45 Minuten üblicherweise etwa ein Gel, ein halber Riegel oder drei Energy-Chews plus eine Flasche Sportgetränk pro Stunde. Der Natriumgehalt der Getränke sollte bei mindestens 8–10 mg pro Gramm Kohlenhydrate liegen, entsprechend dem minimalen Natriumbedarf der meisten Athleten. Wählen Sie dazu Energieprodukte mit minimalem Fett- und Proteingehalt, außer Ihr Training dauert länger als fünf Stunden. Während solcher längerer Einheiten sind Fett und Proteine in kleinen Mengen angeraten. Halten Sie auch die Ballaststoffmenge so klein, wie praktisch durchführbar, um die Verdauung nicht zu strapazieren. Einen Trick, den ich bei vielen Athleten anwende, ist, die Energieversorgung in den letzten zehn Trainingstagen vor einem Rennen auf bis zu 25 Prozent über den geplanten Wettkampfbedarf zu steigern (besonders in heißen Klimazonen). Das gewöhnt den Körper an mehr Energie, als er am Wettkampftag aufnehmen muss, wodurch er die Energiemengen am Wettkampftag besser verarbeitet. Erstaunlich ist, dass die meisten Athleten es genau andersherum handhaben. Sie steigern am Wettkampftag ihre Energiezufuhr plötzlich bis auf das Trainingslevel oder darüber hinaus – unter größerer Belastung und Hitze! Kein Wunder, dass viele Athleten das nicht packen und sich übergeben oder Magenprobleme bekommen.

REGENERATIONSDRINKS

Die Aufgabe von Regenerationsgetränken ist es, zuerst Muskelglykogen so schnell wie möglich zu ersetzen und im Anschluss Protein zu liefern, um die Muskelproteinsynthese zu erleichtern. Dazu wählen Sie Produkte mit hochglykämischen Zuckerquellen und qualitativ hochwertigem, leicht verdaulichem Protein, im Verhältnis von Kohlenhydraten zu Protein von 3:1 oder 4:1.

Regenerationsdrinks entsprechen im Grunde den Energiestoffen, die Sie sich im Training zuführen, haben aber eine höhere Wirksamkeit.

UNTER DER LUPE

FERTIGE ENERGIEPRODUKTE

Heute sind Dutzende qualitativ hochwertiger Lebensmittel und Getränke auf dem Markt, die uns nach Wettkämpfen gut versorgen. Leider gibt es jedoch auch viele schlechte Produkte. Hier gebe ich einen Überblick über das Angebot und sage Ihnen, welche Qualitäten meiner Meinung nach die erforderlichen Kriterien erfüllen und die ich deshalb gern wähle.

GETRÄNKE

Achten Sie bei Getränken zwischen den Trainingseinheiten auf diese drei Kriterien: Kohlenhydrate, Natrium und Flüssigkeitsmenge – das ist alles. Bei meinen Athleten achte ich auf Getränke mit ausreichend Natrium und etwa sechs bis sieben Prozent Kohlenhydraten. Eine typische Flasche mit etwa 700 ml (24 oz.) Inhalt sollte demnach etwa 500–600 mg Natrium und etwa 40–52 g Kohlenhydrate enthalten. Meiden Sie Getränke mit künstlichen Süßstoffen, Proteinen, Vitaminen oder Mineralstoffen. Alle, die das Thema etwas natürlicher angehen wollen, finden auf Seite 121 ein Rezept für ein selbst gemachtes Sportgetränk.

GELS

Während der letzten zehn bis 20 Jahre sind unüberschaubar viele Gels auf den Markt gekommen. Die ersten enthielten viel zu wenig Natrium. PowerGel behob dies als eines der ersten Unternehmen und verdoppelte im Grunde die Menge an Natrium gegenüber der Konkurrenz. Es ist nicht nur deswegen mein Lieblingsprodukt, sondern auch wegen seiner breit aufgestellten Kohlenhydratmischung und weil es nichts enthält, was man am Wettkampftag nicht braucht, wie Vitamine oder künstliche Zuckerstoffe. Eine der häufigsten Fragen im Zusammenhang mit Gels und der Einnahme von Gels zusammen mit Sportgetränken ist, ob man noch Wasser dazugibt, wie auf der Packung angegeben. Dazu: Die Kohlenhydratkonzentration bei der Einnahme mit Wasser ergibt etwa zehn bis zwölf Prozent, was viel mehr ist als die vorher beschriebene Konzentration in Sportgetränken mit sechs bis sieben Prozent. Wenn Sie zu jedem Gel im Wettkampf ausschließlich das Wasser trinken, wäre es in Ordnung. Das Problem ist, dass die meisten Athleten zwischen 700 und 750 ml flüssiger Sportgetränke brauchen, aber nur ein bis zwei Gels pro Stunde. Beides zusammen ergibt am Ende wieder die Kohlenhydratkonzentration von zehn bis zwölf Prozent für Personen mit normaler Schwitzrate. Ich empfehle daher, die Gels im Training und im Wettkampf nur mit den Sportgetränken zuzuführen, damit sich der Magen daran gewöhnt, mit der notwendigen Kohlenhydratlösung zurechtzukommen.

SPORTRIEGEL

Die besten Riegel für Training und Wettkampf enthalten nur wenig Fett und Ballaststoffe. Damit fallen sofort viele der beliebten Marken weg. Die Riegel von PowerBar sind Positivbeispiele, aus verschiedenen Kohlenhydratquellen, mit wenig Fett und Ballaststoffen und nicht zu viel Protein. Im Allgemeinen benötigen Athleten in Wettkämpfen unter fünf bis sechs Stunden kein Protein. Ab dann lohnt es sich, etwas Eiweiß zuzuführen – aber nur in Höhe von 10 g pro fünf Wettkampfstunden. PowerBars sind hier eine tolle Lösung. Zudem liefern sie noch eine gute Menge Natrium. Ab Seite 118 finden Sie einige Vorschläge zum Selbstmachen von Riegeln für die Off-Season.

ENERGY-CHEWS

Einige Firmen haben heute auch Energy-Chews im Programm, die sich bezüglich Kohlenhydratquellen und Natriumgehalt ziemlich unterscheiden. Es gibt sie wahlweise mit oder ohne Koffein. Achten Sie auf einen hohen Natriumgehalt und natürliche, hochwertige Süße, wie etwa Vollkornreissirup. Er ist für Ausdauerathleten ein ausgezeichneter Brennstoff.

KOHLENHYDRATEZUFUHR/G IM REGENERATIONSGETRÄNK (MÄNNLICHER ATHLET, 72 KG KÖRPERGEWICHT)

	UNTER 60 MIN.	ÜBER 60 MIN. ODER UNTER 70 MIN. BEI MAXIMALKRAFT	ÜBER 120 MIN. ODER ÜBER 70 MIN. BEI MAXIMALKRAFT	ÜBER 180 MIN. ODER ÜBER 120 MIN. BEI MAXIMALKRAFT
Schwimmen	keine	50 g	50 g	entfällt
Laufen	25 g	50 g	75 g	100 g
Radfahren	25 g	50 g	75 g	75 g

Trainingsernährung enthält typischerweise Zuckerquellen mit niedrigem bis mittlerem GI, um den Blutzuckerspiegel konstant hoch zu halten. Quellen wie Saccharose, Maltodextrin, Naturreissirup und Fruktose leisten alle gute Arbeit dabei, im Blut einen angemessenen Glykogenfluss für die Muskelversorgung aufrechtzuerhalten. Sie verbrennen gut, aber nicht zu schnell. Regenerationsdrinks sollten hingegen vom Kohlenhydrate-Standpunkt aus so schnell wie möglich verbrennen. Wählen Sie Produkte aus Zuckerquellen wie Dextrose, die einen sehr hohen GI hat. Aber warum soll die Zuckerquelle so hochglykämisch sein, wenn dies das Gegenteil dessen ist, was ich auf den vorherigen Seiten gepredigt habe?

Die Regeneration der Muskeln nach dem Training ist für jeden Athleten entscheidend, da jetzt die Muskelglykogenspeicher möglichst schnell aufgefüllt werden müssen. Dafür benötigen wir eine Zuckerquelle, die sehr rasch in den Blutkreislauf übergeht und sich zu Muskelglykogen abbaut. Dextrose (Traubenzucker) ist da genau richtig. Dies ist nicht der Zeitpunkt, an dem wir den Blutzuckerspiegel schön konstant halten wollen. Er soll, im Gegenteil, am Spitzenwert sein, damit der Körper das neue Glykogen in die leeren Speicher der trainierten Muskeln transportieren kann. Die müden Muskeln erkennen es sofort als lebenswichtig und resorbieren es entsprechend. Korrekt dosiert, ersetzt die Trinkmahlzeit etwa ein Viertel des beim Training entstandenen Kaloriendefizits. Dies entspricht in der Regel 50–100 g Kohlenhydraten und 10–25 g Protein. Kein anderes Nahrungszufuhrfenster hat auf Ihr nächstes Training einen derart großen Einfluss. Achten Sie streng darauf, es umgehend an das Training anzuschließen.

Obwohl der Fokus auf dem Auffüllen der Muskelglykogenspeicher liegt, ist für jedes seriöse Regenerationsgetränk auch Protein wichtig. Es repariert schlanke Muskelmasse und eventuell im Training verursachte Schäden. Von allen Proteinen ist Molkenprotein dabei am effektivsten.

Die Tabelle zeigt die angemessene Kohlenhydratzufuhr für einen 68 kg schweren Mann, jeweils für das gewählte Training (die Werte lassen sich je nach Gewicht anpassen. Eine Frau mit 58 kg Körpergewicht müsste jeweils 25 g abziehen).

Wie so oft gibt es auch für Regenerationsgetränke nicht eine »Einheitsgröße«. Für die meisten Athleten ist für optimales Regenerieren das von mir empfohlene Verhältnis von Kohlenhydraten zu Protein richtig. Manchmal passt jedoch ein anderes Verhältnis besser.

Athleten mit zu wenig Muskelmasse, die Kraft aufbauen wollen, brauchen eventuell ein Regenerationsgetränk mit weniger Kohlenhydraten, etwa im Verhältnis 2:1 oder 3:1. Für sie steht die Muskelentwicklung an oberster Stelle. Bei einer täglichen Ernährung mit starkem Fokus auf Proteinen sollten ihre Regenerationsgetränke oder -mahlzeiten ebenfalls zusätzliche Proteine enthalten. Viele Ausdauerathleten sind entweder Läufer oder haben einen Laufhintergrund. Läufer sind gewichtsmäßig leichter als der Durchschnitt

PROTEIN-SHAKES

ZUR REGENERATION?

Wer in den 1990er-Jahren aufwuchs, fragt sich vielleicht, was das ganze Gerede über Kohlenhydrate mit Muskelregeneration zu tun hat. Lange Zeit dachte man, dass sich Muskeln durch Proteinzufuhr erholen würden. Athleten tranken hochkalorische, dickflüssige Shakes mit bis zu 40 g Protein und geringem Kohlenhydratanteil. Heute zeigen jedoch wissenschaftliche Untersuchungen, dass, fast egal bei welcher Art körperlicher Anstrengung, erst eine Kombination aus Kohlenhydraten und Protein, mit starker Betonung der ersten Komponente, die Muskelerholung vorantreibt.

Auch Sportarten wie Gewichtheben benötigen große Mengen Muskelglykogen. Wenn ein Muskel arbeitet, greift er für die Aufgabe meist auf das von ihm gespeicherte Glykogen zu. Wie bei einem Auto muss man zunächst tanken, wenn man damit fahren möchte. Das Gleiche trifft auf Muskeln zu, und Kohlenhydrate liefern ihnen den nötigen Brennstoff.

Protein spielt auf der anderen Seite eine viel kleinere Rolle für die Muskelversorgung, wenn es auch hilft, sie zu reparieren. Jedes Mal, wenn Muskeln belastet werden, verletzen wir sie. Die Funktion des Proteins in Regenerationsgetränken ist, diese Schäden zu beheben. In dem Auto-Vergleich, in dem die Kohlenhydrate als Benzin fungieren, übernimmt das Protein die Rolle der Karosseriewerkstatt nach Blechschäden, die Ausdauerathleten fast täglich erleiden. So wie der Automechaniker unser Auto wieder vorzeigbar macht, damit es wieder rundläuft, hilft das Protein, Schäden auf Zellebene in den Muskeln zu reparieren, sodass sie sich vollständig erholen können.

und kämpfen oft damit, schlanke Muskelmasse aufzubauen und zu halten. Diese Athleten sind die Hauptkandidaten für stark proteinbetonte Regenerationsgetränke, da ihnen das eine zusätzliche Möglichkeit gibt, um schlanke Muskelmasse zu reparieren und aufzubauen.

Umgekehrt heißt das auch, dass Athleten mit reichlich schlanker Muskelmasse vielleicht besser Regenerationsgetränke mit viel höherem Kohlenhydrate-Eiweiß-Verhältnis wählen, bis zu 5:1 oder sogar 7:1, um den Muskelaufbau nicht noch weiter anzuregen. Zu viel Muskelmasse kann leistungsmindernd sein. Zu jeder Sportart ist Muskelmasse für den Krafteinsatz notwendig. Athleten, die zu wenig davon haben, geht häufig die Kraft aus.Deswegen müssen sie ihre Muskeln bei jeder Gelegenheit schützen und wiederaufbauen. Wenn Sie für Ihre Sportart zu viele Muskeln haben, kann Muskelabbau oft die Leistung verbessern. In solchen Fällen sind Schutz und Reparatur der schlanken Muskelmasse, die im Training beschädigt wurde, weniger wichtig, da ein kleiner Muskelverlust, vom Leistungsstandpunkt her gesehen, sogar förderlich sein kann. Ein höheres Kohlenhydrat-Protein-Verhältnis fördert die Muskelverschlankung. Damit einher geht auch der Verlust von etwas Körpergewicht, das den Athleten vielleicht einbremste. Jedes abgebaute überflüssige Pfund kann sich beim Radfahren in einer Leistungssteigerung von 0,47 Prozent, beim Laufen von 0,68 Prozent bemerkbar machen. Beachten Sie jedoch, dass nicht mehr als ein Prozent aller Ausdauersportler ihre Muskeln verschlanken müssen, und dies sollte nie ohne Unterstützung einer Diätfachkraft geschehen. Sportler, die zu viel Muskelmasse herumtragen, können jedoch zu Nahrungsquellen für die Regeneration greifen, deren Kohlenhydrat-Protein-Verhältnis kleiner als 4 : 1 ist.

POST-WORKOUT-FENSTER

Auf den Regenerationsdrink folgt das Post-Workout-Fenster. Dieses definiere ich als den Zeitraum, der auf das Training folgt und zeitlich genauso lang dauert wie dieses. In diesem Fenster sollten Sie weiter Getreide und/oder raffinierten Zucker zu sich nehmen – Brennstoffe, die sofort für die Regeneration umgesetzt werden können. Die Logik dahinter: Während des Trainings nehmen Sie genug energiereiche Lebensmittel zu sich, um etwa die Hälfte der verbrauchten Energie zu ersetzen. Ein weiteres Viertel ersetzt der Regenerationsdrink nach dem Training. Sie müssen also noch ein Viertel des Defizits auffüllen. Je länger das Training dauerte, desto größer ist das Defizit und desto länger brauchen Sie, um es zu ersetzen. Ziel ist es nun, den Kohlenhydratspeicher (und damit das Muskelglykogen) gleichmäßig und schnell aufzufüllen. Core Foods mit ihrer hohen Nährstoffdichte eignen sich dazu am besten, ergänzt durch zusätzliches Getreide. Beispielsweise wären das ein Wrap oder ein Stück Brot zu dem Eiweiß und Gemüse. Während dieser Phase reagiert Ihr Körper noch empfindlicher auf höherglykämische Kohlenhydrate und verwendet sie, um damit das Defizit aus dem gerade absolvierten Training aufzufüllen. Im weiteren Saisonverlauf stellen Sie sich im Post-Workout-Fenster auf Vollkornprodukte wie Vollkornhaferflocken oder Vollkornbrot um.

Dieses Fenster verändern Sie auch im Jahresverlauf, um die Körperzusammensetzung wie gewünscht zu verändern. Auf Seite 64 finden Sie hierzu weitere Informationen.

REGENERATIONSMAHLZEITEN

Athleten, die viel Zeit in das Training vor Ausdauerwettkämpfen investieren, kommen mit diesem Ansatz im Lauf der Woche auf ein kleines Kaloriendefizit. Diese Defizite sollte man in den Griff bekommen, da sie den Körper sonst in einen geschwächten, angreifbaren Zustand bringen. Zusätzliche Energieversorgung mit Gels, Sportriegeln und Sportgetränken hilft zwar, die Glykogenspiegel hoch zu halten, während das Glykogen gleichzeitig verbraucht wird. Manchmal ist dies allein jedoch so, wie einen großen Pool mit einem Gartenschlauch zu füllen. Denn wenn wir intensiv trainieren und uns außerhalb des Trainings sehr nährstoffreich und vollwertig ernähren, sind die Energieverluste zu stark, als dass wir Schritt halten können.

Regenerationsmahlzeiten stellen die Wettkampfenergie bereit – sie füllen die Glykogenspeicher und halten sie voll, angesichts des Energieverbrauchs im Training oder Wettkampf. Intensives Training und eine strenge Core-Food-Diät können die Glykogenspeicher langsam erschöpfen, sodass der Körper sich sein Glykogen aus den Brennstoffen holt, die für Training und Wettkampf gebraucht werden. Diese sollten aber nur die zusätzlich verbrauchte Energie nachfüllen. Wir müssen daher sicherstellen, dass zunächst einmal der Grundumsatz zur Verfügung steht.

Eine Regenerationsmahlzeit sollte stark kohlenhydratlastig sein – wir wollen ja an das Glykogen. Speisen wie Pizza sind jetzt erlaubt! Aber nicht irgendeine Pizza, da wir auf die gesättigten Fette aufpassen müssen. Bestellen und genießen Sie also Ihre Pizza, doch sparen Sie am Käse. Ein weiteres Beispiel ist eine Schüssel Pasta mit Tomatensauce. Auch Rindfleisch- oder Hühnerfleisch-Bolognese sind in Ordnung, dazu Brot als Beilage. Aber lassen Sie den Speck weg. Regenerationsmahlzeiten sollten viele Kohlenhydrate enthalten, etwas Protein und wenig (vor allem gesättigtes) Fett. Achten Sie darauf, viel Wasser zu trinken: Der Körper benötigt es, um die vielen Kohlenhydrate ordentlich zu resorbieren. Auch Produkte mit zusätzlichen Elektrolyten sind erlaubt.

Eine Regenerationsmahlzeit wird als Werkzeug eingesetzt und muss zum richtigen Zeitpunkt kommen. Wir verwenden keinen Hammer, wenn wir eine Wand streichen wollen, und hängen ein Bild auch nicht mit dem Pinsel auf. Sie müssen also wissen, wann Sie dieses Werkzeug einsetzen. Wann sollen also die Glykogenspeicher randvoll sein? Dies sollte unbedingt vor dem Haupttraining der Fall sein. Für viele sind das tendenziell die Wochenenden, doch das muss nicht sein. Die beste Faustregel ist, eine Regenerationsmahlzeit,dann einzuschieben, wenn man vor langen Trainingseinheiten gut vorsorgen möchte. Bei vielen Triathleten folgt auf ein langes Radtraining meist ein langer Lauf am nächsten Tag. Dies ergibt einen ziemlich anstrengenden Trainingsblock von zwei Tagen. Wenn dies Samstag und Sonntag sind, wäre Freitagabend perfekt für die Regenerationsmahlzeit.

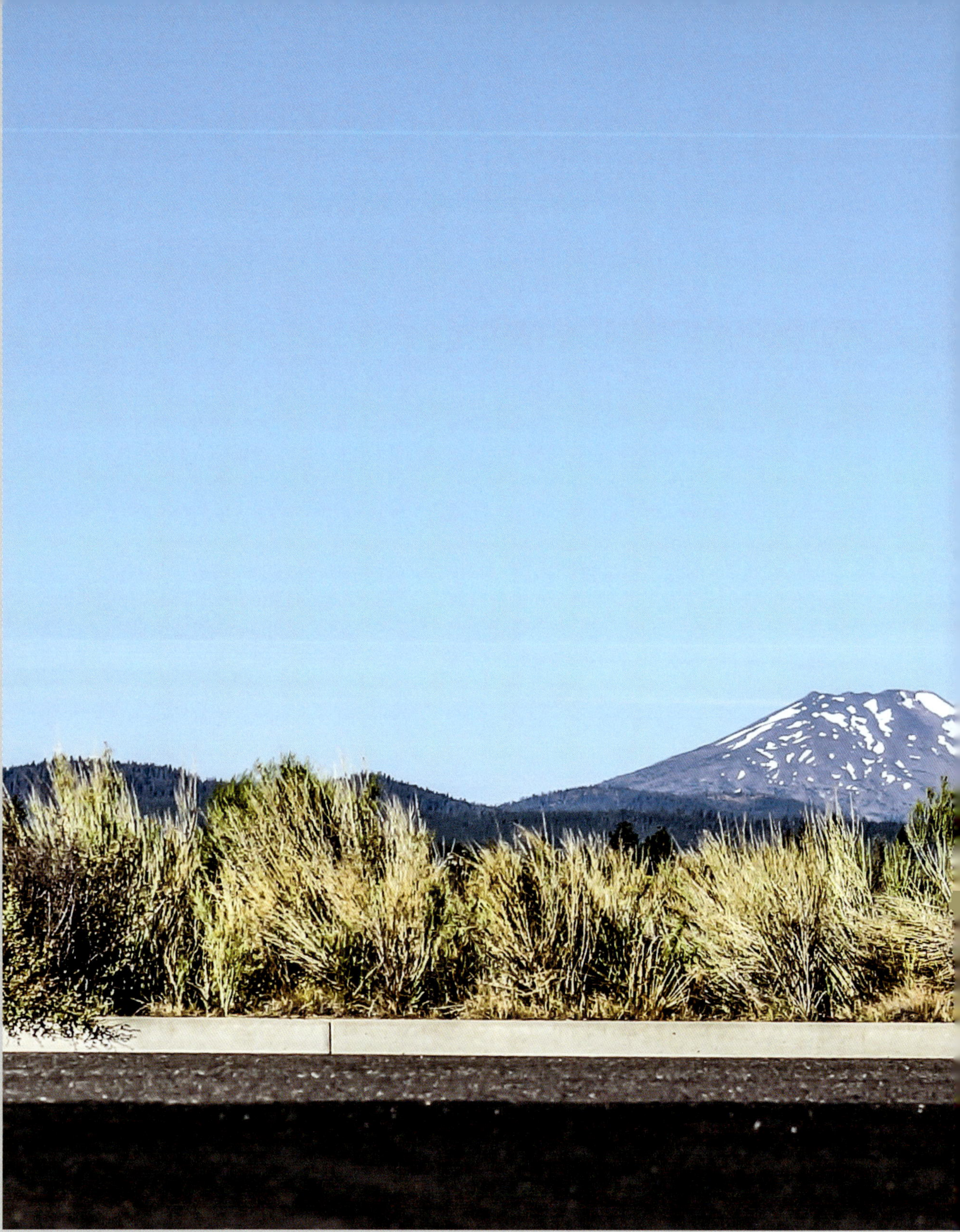

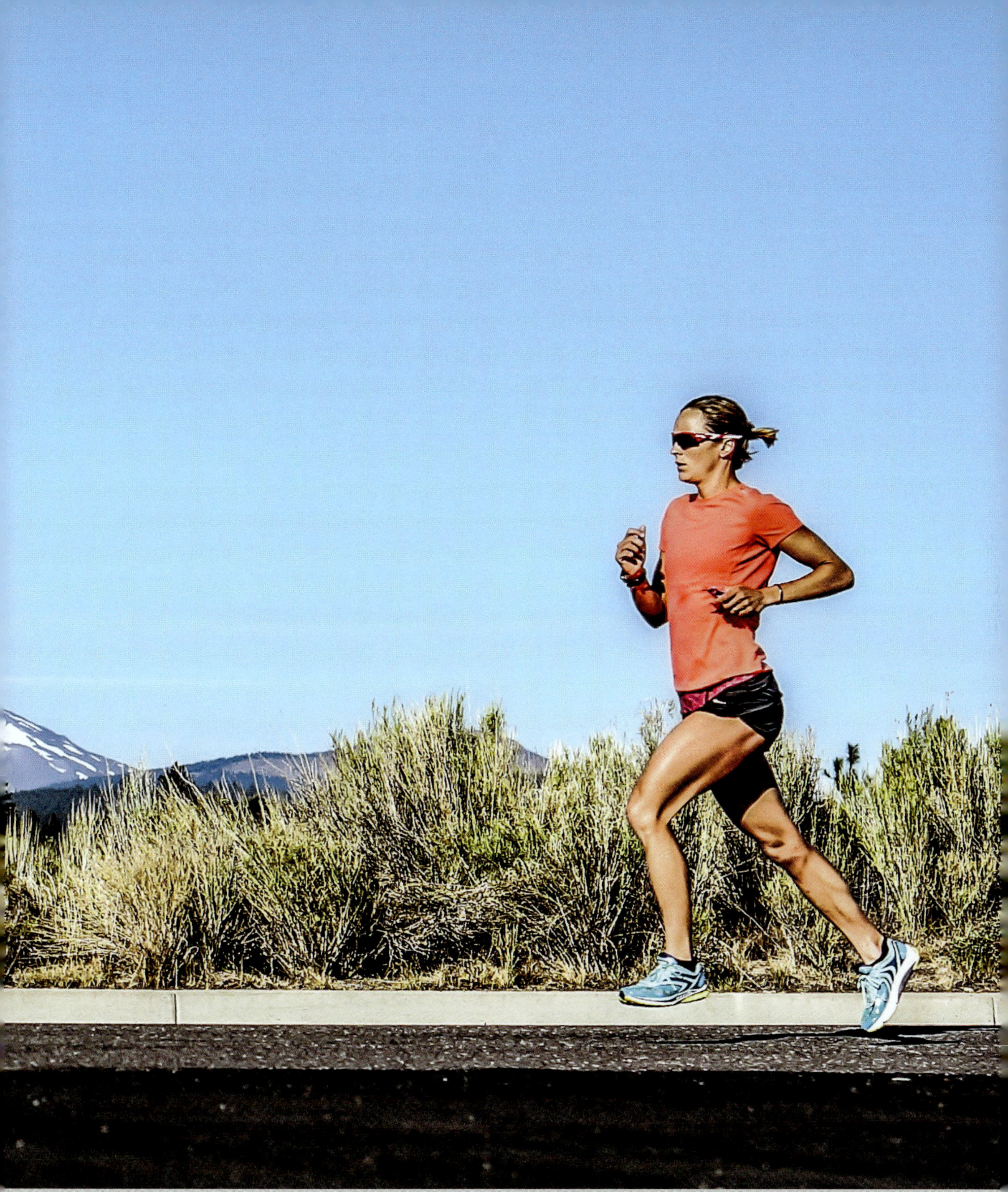

Die Regenerationsmahlzeit scheint in einem Buch, in dem so nachhaltig für Vollwertkost plädiert wird, ein wenig deplatziert. Tatsächlich ist sie nicht immer notwendig, kann aber in bestimmten Fällen sehr hilfreich sein. Dafür spricht, dass man damit einem Kaloriendefizit vorbeugt. Wenn die Kalorien allerdings nicht ins Minus laufen, wird auch keine Regenerationsmahlzeit benötigt. Als gute Faustregel gilt, dass Sie wahrscheinlich etwas ins Defizit kommen, wenn Sie zu 85 bis 90 Prozent die hier vorgestellten Prinzipien befolgen und ein intensives Ausdauertraining absolvieren. Allgemein können Sie ein Defizit auch einfach immer daran festmachen, wie hungrig Sie sind. Wenn Sie am Vorabend des Trainings das Gefühl haben, Sie müssten einen Teller Nudeln verschlingen, sind Sie ein Hauptkandidat für die Regenerationsmahlzeit. Wenn Sie die hier diskutierten Richtlinien weniger streng befolgen und/oder weniger als zehn Wochenstunden trainieren, kommen Sie wahrscheinlich nicht ins Minus und können eventuell auf die Regenerationsmahlzeit verzichten.

KÖRPERZUSAMMENSETZUNG UND PERIODISIERUNG VON ERNÄHRUNG

Die Optimierung der Körperzusammensetzung kann eine der einfachsten Maßnahmen zur Leistungsverbesserung sein. Einige Athleten, mit denen ich arbeitete, schafften den Sprung vom typischen Age-Group-Rennen in den Profibereich allein dadurch, dass sie ihre Essgewohnheiten änderten und somit ihre Körperzusammensetzung beeinflussten. Für einen Läufer können 500 g weniger Körperfett eine Tempoverbesserung um 1,9 Sekunden pro Kilometer bedeuten. Bei Radfahrern kann das auf der 100-km-Strecke 37,5 Sekunden Verbesserung bringen. Für Schwimmer hat die Verringerung von Körperfett meist keine wesentlichen Folgen. Unter dem Strich bedeutet das, dass die Auswirkung in den meisten Ausdauersportarten enorm sein kann, insbesondere, wenn Sie es zusätzlich noch schaffen, in Wettkämpfen mit heißen Klimabedingungen die Auswirkungen von Hitze besser abzufedern.

Ernährungsperiodisierung ist die Basis für meine Empfehlungen für die richtige Nährstoffversorgung und Steuerung der Körperzusammensetzung im Jahresverlauf. Dabei soll die Ernährung von Athleten über das ganze Jahr hinweg sowohl in ihrer Zusammensetzung als auch mengenmäßig für spezifische Ziele optimiert werden. In der Praxis bleibt die Ernährung im Alltag das ganze Jahr über gleich. Setzen Sie es sich zum Ziel, sich möglichst von Core Foods zu ernähren, Ihr Körpersystem mit Makro- und Mikronährstoffen zu füllen und allgemein gesundheitsbewusst zu essen. Während der Wettkampfzyklen trainieren Sie Ihren Körper darauf, im Training Nahrung verwerten zu können, damit dies im Wettkampf klappt. Dazu achten Sie darauf, im Training nie unterversorgt zu sein – also ergänzen Sie die »Energieversorgungsfenster«. Ein häufiger Fehler vieler Athleten (und Nicht-Athleten) ist, dass sie versuchen, mit dem Training ihre vorausgegangenen Essfehler auszugleichen und damit »Fett zu verbrennen«. Das endet meist darin, dass sie sich ernährungstechnisch nicht auf ihr Training vorbereiten. Sie lernen dadurch nicht, während des Wettkampfs mit der erhöhten Energiezufuhr zurechtzukommen. Noch schlimmer: Nach dem Training sind sie meist so hungrig, dass sie – nächster Fehler – später am Tag hochglykämische, nährstoffarme Nahrungsmittel essen.

Der gesunde Weg, die Ernährungsperiodisierung zum Erreichen der Ziele für die Körperzusammensetzung zu nutzen, besteht darin, das Post-Workout-Fenster zu manipulieren. So können Sie es im Jahresverlauf anpassen:

- In der Off-Season nutzen Sie das Post-Workout-Fenster, um zu essen, was Sie wollen. Das heißt auch Pizza oder andere Nicht-Core-Foods, die oft über das Trainingsdefizit hinausschießen und ein Kalorienplus erzeugen – der Athlet nimmt zu. Wenn man von einem sehr schlanken Wettkampfgewicht kommt, ist das außerhalb der Saison gut. Mir ist es lieb, wenn Athleten gegenüber ihrem Wettkampfgewicht in diesem Jahresabschnitt 2 bis 3 kg zunehmen, um sich körperlich und mental komplett zu erholen. Sobald Sie mehr als 3 kg zugenommen haben, sollten Sie das Post-Workout-Fenster streichen. Das führt über ein tägliches kleines Kaloriendefizit zur Gewichtsabnahme.

- Vier bis sechs Monate vor einem größeren Wettkampf, oder in der Vorsaison, sollten die meisten Athleten anfangen, ihr Gewicht zu stabilisieren, indem sie im Post-Workout-Fenster auf Vollkorn-Getreideprodukte umstellen. Es liefert zusätzliche Kohlenhydrate für den Blutzucker, doch läuft man weniger Gefahr, den Kalorienbedarf zu überschreiten, da man wegen des höheren Protein- und Ballaststoffgehalts schneller satt wird und weniger isst.

- In den letzten sechs bis acht Wochen vor Ihrem Hauptwettkampf oder dem Start der Wettkampfsaison streichen Sie das Post-Workout-Fenster, um durch das entstehende Kaloriendefizit an Gewicht zu verlieren. Das hilft, kleinere Reste überflüssigen Körperfetts loszuwerden, um Sie auf Ihr Wettkampfgewicht zu bringen.

Wenn Sie sich genau ansehen, wie dieser Ansatz funktioniert, werden Sie feststellen, dass die Ernährungsperiodisierung selbstregulierend arbeitet. In der Nebensaison mit weniger Trainingseinheiten fallen sowohl das Pre-Workout, das Workout- und das Post-Workout-Fenster weg. Sie ernähren sich dann von allen Core Foods, die meist ballaststoff- und eiweißreich sind, aber weniger Kohlenhydrate aufweisen. Dies kann ein Makronährstoffprofil mit 30 Prozent Kohlenhydraten, 40 Prozent Fett und 30 Prozent Protein bedeuten. Im Gegensatz dazu kann das Makronährstoffprofil in der Wettkampfsaison mit den vielen Trainings unter der Woche und den zusätzlichen Energieversorgungsfenstern bei 70 Prozent Kohlenhydraten, 20 Prozent Fett und 10 Prozent Protein liegen. Wenn Sie mit diesen Fenstern arbeiten, mündet dies also automatisch im Konzept der Ernährungsperiodisierung.

WETTKAMPFGEWICHT

Manche Athleten denken eindimensional, wenn es um Körperzusammensetzung geht, oder sie denken gar nicht darüber nach. Die meisten

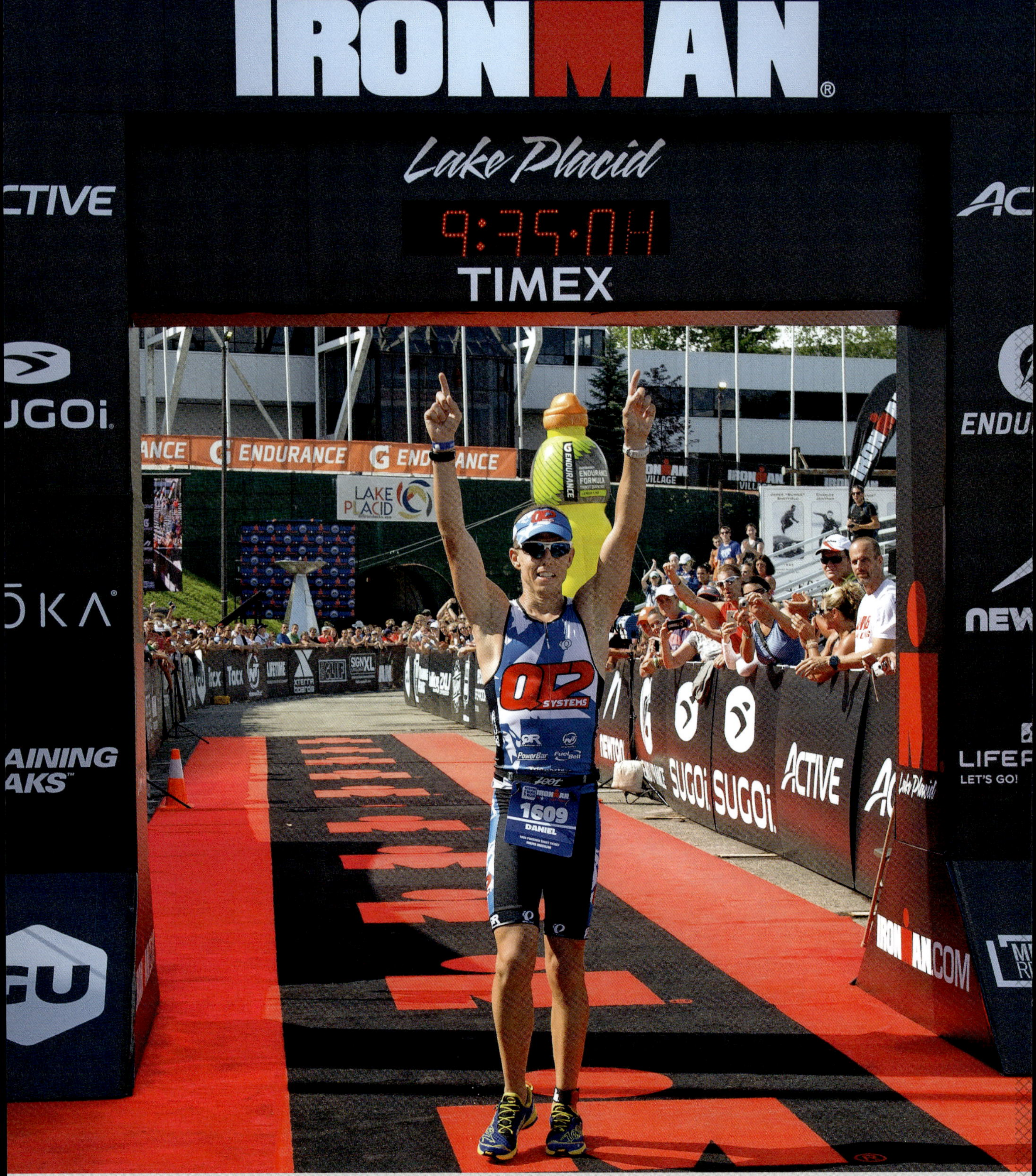
IRONMAN
Lake Placid
9:35:04
TIMEX
ACTIVE
SUGOi
ENDURANCE
LAKE PLACID
QR SYSTEMS
1609
DANIEL
IRONMAN.COM

beschäftigt oft nur die Frage, wie viel sie wiegen und/oder wie hoch ihr prozentualer Körperfettanteil ist. Ich skizziere im Folgenden einen effektiveren, sportspezifischeren Ansatz, der diese bekannten Messgrößen synergistisch anwendet. Die beiden wichtigsten Messgrößen sind der Körperfettanteil (BFP, engl. Body Fat Percentage) und der Körpermasseindex (BMI, engl. Body Mass Index).

Der BFP ist der Prozentanteil am Gesamtkörpergewicht, der aus Fett besteht. Man kann ihn grob mit einer Körperanalysewaage messen oder genauer mittels Caliperzangen im Fitnessclub.

Der BMI gibt das Verhältnis zwischen Gesamtkörpergewicht und Körpergröße an. Sie errechnen ihn, indem Sie Ihr Körpergewicht in Kilogramm durch die Körpergröße in Metern zum Quadrat teilen.

BMI und/oder BFP isoliert zu verwenden hat wenig sportspezifischen Wert. In Kombination können die Messgrößen jedoch tiefe Einblicke in sportartspezifische Limitierungen geben. Um dies zu zeigen, möchte ich zwei verschiedene Zielsetzungen für die Körperzusammensetzung heranziehen: das Kurzzeit-Wettkampfgewicht und das Langzeit-Wettkampfgewicht.

Kurzzeit-Wettkampfgewicht

Beim Kurzzeit-Wettkampfgewicht geht es vor allem um die Komponente Körperfett, die sich über gezielte Ernährung in wenigen Wochen oder Monaten sehr leicht an bestimmte Ziele anpassen lässt. Viele Athleten verwechseln dies mit ihrem Gesamtkörpergewicht. Ich höre oft Sätze wie „Mit 20 hatte ich 54 Kilo und lief so gut! Jetzt bin ich 38 und wiege 61 Kilo. Ich muss wieder auf mein altes Gewicht kommen!" Diese Athleten begeben sich auf gefährliches Terrain: Sie streben ein bestimmtes Gewicht an, ohne an die Muskeln zu denken, die zwischenzeitlich aufgebaut wurden und für die Sportart eventuell vorteilhaft sind. Nur das Gewicht vor Augen, versuchen sie, etwas zu erreichen, das in der kurzen Zeitspanne Leistung und Gesundheit schädigen kann. Der 38-jährige Athlet mit 61 kg hat vielleicht 13 Prozent Körperfett – eine Frau sollte meist gar nicht darunter liegen. Dadurch, dass er jedoch für die kurze Zeitperiode einem Gewicht nachjagt und dabei seinen Muskelanteil nicht berücksichtigt, bringt er seinen Körperfettanteil jedoch viel weiter runter, als gesund ist.

Der erste Schritt zur Arbeit mit der Körperzusammensetzung besteht in der Messung des Körperfettanteils. Dies muss nicht allzu exakt sein, plus/minus 1,5 Prozent reicht völlig aus. Dann legen Sie zusammen mit einem Ernährungsberater und/oder Coach einen ungefähren Ziel-Wettkampf-BFP fest. Ausgehend davon, dass dieser Prozentanteil so niedrig ist, wie es Ihrem Alter und Geschlecht angepasst ist und auch über eine Ernährungsanpassung kurzfristig erzielt werden kann, bestimmen Sie nun Ihr Ziel-Körpergewicht. Ein männlicher Athlet mit einem aktuellen Gewicht von 72 kg und einem Körperfettanteil von zwölf Prozent und einem optimalen oder Ziel-BFP von acht Prozent sollte demnach durch Ernährungsanpassung vier Prozent vom Gesamtkörpergewicht verlieren. Sein Ziel-Wettkampfgewicht berechnet sich aus vier Prozent von 72 kg (0,04 x 72 kg), was gerundet 2,9 kg ergibt. In der Annahme, dass dieser Athlet bei der Gewichtsanpassung nicht sehr viel Muskelmasse abbaut, kann er ziemlich genau mit einem Wettkampfgewicht von 69 kg und acht Prozent Körperfettanteil antreten. Dies ist sein angepasstes Magergewicht bzw. seine fettfreie Masse (FFM). Der Prozess ist ein wirkungsvolles Instrument, mit dessen Hilfe sich das optimale Kurzzeit-Wettkampfgewicht von Athleten errechnen lässt, wie auch die Leistungsverbesserungen, die daraus resultieren können. Wenn der BFP korrekt bestimmt wurde und kein wesentlicher Kraftverlust durch den Abbau schlanker Muskelmasse eintrat, ist pro 500 g Körpergewichtsverlust beim Laufen mit einer Tempoverbesserung von etwa zwei Sekunden pro Kilometer, beim Radfahren pro 6,5 km zu rechnen. Vor diesem Hintergrund kann unser Athlet eine Pace-Verbesserung von knapp zwölf Sekunden pro Laufkilometer bzw. pro 6,5 Radkilometer erwarten.

Langzeit-Wettkampfgewicht

Beim Langzeit-Wettkampfgewicht steht Muskelmasse stärker im Vordergrund als Körperfett. Für die Beurteilung der Körperzusammensetzung werden daher sowohl der Körperfettanteil wie der BMI herangezogen, um den angepassten FFMI (Fettfrei-Masse-Index) zu errechnen. Dies ermöglicht es, die Muskelmasse von Athleten in die Bewertung miteinzubeziehen. Angenommen, es gibt für jede Sportart einen optimalen BMI. Mit ihm haben Athleten so viel Kraft wie erforderlich, aber auch nicht zu viel davon. Wenn sich mit der angepassten FFM des Athleten ein FFMI errechnet, der kleiner als der optimale Sportart-BMI ist, wird der Faktor Kraft relativ sicher zum Leistungsbegrenzer. In diesem Fall sollte Kraftaufbau der Hauptfokus im Trainingsplan sein, zusammen mit muskelaufbauenden Ernährungsänderungen. Der Athlet müsste sich proteinhaltiger ernähren und jährlich über einen längeren Zeitraum sein Körpergewicht steigern, um das Muskelwachstum zu unterstützen. Athleten, die verletzungsanfällig sind, werden auf diese Weise auch widerstandsfähiger.

Um den FFMI zu berechnen, teilen Sie die FFM in Kilogramm durch die Körpergröße in Metern im Quadrat. Wenn diese Zahl weit über dem optimalen Sportart-FFMI liegt, wird die zusätzliche Muskelmasse nicht für optimale Leistung benötigt. Sie werden damit sogar langsamer. Meiner Erfahrung nach liegt der optimale FFMI für Triathleten bei etwa 20 für Frauen und 21 bei Männern. Bei Läufern liegt er für Frauen bei etwa 19, für Männer bei 18. Eine Sportart wie Rudern würde aufgrund der beträchtlichen Kraftkomponente, die sie erfordert, einen höheren optimalen BMI haben. Vergessen Sie aber nicht, dass diese Messzahl nur dann sinnvoll ist, wenn für die Rechnung zunächst mit dem BFP die angepasste FFM kalkuliert wurde. Wird der normale BMI für einen Athleten mit erheblichem Körperfettanteil errechnet, ohne dass seine Körpermasse vorher auf das Magergewicht angepasst wurde, ergibt sich aufgrund des Fettanteils eine künstlich erhöhte Zahl, die keinen Bezug zur sportspezifischen Kraftbewertung hat.

Der Prozess zur Berechnung der sportartspezifischen Körperzusammensetzung sieht typischerweise so aus: 1. Berechnung des aktuellen BFP und Festlegen des angestrebten Wettkampf-BFP mit einem erfahrenen Trainer/Ernährungsberater; 2. Gewichtsanpassung, unter der Annahme, dass das Ziel erreicht wird;

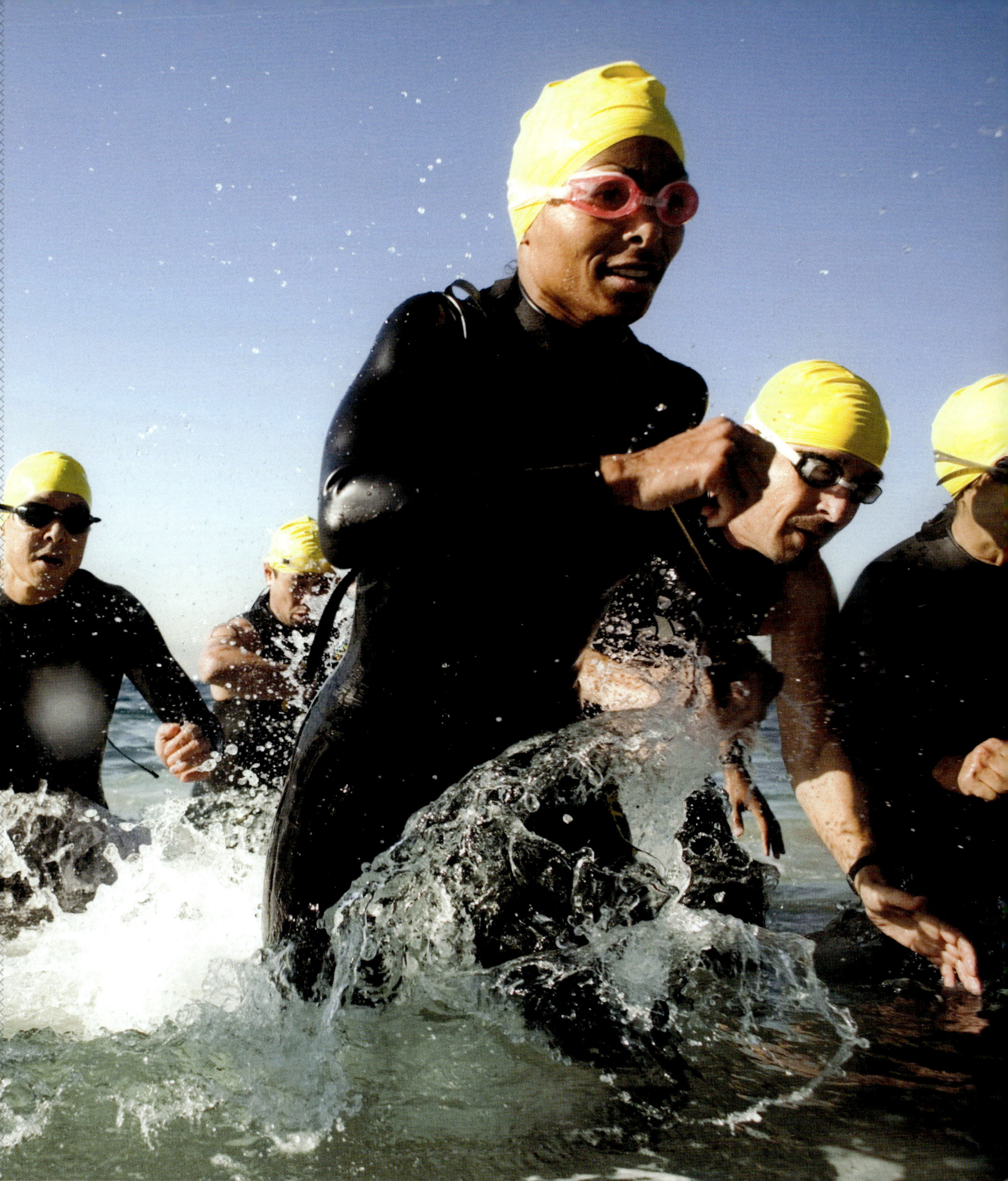

3. Berechnung des FFMI auf Grundlage des angepassten FFM; 4. Abgleich mit den sportartspezifischen Idealwerten und 5., falls der Athlet darüber oder darunter liegt, ggf. Anpassung des Trainings und/oder Ernährungsprogramms, um die Idealwerte zu erarbeiten. Detaillierte Methoden für den Muskelmasseaufbau bzw. -abbau, die sehr individuell und relativ kompliziert sein können, sprengen den Rahmen dieses Buchs. Dennoch zeigt der beschriebene Prozess, wie Athleten aus einem an sich schon klugen Trainingsprogramm noch mehr Tempo gewinnen können, und beleuchtet eventuelle individuelle Leistungsbegrenzungen. Erst die Kombination von BFP und BMI bringt jedoch ein wirklich effektives Instrument, mit dem sich potenzielle sportliche Leistungsbegrenzer einschätzen lassen.

SCHNELLE REGENERATION ZWISCHEN WETTKÄMPFEN

Manchmal finden an beiden Tagen des Wochenendes Wettkämpfe statt, oder Sie müssen schnell regenerieren, um sofort wieder Ihr normales Training aufnehmen zu können. Der nachfolgende Regenerationsplan, mit dem ich bereits seit vielen Jahren arbeite, kann dabei hilfreich sein.

1. **Weniger als 30 Minuten nach dem Wettkampf:** Ein Regenerationsgetränk mit einem Kohlenhydrate-Protein-Verhältnis von etwa 4:1 und mit mindestens 5 g der Aminosäure L-Glutamin (s. S. 92).
2. **30 bis 90 Minuten nach dem Wettkampf:** Ein Snack aus Rosinen, Salzbrezeln/-stangen und Wasser. Essen Sie so viel, bis Sie gesättigt sind, aber sich nicht übervoll fühlen.
3. **Zwei Stunden nach dem Wettkampf:** Ein Zimt-Rosinen-Bagel und zwei Messlöffel Molkenprotein. Dazu 1000 mg Vitamin C und 5000 mg EPA/DAH aus Fischöl (ungesättigte Fettsäuren, s. S. 91).
4. **Zwei bis vier Stunden nach dem Rennen:** Schluckweise grüner Tee sowie Salzgebäck und Trockenpflaumen als Snack. In diesem Zeitabschnitt auch eine Mahlzeit mit balanciertem Kohlenhydrate-/Proteingehalt einschieben, mit zwei bis vier Portionen Obst und/oder Gemüse.

Dieser Plan liefert immunstärkende Nährstoffe und Antioxidantien und fördert die Muskelregeneration nach intensiven oder Langstreckenrennen. Jedes der Nahrungsmittel trägt unterschiedlich zur schnellen Regeneration bei:

L-GLUTAMIN: Diese nicht essenzielle Aminosäure erschöpft sich durch Workouts stark. In Muskelzellen ist sie eine der am stärksten vertretenen Aminosäuren, weshalb es sehr wohltuend ist, die Bestände nach einem harten Wettkampf wieder aufzufüllen; mehr dazu auf Seite 92.

ROSINEN: Sie sind basisch und scheinen den Blut-pH-Wert nach intensiven Trainingseinheiten zu senken. Dazu sind Rosinen auch hochglykämisch, was das Auffüllen der Muskelglykogenspeicher unterstützt.

BAGELS: Die hochglykämischen Bagels liefern etwa 85 Prozent Kohlenhydrate zum schnellen Wiederauffüllen des Muskelglykogens. Dazu kommen etwa 10 g Protein pro 100 g zur Reparatur beschädigten Muskelgewebes. Bagels mit zusätzlichem Rosinen-Bonus (s. oben) sind am besten.

VITAMIN C: Eine große Dosis Vitamin C stärkt das Immunsystem und hilft, freie Radikale zu neutralisieren.

EPA/DHA: Omega-3-Fettsäuren dämmen erwiesenermaßen Entzündungen ein und können möglicherweise ein trainingsbedingtes Anschwellen von Muskelgewebe verringern. Auf Seite 32 erfahren Sie mehr darüber; Seite 37 gibt Informationen zu Nahrungsergänzungsmitteln.

GRÜNER TEE: Grüner Tee ist reich an Antioxidantien. Untersuchungen zeigen, dass er das Immunsystem stärkt und hilft, freie Radikale zu neutralisieren. Sein EGCG (Epigallocatechingallat) gilt als eines der potentesten Antioxidantien.

ENERGIEVERSORGUNG AM WETTKAMPFTAG UND BEIM RENNEN

Die Energieversorgung im Rennen wird für viele Langstrecken-Athleten oft zum größten limitierenden Faktor. Als Athlet müssen Sie alles daransetzen, diesen Faktor auszuschalten. Ihre Opfer für das Training sind bereits extrem, allein wegen der Zeit fern von Familie und Freunden. Wettkämpfe, die wegen schlechter Energieversorgung nicht gut laufen, hinterlassen das Gefühl, alles sei umsonst gewesen.

Die Wahrscheinlichkeit, dass Ihre Energieversorgung am Wettkampftag unzureichend ist, wird hauptsächlich durch die Differenz zwischen dem stündlichen Kohlenhydratbedarf des Körpers und dem bestimmt, was das Verdauungssystem umsetzen kann. Je mehr Sie verarbeiten können und je weniger Sie brauchen, desto höher ist Ihr Energiepolster, und desto weniger wird schlechte Energieversorgung Sie am Renntag limitieren. Das häufigste Problem ist, dass Athleten beim Training nicht genug essen oder trinken. Sie gewöhnen sich daran, immer weniger zu verwerten, und reduzieren so ihre »Ernährungs-Versicherungspolice«.

Nimmt man im Training zu wenig Nahrung zu sich, gewöhnt sich der Körper daran, mit weniger auszukommen. Auch das Verdauungssystem setzt dadurch weniger um. Die mangelnde Fähigkeit, Nahrung während des Wettkampfs umzusetzen, ist jedoch bereits die Hauptbegrenzung vieler Langstreckenwettkämpfer. Wenn man diesen Prozess nicht in den Griff bekommt, wirkt sich das im Rennen verheerend aus. Andere Leistungsgrenzen, wie die Fitness selbst, werden gar nicht erst erreicht. Alles, was die Nahrungsverwertungsschranke beseitigt, bringt mehr Nutzen als der potenziell um ein Prozent effizientere Stoffwechsel, den viele dadurch erreichen wollen, dass sie im Training bewusst weniger essen.

Der Ansatz einer geringeren Energiezufuhr im Training mag zwar die metabolische Effizienz verbessern und die vom Körper benötigte Energie eventuell sogar senken. Unter dem Strich ergibt das jedoch einen Leistungsverlust, da der Athlet besonders auf der Langstrecke nicht in der Lage ist, seinem Körper zu geben, was er braucht.

BEISPIELE FÜR CARBOLOADING

ZWEI TAGE VOR DEM MARATHON

KALORIEN: 2100

UHRZEIT	BESCHREIBUNG	PROTEIN	KOHLENHYDRATE	FETT	BALLASTSTOFFE
7:00	Rühreier	15 g	2 g	5 g	3 g
	Banane	1 g	25 g	0 g	3 g
8:30	1 Gel	1,5 g	33 g	0 g	1,5 g
9:00	Carbo-Drink (1 Flasche)	0 g	50 g	0 g	0 g
10:15	Regenerationsgetränk (1 Messlöffel)	10 g	40 g	0 g	0 g
10:30	Naturjoghurt (2 % Fettgehalt)	17 g	8 g	4 g	0 g
12:00	Mittagessen (Salat)	15 g	45 g	8 g	0 g
16:30	Proteinriegel	20 g	30 g	8 g	4 g
19:00	GROSSES Abendessen!	15 g	90 g	15 g	0 g
21:00	Proteinshake (1 Messlöffel)	18 g	2 g	2 g	0 g
	TOTAL:	**112.5 G**	**325 G**	**42 G**	**11.5 G**
	PROZENT:	**21 %**	**61 %**	**18 %**	

EIN TAG VOR DEM WETTKAMPF-RENNEN ÜBER 1,5 H

KALORIEN: 3700

UHRZEIT	BESCHREIBUNG	PROTEIN	KOHLENHYDRATE	FETT	BALLASTSTOFFE
8:00	GROSSES Frühstück!	20 g	140 g	25 g	0 g
	Sportgetränk (0,7 l)	0 g	50 g	0 g	0 g
10:00	6 fettfreie Carbo-Riegel	3 g	66 g	0 g	3 g
12:00	Salzbrezeln/-stangen (225 g) – über den Tag verteilt essen	24 g	192 g	8 g	8 g
13:00	Pita-Wrap oder -Brot	6 g	34 g	1 g	1 g
	Truthahnbrust gedünstet, aufgeschnitten (175 g)	36 g	0 g	0 g	0 g
15:00	Energieriegel	10 g	45 g	2 g	3 g
16:00	Sportgetränk (0,7 l)	0 g	50 g	0 g	3 g
17:00	Sportgetränk (0,7 l)	3 g	66 g	0 g	3 g
19:30	Gegrillte Hühnerbrust	26 g	0 g	3 g	0 g
	Kleiner Teller Pasta	10 g	54 g	1,5 g	3 g
	TOTAL:	138 G	697 G	40.5 G	24 G
	PROZENT:	15 %	75 %	10 %	

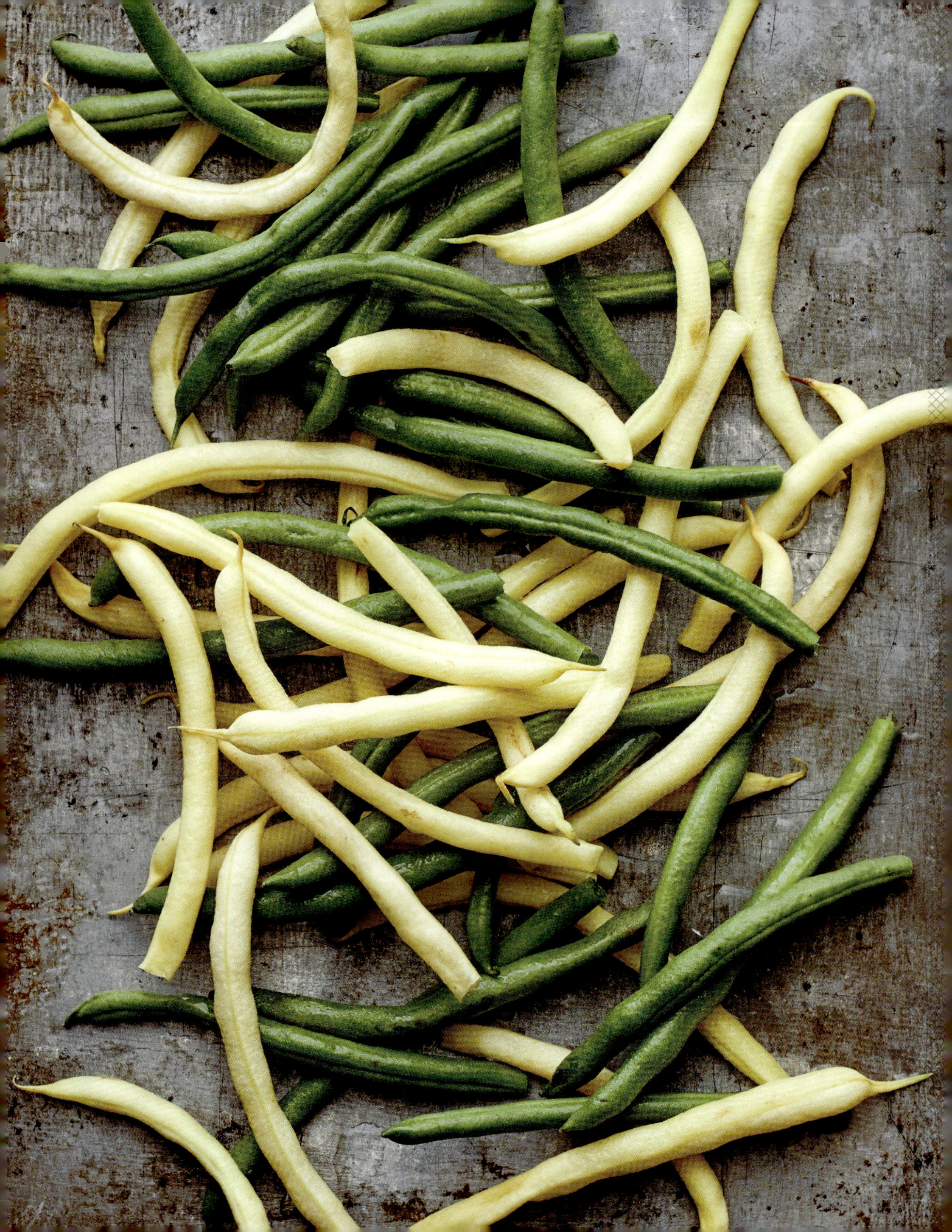

Er kann Wettkampfnahrung weniger gut umsetzen, was ein Schlüsselfaktor zum Erfolg ist.

Wenn sich Athleten hingegen exakt an ihre Trainings-Ernährungspläne halten, trainieren sie ihren Körper darauf, im Wettkampf die Menge und Art von Energie umzusetzen, die er zur Entfaltung des erforderlichen Leistungsspektrums braucht. Auch der Darm wird dabei belastbarer. Er lernt, die enormen Nahrungs- und Nährstoffmengen aufzunehmen und zu verdauen, die als Brennstoff für anstrengende Läufe nötig sind. Dafür müssen wir ihn jedoch wie unsere Muskeln täglich und in jeder Trainingseinheit auf maximale Leistung trainieren.

Natürlich gibt es auch hier Ausnahmen. Ein kleiner Prozentteil der Bevölkerung bekommt auch mit dem Geringe-Nahrungsaufnahme-im-Training-Ansatz am Wettkampftag keine Magen-Darm-Probleme. Ihr Verdauungssystem ist meist von Natur aus sehr leistungsfähig und kommt mit unregelmäßiger Flüssigkeits- und Kohlenhydratzufuhr gut zurecht. Die meisten dieser Athleten haben auch eine kleinere Schwitzrate und bestreiten nur Wettkämpfe unter drei Stunden. Der Hauptleistungsbegrenzer in Rennen über längere Distanzen bleibt jedoch die Unfähigkeit, Nahrung, die während des Wettkampfs aufgenommen wird, zu verwerten. Für die meisten bringt es daher den größeren Gewinn, den Magen-Darm-Trakt auf eine höhere Aufnahmemenge zu trainieren. Ein antrainierter (potenzieller) metabolischer Vorteil mag im frühen Rennverlauf helfen, verkleinert aber den Spielraum für die Nahrungsverwertung derart, dass später selbst kleinste Nährstoffmengen nicht mehr verdaut werden können.

Die Stoffwechseleffizienz entwickelt sich großteils durch Training in den richtigen Intensitäten und einer Ernährung nach den vorgestellten Prinzipien. Kombiniert mit einer klugen Kohlenhydratstrategie in den Trainingseinheiten, bringt dies das Beste beider Welten: einen metabolisch effizienten Körper, der im Wettkampf große Mengen an Nahrungsenergie umsetzen kann.

Der folgende Abschnitt skizziert die Grundlagen einer erfolgreichen »Brennstoff-Versorgungsstrategie«. Sie sollte mit höchster Umsicht geplant werden, da es oft die gewohnte Ernährungsstrategie ist, die sich am Wettkampftag als der am stärksten limitierende Faktor erweist.

CARBOLOADING – KOHLENHYDRATZUFUHR IM WETTKAMPF

Die Kohlenhydratzufuhr, auch Carboloading genannt, soll sicherstellen, dass der Körper, und hier besonders die Leber und die Muskeln, maximal mit Glykogen gefüllt sind. Damit schaffen Sie einen Speicher für den ganzen Wettkampftag. Die meisten Athleten sollten damit zwei Tage vor dem Event beim Mittag- oder Abendessen beginnen, je nach Wettkampfdauer. Bei unter fünf Stunden können Sie damit am Tag vorher beginnen, da der Kohlenhydratspeicher hier nicht so eine extreme Rolle spielt. Für Wettkämpfe unter 1,5 Stunden müssen Sie gar nicht zuladen. Typischerweise beginnen Sie mit dem Carboloading durch die (nicht übertriebene) Ergänzung von Getreide im Essensplan, das Sie normalerweise nicht essen würden. Die Hauptzufuhr sollte dann am Tag vor dem Event erfolgen, mit dem Frühstück bis spätestens 9 Uhr als Hauptmahlzeit.

WETTKAMPFERNÄHRUNG IRONMAN

	ZEIT	BESCHREIBUNG	KOHLEN-HYDRATE (G)	NATRIUM (MG)
FRÜHSTÜCK:	-3:30	900 ml stückiges Apfelkompott	112	0
		1 Banane	25	0
		1 Messlöffel Molkenprotein	0	60
		1 Flasche Sportgetränk	51	600
VOR DEM RENNEN:	-1:00	1 Energieriegel (PowerBar)	45	260
	-0:15	PowerGel mit 225 ml Wasser	27	200
IM RENNEN:	1:15	½ Energieriegel (PowerBar)	22,5	130
	1:45	½ Energieriegel (PowerBar)	22,5	130
	2:15	PowerGel (koffeinhaltig)	27	200
	2:45	PowerGel (koffeinhaltig)	27	200
	3:15	PowerGel (koffeinhaltig)	27	200
	3:45	½ Energieriegel (PowerBar)	22,5	130
	4:15	½ Energieriegel (PowerBar)	22,5	130
	4:45	PowerGel (koffeinhaltig)	27	200
	5:15	PowerGel (koffeinhaltig)	27	200
	5:45	PowerGel (koffeinhaltig)	27	200
	6:15	PowerGel (koffeinhaltig)	27	200
	6:45	PowerGel (koffeinhaltig)	27	200
	7:15	1 Banane	25	0
		7 Flaschen Sportgetränk (Hydro Sport Drink, während der Bike-Etappe	357	4200
	9:00	Clif Bloks*	48	140
		PowerGel (koffeinhaltig)	27	200
	11:00	Clif Bloks* (koffeinhaltig)	48	140
		PowerGel (koffeinhaltig)	27	200
		PowerGel (koffeinhaltig)	27	200
		TOTAL:	937	8320
		MENGE/STUNDE:	85	756

HINWEISE:

1. Trinken Sie in der Laufetappe an möglichst jeder Versorgungsstation etwa 120 ml Sportgetränk oder Wasser.
2. Im Ironman 1 Clif Blok pro 3,2 km kauen.
3. Das Apfelmus sollte ungesüßt sein.
4. Das Sportgetränk ist »PowerBar Endurance« oder »Gatorade Endurance«, auf volle Stärke gemischt.
5. Koffein und koffeinhaltige Nahrungsergänzungsmittel nur verwenden, wenn angegeben und Sie bereits damit trainiert haben und gut damit zurechtkommen.
6. Bei Temperaturen über 25 °C die Sportgetränke in der Bike-Etappe frühzeitig zuführen. Wenn Ihre Schwitzrate bei 1,4 Litern pro Stunde liegt, müssen Sie am Wettkampftag lediglich 725 ml pro Stunde trinken.

** zu beziehen z. B. über www.clifbar.de*

WETTKAMPFERNÄHRUNG HALB-IRONMAN

	ZEIT	BESCHREIBUNG	KOHLENHYDRATE (G)	NATRIUM (MG)
FRÜHSTÜCK:	–3:00	700 g stückiges Apfelmus	88	0
		1 Banane	25	0
		1 Messlöffel Molkenprotein	0	60
		1 Flasche Sportgetränk	51	600
VOR DEM RENNEN:	–0:15	PowerGel (koffeinhaltig) mit 225 ml Wasser	27	200
IM RENNEN:	0:40	½ Energieriegel (PowerBar)	22,5	130
	1:20	PowerGel (koffeinhaltig)	27	200
	2:00	PowerGel (koffeinhaltig)	27	200
	2:40	3 Clif Bloks* (koffeinhaltig)	24	70
	3:20	3 Clif Bloks* (koffeinhaltig)	24	70
		3,5 Flaschen Sportgetränk (Hydro Sports Drink, während der Bike-Etappe)	179	2100
	4:05	PowerGel (koffeinhaltig)	27	200
		GESAMT:	357	3830
		MENGE/STUNDE:	71	540

WETTKAMPFERNÄHRUNG MARATHON

	ZEIT	BESCHREIBUNG	KOHLENHYDRATE (G)	NATRIUM (MG)
FRÜHSTÜCK:	–3:00	700 g stückiges Apfelmus	88	0
		1 Banane	25	0
		1 Messlöffel Molkenprotein	0	60
		1 Flasche Sportgetränk	51	600
VOR DEM RENNEN:	–0:30	100 mg Koffein		
	–0:15	PowerGel (koffeinhaltig) mit 225 ml Wasser	27	200
IM RENNEN:	0:30	PowerGel	27	200
	1:00	PowerGel (koffeinhaltig)	27	200
	1:30	PowerGel (koffeinhaltig)	27	200
	2:00	PowerGel (koffeinhaltig)	27	200
	2:30	PowerGel (koffeinhaltig)	27	200
		GESAMT:	162	1860
		MENGE/STUNDE:	46	531

Die restliche Nahrungsmenge des Tages nehmen Sie als häufige, aber immer kleinere Snacks über den Tag verteilt zu sich, mit einem leichten Abendessen zum Schluss. Idealerweise sollten Sie 50 Prozent der täglichen Kohlenhydratmenge vor Mittag aufgenommen haben. Dieser Ansatz ermöglicht es, die Glykogenspeicher komplett zu füllen, und lässt noch ausreichend Zeit zum Verdauen vor dem Wettkampf. Wählen Sie Nahrungsmittel mit wenigen Ballaststoffen und wenig Fett. Achten Sie auf die richtigen Obst- oder Gemüsesorten, da manche die Verdauung verlangsamen. Ein Salat am Tag vor dem Rennen wird Sie nicht schneller machen. Sie laufen damit nur Gefahr, langsamer zu verdauen und langsamer zu laufen. Und genau dieser Salat, den Sie während der letzten zwei Jahre täglich aßen, half Ihnen, die wachsende Trainingsbelastung wegzupacken und langfristig immer schneller zu werden! An diesem Tag zu ballaststoffhaltiges Obst und Gemüse zu essen ist ein häufig begangener Fehler. Einen relativ genauen Wert für die benötigte Kohlenhydratmenge für den Tag liefert Ihnen folgende Faustregel: 10 g Kohlenhydrate pro 1 kg Körpergewicht.

WETTKAMPFMORGEN

Das Frühstück am Wettkampfmorgen sollte je nach Körpergröße und Renndistanz zwischen 110 und 180 g Kohlenhydrate enthalten. Ironman-Triathleten multiplizieren als Faustregel ihr angepasstes Magergewicht (FFM, S. 68) in Kilogramm mit dem Faktor 2,7, um die benötigte Kohlenhydratmenge in Gramm zu erreichen. Bei Triathlons über die olympische Distanz reicht der Faktor 2,2. Dies ist auch der ideale Faktor für Läufer über alle Distanzen, von 5 km bis zum Marathon. Auch hier gilt, dass Sie nur wenig bis gar keine Ballaststoffe essen sollten, um Ihre Verdauung nicht zu verzögern. Gut wären etwa rund 900 g ungesüßtes stückiges Apfelmus, ein Messlöffel Molkenprotein, ein Sportgetränk und eine Banane. Ironman-Triathleten sollten das Frühstück 3,5 Stunden vor dem Start verzehren, vor Mitteldistanz-Ironmans (Halb-Ironmans) oder Marathons 3 Stunden vorher und vor Kurzstrecken- (olympische Distanz) oder Halbmarathons 2,5 Stunden. Andere Sportarten sind je nach Dauer entsprechend zu kalkulieren.

IM WETTKAMPF

Im Wettkampf braucht der Körper viele Kohlenhydrate und Flüssigkeit. Bei der Wettkampfernährung muss Flüssigkeit zugeführt werden, damit der Körper nicht mehr als zwei Prozent dehydriert. Das ist der Schwellenwert, ab dem die Leistung leidet. Achten Sie also darauf, im Training oder Rennen nie mehr als zwei Prozent Körpermasse zu verlieren. Wenn Sie dies in den Griff bekommen und ausreichend Natrium aufnehmen, haben Sie bereits 90 Prozent der Probleme von Athleten am Wettkampftag gelöst!

Flüssigkeitszufuhr

Eine einfache Berechnung der Schwitzrate ist die folgende: Versuchen Sie, während der Radfahrstrecke eines vollen Ironman-Triathlons mindestens zweimal zu urinieren, für die Mitteldistanz (Halb-Ironman) mindestens einmal. Wer das nicht kann, schöpft sein Potenzial typischerweise nicht aus. Sie können auch aufwendigere Schwitztests machen, doch dies ist die einfachste Methode. Wichtig ist, genug zu trinken, damit Sie viel urinieren können. Denken Sie an vergangene Rennen, egal bei welchem Wetter: Wie viel tranken Sie und wie oft pinkelten Sie? Die meisten Athleten bekommen mit dieser Übung eine gute Einschätzung ihres Flüssigkeitsbedarfs.

Wenn Sie auf kürzeren Strecken nicht urinieren müssen, sollten Sie sich vor und nach einem 30-minütigen bis einstündigen Rad- oder Lauftraining unter relativ wettkampfähnlichen Bedingungen wiegen. Für eine korrekte Auswertung versuchen Sie, Ihr Wettkampftempo zu halten und alles zu notieren, was Sie während der Trainingseinheit trinken. Die Gewichtsdifferenz in Millilitern ist der (nicht ersetzte) Flüssigkeitsverlust. Addieren Sie Ihre Trinkmenge, und Sie erhalten Ihren Schwitzverlust. Diesen Wert können Sie noch auf Ihre Schwitzrate pro Stunde umrechnen: Dividieren Sie 60 durch die Lauflänge in Minuten, und multiplizieren Sie das Ergebnis mit dem Flüssigkeitsverlust in Millilitern. Jedes Rennen, bei dem Sie mehr als zwei Prozent Ihres Körpergewichts verlieren (ca. 1,4 kg bei 68 kg Körpergewicht), wird Ihre Leistung im Wettkampf limitieren. Ausgerüstet mit dieser Information und Ihrem Schwitzverlust, können Sie Ihren Flüssigkeitsbedarf am Wettkampftag berechnen. Wenn unser 68-Kilo-Athlet ein Rennen über zwei Stunden bestreiten wollte, dürfte er dabei bis zu 1,4 kg Gewicht verlieren, entsprechend 1,4 Liter Fluid. Wenn der Schwitztest ergab, dass der Flüssigkeitsverlust 1,5 Liter pro Stunde beträgt, müssen am Wettkampftag nur 750 ml zugeführt werden.

Kohlenhydrate

Die Kohlenhydratzufuhr sollte bei den meisten Triathlon-Wettkämpfen bei etwa 1,3 g pro 1 kg Magergewicht pro Stunde liegen. Bei 72 kg Gewicht mit 6 BFP entspräche das etwa 94 g pro Stunde. In der olympischen Distanz und für Sprintdistanz-Triathlons kann dieser Wert auf bis zu 1,1 g sinken. Diese Berechnung ergibt den durchschnittlichen Kohlenhydratbedarf über den gesamten Triathlon, inklusive der Nahrungszufuhr während der Bike- und Laufstrecken. Für die meisten Athleten passt es, beim Laufen etwa zwei Drittel des durchschnittlichen Stundenwerts zuzuführen, auf der Bike-Strecke muss die Menge daher etwas höher liegen. Bei reinen Laufwettkämpfen sind etwa 0,6 g Kohlenhydrate pro Kilogramm Magergewicht der Durchschnittswert. Die meisten Untersuchungen und die Praxis zeigen, dass es vorteilhaft ist, am Renntag höher- und niederglykämische Kohlenhydratquellen zu mischen. Wie man sie zuführt, ist vor allem eine Frage des persönlichen Geschmacks und der praktischen Machbarkeit. Mit Produkten, die unterschiedliche Kohlenhydrat-Zusammensetzungen und ausreichend Natrium enthalten, wird der Ernährungsplan für den Renntag unkompliziert und leicht durchführbar. Um Magenprobleme zu verhindern, sollten Sie Produkte mit hohem Fett-, Protein- oder Ballaststoffanteil meiden.

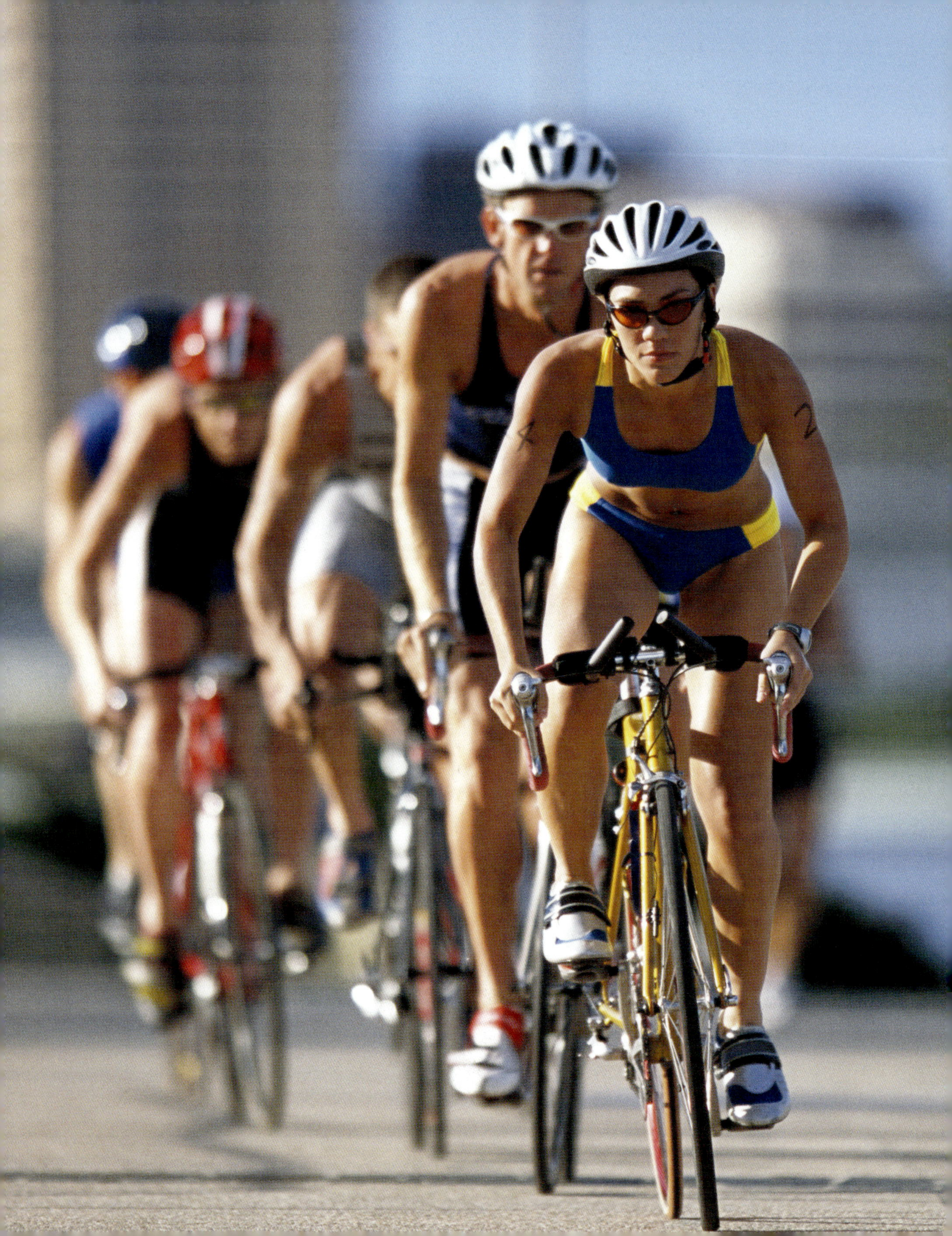

4

STRESS, DIE ATHLETISCHEN TRIADEN UND GESUNDE VERDAUUNG

Sie kennen jetzt die praktischen Grundlagen, von Alltagskost über Trainingsversorgung bis zur Wettkampfernährung. In diesem Kapitel stelle ich einige zusätzliche Aspekte vor, die Einfluss auf die Nährstoffversorgung und die Ernährung im Leistungssport nehmen.

STRESS UND DIE »TRIADE DER SPORTTREIBENDEN FRAU«

Die meisten Athleten haben von der »Triade der sporttreibenden Frau« gehört, einer Kombination dreier Krankheitsbilder – Essstörungen, Amenorrhö und Osteoporose. Alle drei entwickeln sich aus intensiver Trainingsbelastung und unzureichender Nährstoffzufuhr. Daher müssen Sie sich bei Ausdauersportarten immer die Gesamtbelastung bewusst machen und diese Punkte berücksichtigen, um den Stress zu bewältigen:

1. **Regenerationstechniken optimieren,** um resistenter bei zusätzlicher Belastung zu werden. Arbeiten Sie speziell an der Qualität Ihres Schlafs und Ihrer Ernährung.

2. **Positiven Stress maximieren:** In diesem Fall ist dies körperliche Aktivität.

3. **Negativen Stress minimieren:** Dazu gehören Arbeitsstress, schlechte Ernährung und Drogen.

Jeder Athlet verfügt über ein Gesamt-Stressbudget, egal für welche Belastung. Es sollte so weit möglich mit positivem und nur minimal mit negativem Stress gefüllt sein. Gute Regenerationstechniken werten das Budget auf. Die »Triade der sporttreibenden Frau« entwickelt sich dann, wenn dieses Budget erschöpft ist.

ESSSTÖRUNGEN

Die Hauptursache für die »Triade der sporttreibenden Frau« sind Essstörungen und deren Folgen für die Versorgung mit Kalorien, Vitaminen und Mineralstoffen. Gefördert werden sie durch die Vorstellung, dass dünner immer besser bedeutet. Dies stimmt mit Sicherheit nicht. Bei jeder Person gibt es den Punkt, an dem sie zu dünn ist. Aus Abnehmversuchen für Wettkampfzwecke entwickeln sich oft schwerwiegende Essstörungen wie Bulimie oder Anorexie (Magersucht).

AMENORRHÖ

Unregelmäßige Monatsblutungen gehören ebenfalls zur Triade. Amenorrhö, das vollständige Ausbleiben der Menstruation über mindestens drei aufeinanderfolgende Monate, ist bei Triathletinnen und Marathonläuferinnen relativ häufig. Besonders anfällig dafür sind jedoch Frauen, die noch dazu mit Essstörungen kämpfen. Eine Folge der Amenorrhö ist die durch den fehlenden Zyklus ausgelöste verringerte Produktion von Östrogen. Dies hat wiederum negative Auswirkungen auf die Knochenstärke und begünstigt den nächsten Aspekt der »Triade der sporttreibenden Frau«: Osteoporose.

OSTEOPOROSE

Frauen, die von der Triade betroffen sind, haben ein höheres Risiko, Osteoporose zu entwickeln. Osteoporose tritt auf, wenn die Knochen an Masse verlieren, schwach und brüchig werden. Die Folge sind häufigere und schnellere Ermüdungsbrüche (Stressfrakturen). Zum Bestandteil der »Triade der sporttreibenden Frau« wird Osteoporose aufgrund des Abbaus von Knochenmasse, den die mangelnde Nährstoffversorgung durch die Essstörung sowie der Östrogenmangel durch die Amenorrhö begünstigen, in Kombination mit der intensiven Trainingsbelastung bei Leistungssportlern.

HIERAUF SOLLTEN SIE ACHTEN

Mit dieser Checkliste können Athletinnen überprüfen, in welchem Maß sie durch die »Triade der sporttreibenden Frau« gefährdet sind:

1. Senken Sie immer wieder Ihre Kalorienzufuhr, selbst wenn andere (z. B. Trainer und Ernährungsberater) sagen, dass Sie das nicht tun sollten?
2. Hatten Sie in den vergangenen zwei Jahren mehr als eine Stressfraktur?
3. Bleibt Ihre Regel bereits seit mehr als 90 Tagen aus?
4. Versuchen Sie, selbst in der Off-Season Ihr Wettkampfgewicht zu halten?
5. Sind Sie oft extrem müde und/oder leiden an geringem Selbstwertgefühl oder Depressionen?

Wenn Sie mindestens drei dieser Fragen mit »Ja« beantworten können, sind Sie wahrscheinlich

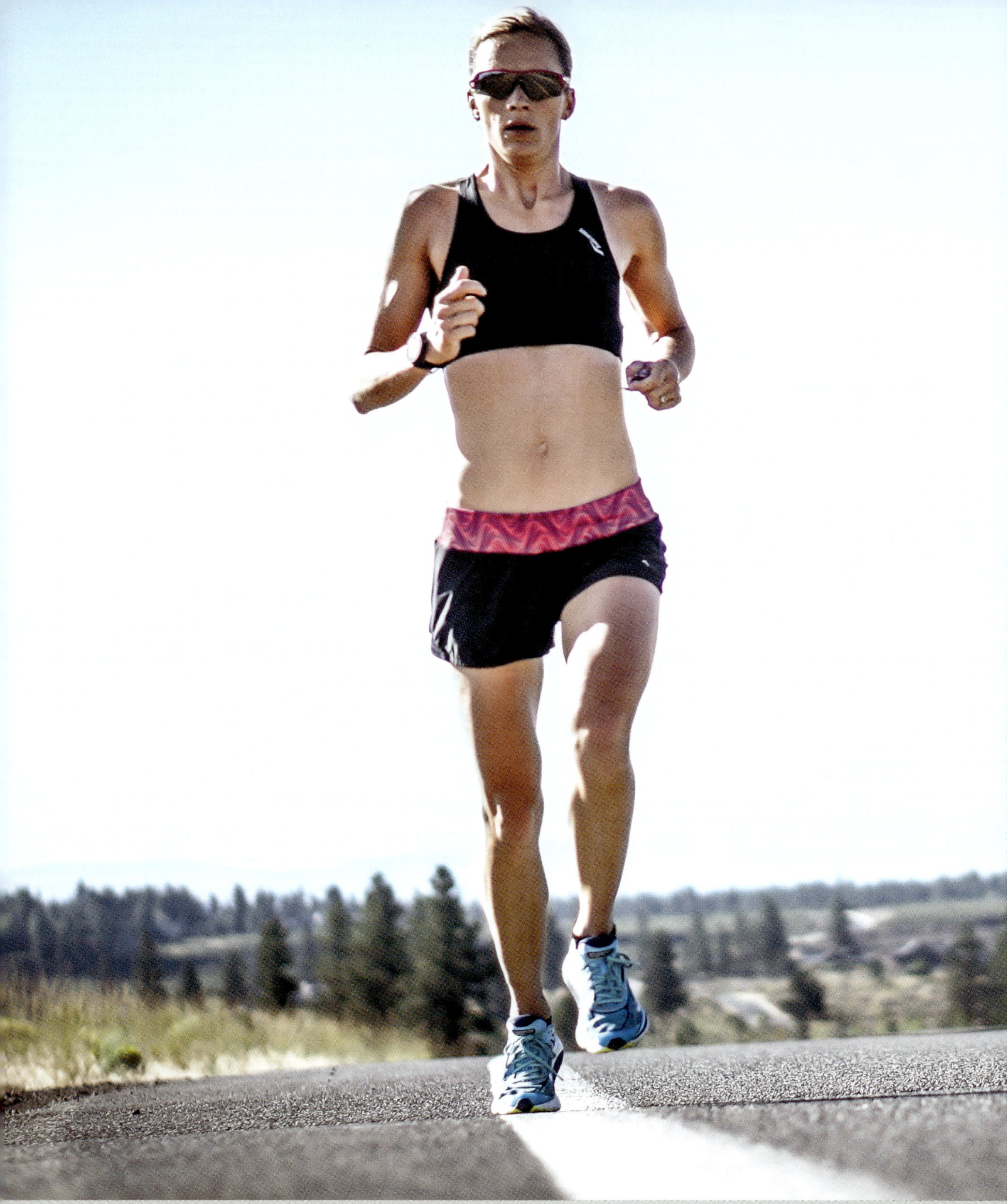

schon auf dem Weg in die Triade oder bereits dort angekommen. Sie sollten mithilfe eines Trainers und/oder Psychologen versuchen, Ihre geistige Gesundheit zu stärken und mit einem Ernährungsberater zusammenarbeiten, um zu gesunden Ernährungsgewohnheiten zurückzufinden.

DIE AUSDAUERATHLETEN-TRIADE

Aus meiner Praxis kenne ich eine weitere akute Triade, die ich »Ausdauerathleten-Triade« nenne. Sie ist zwar weniger ernst und leistungsbegründet wie die medizinisch gut dokumentierte »Triade der sporttreibenden Frau«, kann aber jeden Athleten treffen, egal ob männlich oder weiblich, Anfänger oder Profi. Sie verhindert potenziell bei jeder Distanz die volle Leistung, ist aber gefährlicher für Langstreckenathleten. Drei Symptome sind dafür typisch: 1. geschwächte geistige Fitness (selbst auferlegter Druck), 2. übertriebene Trainingsintensitäten und 3. zu starkes Diäthalten.

Athleten mit diesem Krankheitsbild erscheinen am Wettkampf oft in einer geistigen Verfassung, die jegliche Zuversicht vermissen lässt, schlecht genährt und übermüdet. Typischerweise laufen sie mit einem enttäuschenden Ergebnis ins Finish, was das mangelnde Selbstvertrauen noch verstärkt. Athleten vom eher gestressten, selbstzweifelnden Typ reagieren mit umso härterem Training und noch strengerer Diät. Ein sicherer Weg in die Katastrophe! Bei Athletinnen begünstigt das chronische Auftreten der Ausdauerathleten-Triade mit Gewissheit die »Triade der sporttreibenden Frau«, da die Ursachen ähnlich sind. Ein Beispiel: Vor Kurzem arbeitete ich mit Jane (Name geändert), einer Age-Group-Athletin, die in dieses Szenario hineinrutschte. Sie trainierte für einen Marathon, mit dem Ziel, sich für Boston zu qualifizieren. Zu Beginn des Trainings erfuhr sie von mir alles darüber, sich erstens zuerst auf die Dinge zu konzentrieren, die in der eigenen Hand liegen, wie innere Einstellung und Ernährung, zweitens Parameter wie Pace-Ziele umzusetzen, und drittens, Rennergebnisse zu fokussieren, im Bewusstsein, dass diese sich aus den ersten beiden Komponenten entwickeln würden. »Boston« behielt sie im Hinterkopf, wissend, dass der Weg dahin lang war. Ihr erstes Jahr war ein voller Erfolg, und sie verbesserte sowohl ihre Lauftechnik als auch ihre Ergebnisse enorm.

Irgendwann zwischen dem ersten und zweiten Jahr änderte sich ihre geistige Einstellung. Ich spürte, dass sie ergebnisfixierter wurde. Schon während der Planung für das zweite Trainingsjahr begann sie Fragen rund um die Boston-Qualifikation zu stellen. Sie wollte wissen, welche Rennen sie am weitesten voranbringen würden, und war entschlossen, daran teilzunehmen, selbst wenn das für ihren langfristigen Fortschritt kontraproduktiv wäre. Ich wusste, dass sie ihre Finish-Zeiten noch verbessern musste, um für Boston eine reelle Chance zu haben. Ich sprach mit ihr darüber, doch sie beschloss, es dennoch zu versuchen. Mit Saisonbeginn kamen weitere Stressfaktoren dazu, da sie ihre Masterarbeit schrieb. Sie steigerte dennoch kontinuierlich ihre Trainingsbelastung, obwohl ihr

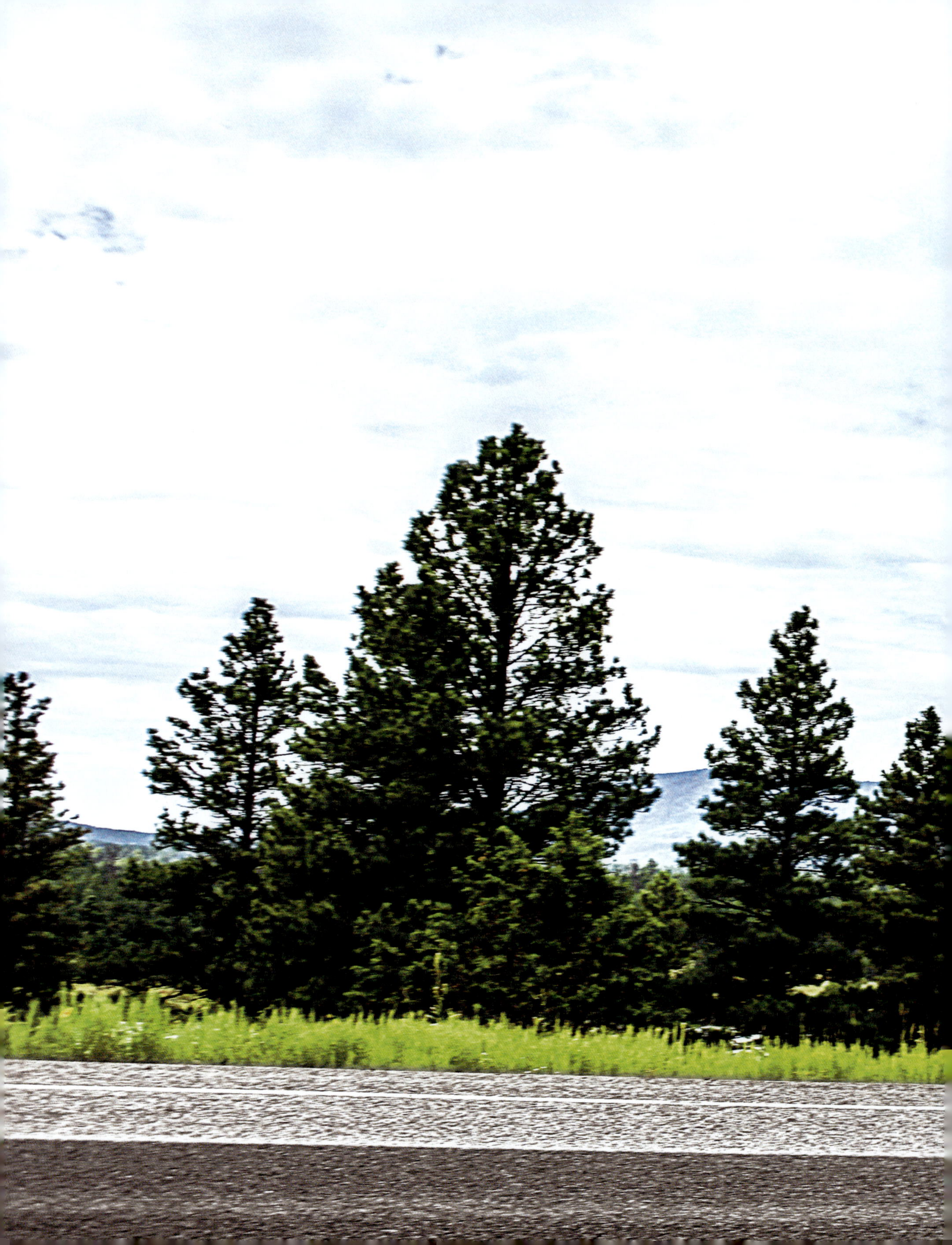

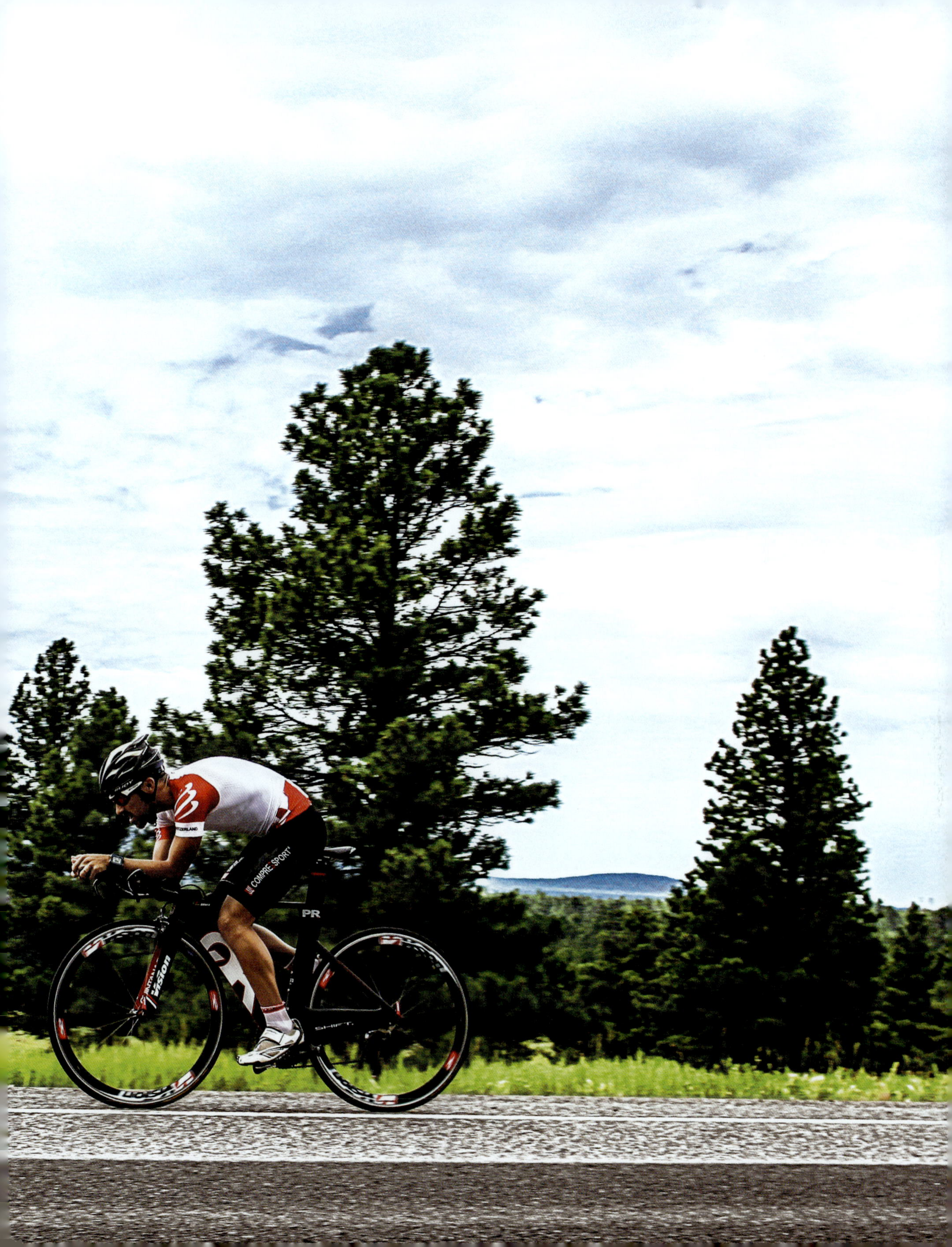
COMPRESSPORT
PR

Stressbudget wegen der Masterarbeit wahrscheinlich reduziert war. Als der erste Lauf des Jahres näher rückte, stellte sie häufiger Fragen wie: »Wie viel Gewicht kann ich wohl während der nächsten sechs Wochen abnehmen?« und »Wie viel schneller wäre ich, wenn ich xy Kilo leichter wäre?«. Bei der Überprüfung ihres Ernährungsplans stellte ich fest, dass sie ständig unter ihrem Protein-, Kohlenhydrat- und Fettbedarf aß. Sie sah sich auch die Meldelisten immer detaillierter an und sandte mir oft Namenslisten von Athletinnen mit der Frage, ob sie diese schlagen könnte. Als sie schließlich mit dem Tapering für den Wettkampftag begann, überschritt sie laufend das Trainingspensum und fragte Dinge wie: »Kann ich mehr Renn-Pace-Einheiten laufen? Ich habe das Gefühl, das brauche ich für den Wettkampf nächste Woche.« Wenn sie mit einer Herzfrequenz zwischen 150 und 160 bpm laufen sollte, hatte sie im Durchschnitt immer 159. Das hieß, sie lief einen Großteil des Trainings mit höherer Intensität als geplant. Jane übte unglaublich viel Druck auf sich selbst aus, in einer Situation, in der sie wirklich keine guten Aussichten für ihr ergebnisorientiertes Ziel hatte. Daher machte sie auf dem Weg zum Wettkampftag diese Intensitäts- und Ernährungsfehler.

Als die Wettkampfwoche näherrückte, wusste ich, dass Jane in Schwierigkeiten steckte und die zu knappe Ernährung und der zusätzliche körperliche Stress in der Zeit, in der eigentlich Ruhe vorgesehen war, bei ihr einen schwierigen mentalen Zustand mit nicht erfüllbaren Erwartungen geschaffen hatte. Der Wettkampftag brachte ein enttäuschendes Finish. Jane war langsamer als in der letzten Saison, obwohl sich ihre Trainingsparameter sehr verbessert hatten. Dies ist frustrierend für Trainer und Athlet und führt oft dazu, dass der Athlet das Trainingsprogramm verantwortlich macht, mit der Behauptung, man hätte nicht ausreichend hart gearbeitet. Es ist verständlich, dass dieser Teufelskreis, wenn er einmal begonnen hat, den Athleten ganz von seiner Sportart wegbringen kann. Auch Jane beschloss nach der Saison, dass Marathonlaufen einfach nichts für sie war.

Ich animiere Age-Group-Athleten zu einem ausgewogenen Lebensstil, mit Gesundheit an oberster Stelle. Erst dann sollten sie regelmäßiges Training und Rennergebnisse und schließlich Tempo fokussieren. Geduld ist dabei der Schlüssel zum Erfolg. Viele Athleten folgen genau dem anderen Ansatz. Sie pushen ergebnisorientierte Ziele und bauen so Druck auf, der in die Ausdauerathleten-Triade führt – und oft in die folgenreichere »Triade der sporttreibenden Frau«. Wer sich auf den Prozess und die Aspekte konzentriert, die er oder sie zu 100 Prozent selbst steuern kann, reduziert Stress von außen und erreicht schließlich seine Ziele.

BELASTUNG UND GESUNDE VERDAUUNG

Das Verdauungssystem spielt bei der Resorption von Nährstoffen aus dem Essen die wichtigste Rolle. Wenn es nicht reibungslos funktioniert, bekommt der Körper nicht die Makro- und Mikronährstoffe, die er braucht, und es können sogar Mangelerscheinungen entstehen. Vielleicht noch offensichtlicher ist die Wirkung auf das Wohl-

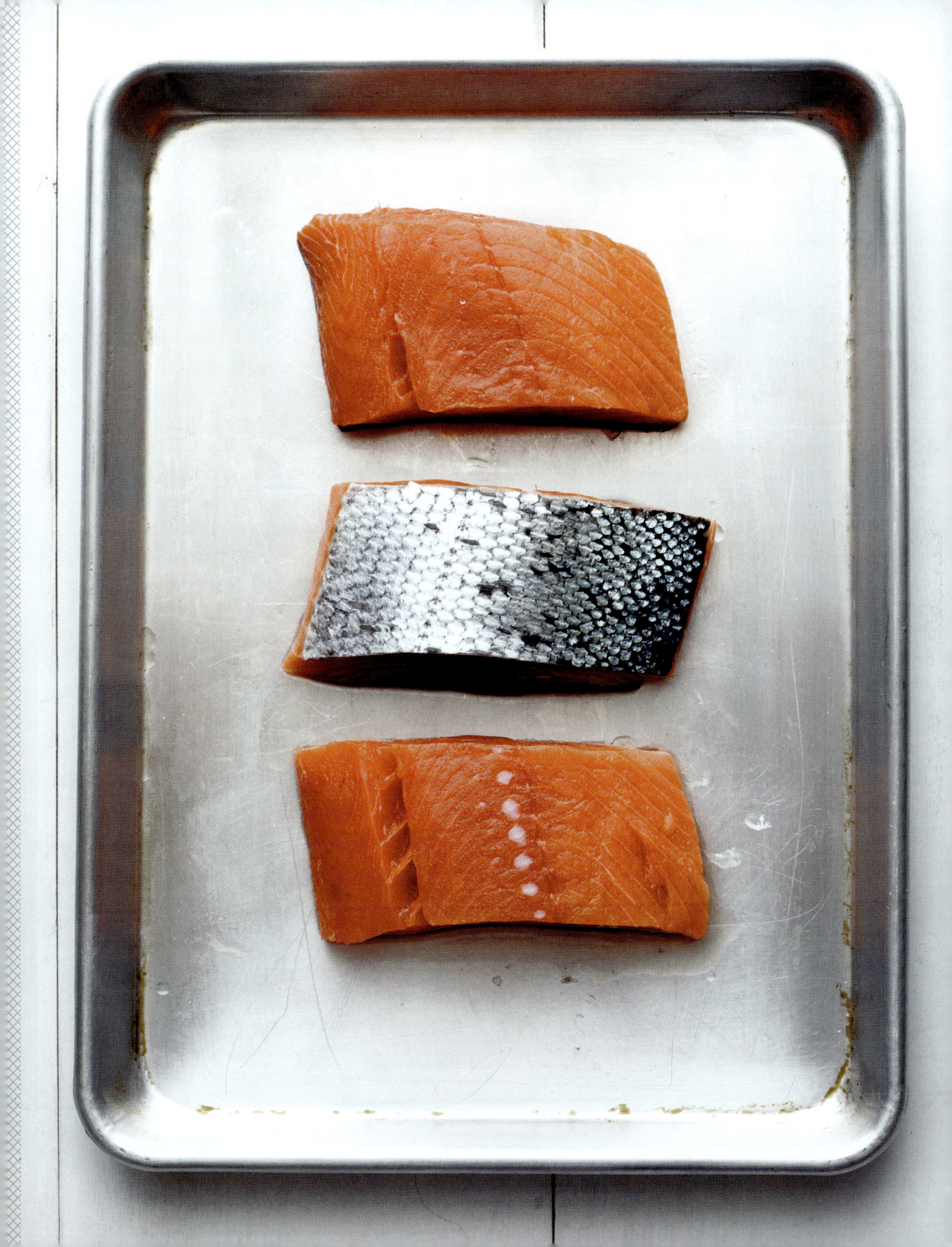

befinden. Jeder kennt das unangenehme Gefühl, das ein angeschlagener Darm hervorrufen kann. Ein gesunder Darm trägt ebenso dazu bei, Trainingsbelastungen auszuhalten. Es fällt schwer, mit den Beschwerden, die ein unglücklicher Darm verursacht, überhaupt im Training anzutreten. Blähungsschmerzen oder ein Entleerungsdrang zu unpassenden Zeiten sind untrügliche Anzeichen für eine quälende Verdauung. Falsche Trainingsernährung kann ein Auslöser für Darmstress sein, da große Zuckermengen den Nährboden für schlechte Bakterien liefern können. Ein gesunder Darm kann die für den Sport benötigte Energiezufuhr viel besser verarbeiten. Für ein anfälliges Darmsystem kann sie eine Qual sein. Deshalb sollten Ausdauerathleten den eigenen Darm untersuchen lassen und, falls nötig, Änderungen vornehmen. Das gilt besonders für die Saisonzeit, in der viel Wettkampfnahrung zugeführt wird.

Eine schlechte Verdauung äußerst sich typischerweise in Blähungen, Nahrungsmittelunverträglichkeiten, übermäßiger Müdigkeit, Gelenkschmerzen, Kopfschmerzen, Gewichtszunahme und/oder schlechter Verwertbarkeit von Nahrung während Training und Wettkampf. Diese oft chronischen Symptome verschlimmern sich unter Belastung, insbesondere durch den Stress intensiven Trainings für Ausdauerwettkämpfe. Während Blähungen, Gelenkschmerzen und Kopfschmerzen relativ deutliche Symptome sind, werden Nahrungsunverträglichkeiten, Gewichtszunahme und Müdigkeit oft nicht unbedingt immer einem gereizten Darm zugeordnet.

Eine schlechte Darmgesundheit entwickelt sich schnell, und sie kann jeden treffen: Falsche Ernährung, zu viel Stress oder ein Ungleichgewicht an Bakterien können allesamt Probleme machen. Viele Athleten leiden auch unter Gluten, wenn sie auch sonst nicht allergieanfällig sind. All das fördert chronische Entzündungen im Verdauungstrakt und macht es fast unmöglich, Nährstoffe und Mineralstoffe aus Nahrungsmitteln zu resorbieren. Dies wiederum löst eine autoimmunähnliche Antwort des Körpers aus und führt zu häufigem Krankheitsausfall. Eine schlechte Darmgesundheit schmälert unseren Langzeiterfolg. Sie unterminiert unsere Fähigkeit, uns an immer höhere Belastungen anzupassen, was der Schlüssel dafür ist, schneller zu werden. Addiert man noch, dass wichtige Energiebringer in der Trainings- und Wettkampfnahrung nicht so gut resorbiert werden, wirken Negativfaktoren von zwei Seiten. Weniger »Brennstoffe« heißt weniger Training, da dem Körper die nötige Energie fehlt. Unregelmäßiges Training, kombiniert mit volumen- oder intensitätsmäßig kleinerer Trainingsbelastung, macht jede Verbesserung wieder zunichte. Da wir das Gegenteil anstreben – Trainingslast und -frequenz kontinuierlich steigern –, brauchen wir ein gesundes Verdauungssystem.

Mit der hier empfohlenen Ernährungsweise bringen Sie Ihr Verdauungssystem auf Vordermann. Fisch, mageres Fleisch und Milchprodukte, Obst, Gemüse, Nüsse, Samen und Hülsenfrüchte sind nährstoffreich und versorgen den Körper mit den für ihn notwendigen essenziellen Mineralstoffen. Die meisten dieser Nahrungsmittel sind gut bekömmlich, wenn sie auch an eventuelle persönliche Empfindlichkeiten angepasst werden müssen. Hier stelle ich ein paar Nahrungsmittel und Nahrungsergänzungsmittel vor, die Sie bei Darmproblemen einbauen können:

JOGHURT

Magere Milchprodukte wie Joghurt, die aktive Kulturen enthalten, können dem Körper gute, für die Darmgesundheit förderliche Bakterien liefern. Handelsübliche Joghurts enthalten oft Kulturen von *L. bulgaricus*, *S. thermophilus* und *Bifidobacterium lactis* (auch: *Bifidus regularis*). Alle davon sorgen für eine verdauungserleichternde Darmumgebung. Viele Befürworter sind überzeugt, dass diese aktiven Kulturen die Infektabwehr stärken, den Cholesterinspiegel senken und sogar antikarzinogen wirken. Wählen Sie fettarme Sorten mit geringem Anteil an zugesetzten Zuckern, und achten Sie darauf, dass die Kulturen auch tatsächlich ausgewiesen sind.

STRESSREDUZIERUNG

Eine der effektivsten Methoden, die Darmgesundheit zu verbessern, hat nur wenig mit Diät, aber umso mehr mit Stressabbau zu tun. Chronischer Stress kann sich auf die Gesundheit des Darms sehr negativ auswirken. Das geht so weit, dass sich dessen Funktionsweise drastisch ändern kann. Stress kann sogar die Menge »schlechter« Bakterien im Darm erhöhen, was die Verdauungsfähigkeit vermindert. Als engagierte Athleten versuchen wir, unseren Sport neben den Anforderungen durch Familie, Arbeit, Freunde und vielen anderen Dingen durchzuziehen. Gleichzeitig unterwerfen wir unseren Körper erheblichem physischem Stress. Dies erfordert viel Schlaf, den wir aber vielleicht nicht bekommen. Etwas aber muss dafür büßen. Analysieren Sie Ihre Lebensweise, sprechen Sie mit nahestehenden Personen, und überlegen Sie, was Sie positiv ändern können, um den Gesamtstress in Ihrem Leben abzubauen.

SUPPLEMENTIERUNG – NAHRUNGSERGÄNZUNG

Auf Seite 37 habe ich Nahrungsergänzungsmittel bereits ausführlich vorgestellt. Die folgenden sind besonders der Darmgesundheit zuträglich.

Fischöle

Fischöle sind nicht nur wichtig für die Herzgesundheit und wegen ihrer wohltuenden entzündungshemmenden Eigenschaften: Sie können auch helfen, spezifische Entzündungen im Verdauungssystem zu reduzieren und das empfindliche bakterielle Gleichgewicht im Darm mit zu verbessern.

Glutamin

Bei steigender Trainingsbelastung kann Glutamin entscheidend dazu beitragen, das Immunsystem zu stärken. Es reduziert Entzündungen im Magen-Darm-Trakt und sorgt für ein bakterielles Gleichgewicht im Darm. 5 g Glutamin täglich sind die perfekte Ergänzung Ihres Post-Workout-Regenerationsdrinks. Um die Darmgesundheit gezielt zu verbessern, steigern Sie diese Dosis acht bis zwölf Wochen lang auf 10 bis 15 g.

PROBIOTIKA

Probiotika werden oft zusammen mit Antibiotika verschrieben (die alle Bakterienstämme im Darm zerstören!). Sie sind kleine Kraftpakete und fördern die Entwicklung guter Bakterien im Verdauungstrakt. Wenn Sie das Gefühl haben, Ihr Darm hat gerade eine schlechte Phase, kann es sich lohnen, ihn mit Probiotika zu behandeln. Empfehlenswert sind Produkte mit 10 bis 15 Mio. KbE täglich. (KbE = Messgröße für koloniebildende Einheiten). Für die tägliche Darmpflege reichen 2 bis 4 KbE.

WEITERE ERMÜDUNGSERSCHEINUNGEN

Wenn Sie das Gefühl haben, durch schlechte Ernährung, zu starke Trainingsbelastung oder einer Kombination aus beiden ausgelaugt zu sein, sollten Sie ein Blutbild machen lassen. Das ist auch zu empfehlen, bevor Sie ins Training einsteigen, um sicherzustellen, dass Sie in der Lage sind, die Trainingsbelastung gut zu verarbeiten. Die Tabelle auf Seite 93 listet die gängigen Parameter eines Blutbilds auf.

Diese Parameter spiegeln nicht den Gesundheitszustand oder eventuelle Erkrankungen. Sie geben nur Aufschluss über das Blutbild in Zusammenhang mit Ihrer Leistung als Ausdauerathlet.

REZEPTE ZUM ERNÄHRUNGSKONZEPT

Der folgende zweite Teil enthält die Rezepte, mit denen ich seit Jahren mein eigenes Training und meine Wettkämpfe unterstütze und die ich auch an die von mir gecoachten Athleten weitergebe. Shirley Fan, Ernährungsberaterin und klinische Diätassistentin, half mir, sie zu strukturieren, und entwickelte alle Gerichte in ihrer Versuchsküche bis zur Perfektion. Sie entsprechen den Anforderungen meines beschriebenen Ernährungskonzepts und haben, mit Ausnahme der Snacks, günstige Core-Zahlen. Ich hoffe, dass sie Ihnen helfen, zu optimaler Gesundheit und Leistung zu kommen – und dass Sie jedes davon genießen!

DAS THEMA ERHOLUNG

Erholung und Regenerationstechniken sind die Wunderwaffe für Fortschritte und um die Wettkampfleistung voranzutreiben. Dazu gehören alle Maßnahmen, die der Erholung und der Regeneration von Trainingsbelastungen dienen: Massage, Hydration, Schlaf und – die wichtigste – Ernährung! Sie kann dazu beitragen, ein gesundes System herzustellen, durch das unser Körper heilt, stärker wird und zunehmend intensiveres Training verträgt. Wer hierfür als Athlet gut gerüstet ist, kann große Fortschritte machen. Zu den Regenerationstechniken gehören auch Ruhetage oder -wochen, die im Trainingsplan fest eingeplant sind. Solche Entlastungszeiten sind unverzichtbar, um dann stärker trainieren zu können, wenn es am wichtigsten ist: an den Haupttrainingstagen. Sie sollten diese Erholungszeiten unbedingt ernst nehmen!

DIAGNOSTIK DER BLUTPARAMETER ZUR FESTSTELLUNG DES NÄHRSTOFF- UND ERNÄHRUNGSBEDARFS VON ATHLETEN

PARAMETER	REFERENZBEREICH	DIAGNOSEZWECK
Hämoglobin	>13,5 g/dl	Fähigkeit des Bluts zur Sauerstoffbindung
Ferritin (Serum)	>50 ng/ml	Nachweis einer Eisenmangelanämie
Eisenbindungskapazität	<375 mg/dl	zeigt, ob eine Anämie krankheitsbedingt ist
Cortisol*	7–28 mg/dl <20 mg/dl (7–8 Uhr) <17 mg/dl (15–17 Uhr) 2–18 mg/dl	untersucht, ob chronische Müdigkeit mit der Trainingsbelastung zusammenhängt
Serum-Eisen	>100 mg/dl	Nachweis einer Eisenmangelanämie
Magnesium der roten Blutkörperchen	>1,4 mg/dc	zeigt die Anfälligkeit für Ermüdungsbrüche (Stressfrakturen) und Leistungseinschränkungen
25-hydroxy-Vitamin D	>35 ng/ml	zeigt die Anfälligkeit für Ermüdungsbrüche (Stressfrakturen) und Leistungseinschränkungen
Kalzium	>9 mg/dl	untersucht die Anfälligkeit für Ermüdungsbrüche (Stressfrakturen)
Transferrinsättigung (Anteil des freien Transferrins, eines Glykoproteins des Eisentransports)	>20 %	Nachweis einer Eisenmangelanämie
Transferrin	<2,8 g/l	Nachweis einer Eisenmangelanämie
MCV (mittleres Erythrozyten-Einzelvolumen)	<95 fL	Nachweis eines potenziellen Vitamin-B_{12}-Mangels
AA (Arachidonsäure)	<9 %	zeigt die Gesamtversorgung mit Omega-6-Fettsäuren und die Ernährungsqualität
EPA (Eicosapentaensäure)	>4 %	zeigt die Gesamtversorgung mit Omega-3-Fettsäuren
AA/EPA-Verhältnis	<4,0	zeigt das zelluläre Entzündungspotenzial

Ein zu niedriger Cortisolwert ist schädlich. Bei zu intensivem Training steigt der Cortisolwert in der Regel an. Steigt er zu weit, kann er massiv absinken. Dieser Wert sollte sehr genau bestimmt werden.

TEIL

2

REZE

EPTE

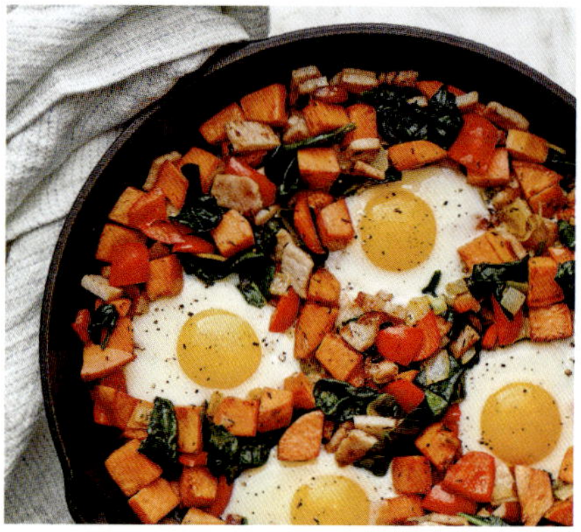

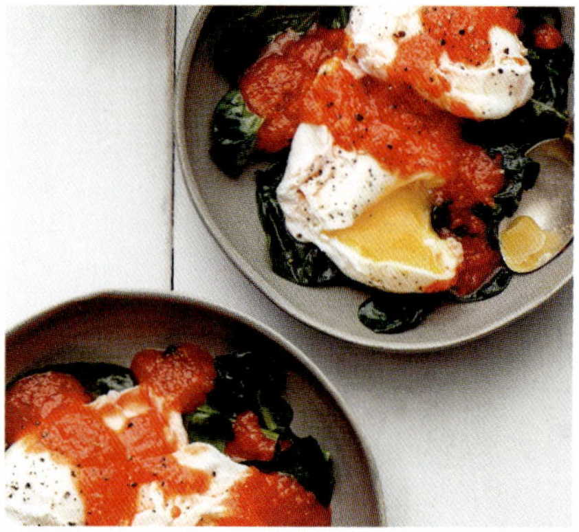

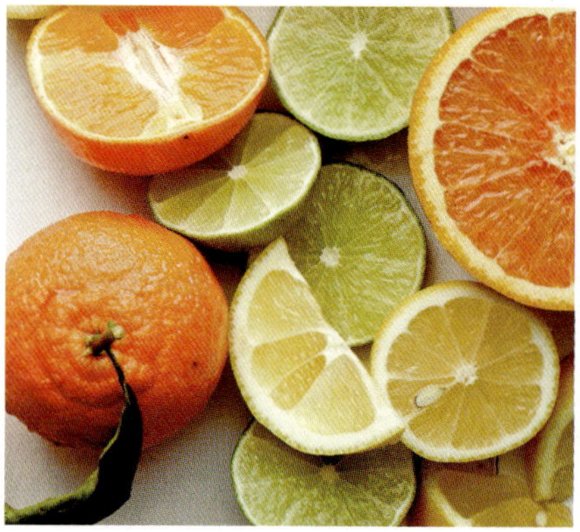

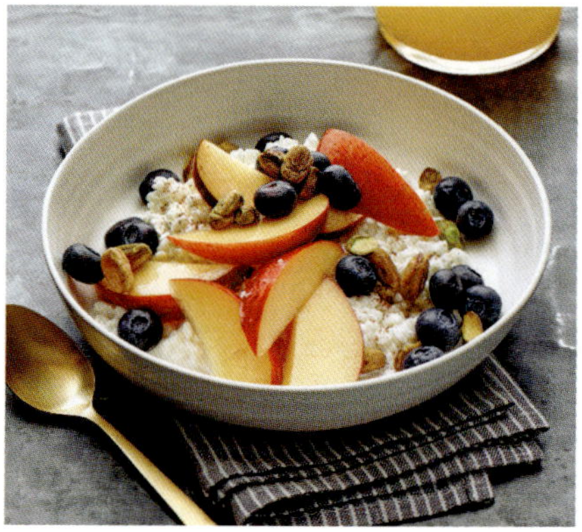

FRÜHSTÜCK

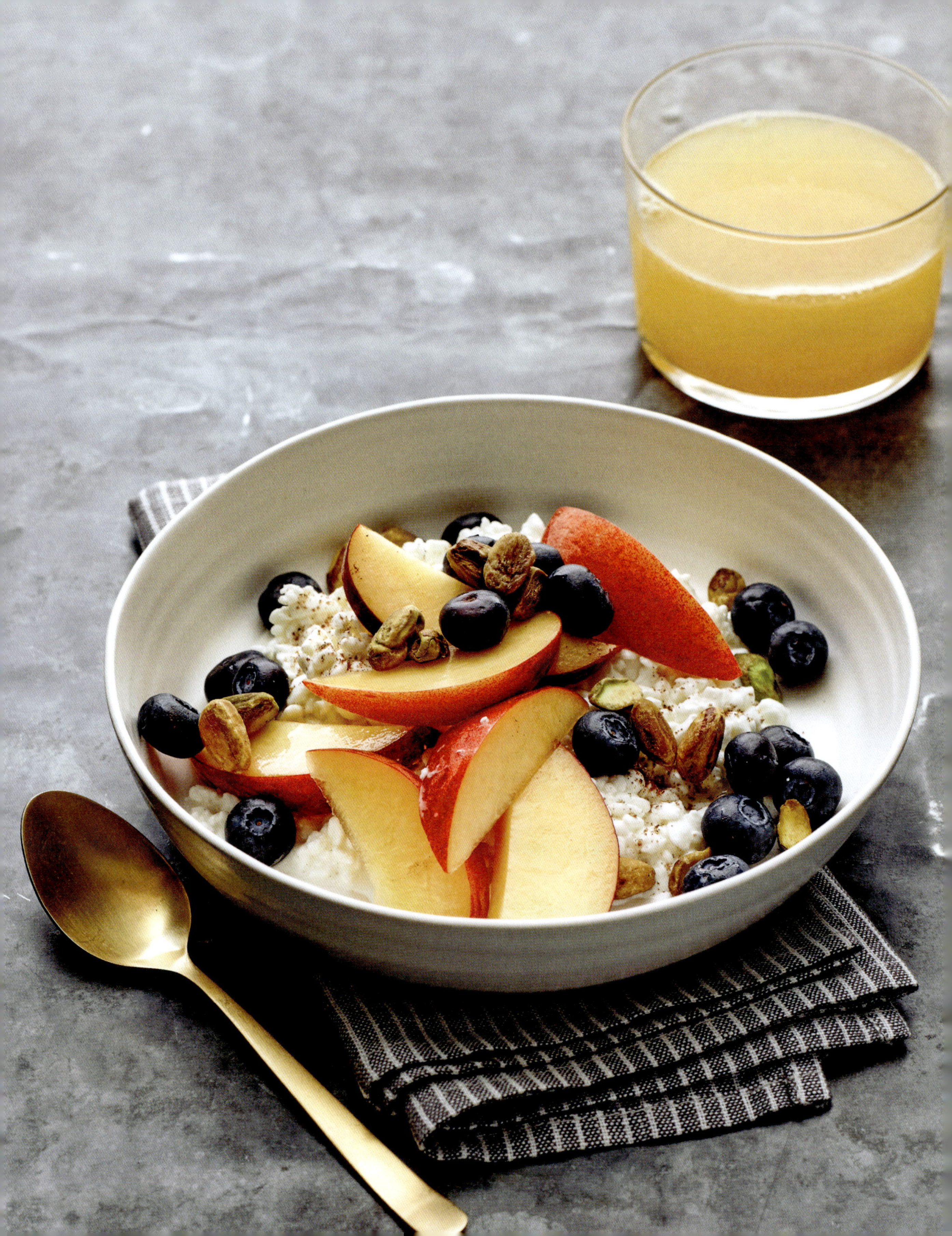

PFIRSICH & HEIDELBEEREN

MIT HÜTTENKÄSE

FÜR 2 PERSONEN

PRO PORTION

KALORIEN: 204,2
FETT: 4,3 g
NATRIUM: 587,2 mg
KOHLENHYDRATE: 20,2 g
BALLASTSTOFFE: 2,7 g
ZUCKER: 13,4 g
PROTEIN: 24,7 g

Reife Pfirsiche der Saison schmecken unglaublich süß und köstlich. Hier werden sie mit prallen Heidelbeeren auf zimtwürzigen Hüttenkäse gehäuft. Mit Pistazienkernen bestreut, erhalten Sie eine sättigende, proteinreiche Mahlzeit, die zudem reich an Antioxidantien ist. Sollte das Obst gerade keine Saison haben, greifen Sie zu Tiefkühlware. Sie wird vollreif und somit mit ihrem höchsten Nährstoffgehalt gepflückt und gefrostet. Dadurch verliert sie weitaus weniger Nährstoffe als Obst in Dosen.

- **340 g fettarmer körniger Frischkäse (Hüttenkäse)**
- **1 Prise Zimt**
- **1 Prise geriebene Muskatnuss**
- **1 mittelgroßer reifer Pfirsich, geschält und in Scheiben geschnitten**
- **50 g frische oder TK-Heidelbeeren, aufgetaut**
- **2 EL geröstete Pistazienkerne (s. Tipp)**

HÜTTENKÄSE, ZIMT UND MUSKATNUSS vermengen und auf zwei Müslischalen verteilen. Pfirsichscheiben und Heidelbeeren darübergeben. Mit den Pistazien bestreuen und sofort servieren.

TIPP: Für geröstete Nüsse den Ofen auf 175 °C (Umluft 155 °C) vorheizen. Verteilen Sie die Nusskerne auf einem Backblech und schieben es in den Ofen. Nach fünf Minuten wenden und dann alle zwei bis drei Minuten überprüfen, ob die Nüsse nicht zu dunkel werden. Sobald die Nüsse duften, goldbraun sind und leise knistern, sind sie fertig. Kleinere Mengen kann man auch in der Pfanne rösten: Dafür die Kerne ohne Fett etwa fünf Minuten unter ständigem Rühren rösten, bis sie aromatisch duften und goldbraun sind.

PRO PORTION

KALORIEN: 236,5
FETT: 8,6 g
NATRIUM: 51,8 mg
KOHLENHYDRATE: 41,6 g
BALLASTSTOFFE: 10 g
ZUCKER: 26,1 g
PROTEIN: 5,5 g

KOKOSPUDDING MIT CHIASAMEN

FÜR 6 PERSONEN

- **80 g Chiasamen**
- **500–550 ml ungesüßter Vanille-Kokos-Drink (s. Tipp)**
- **2 mittelgroße Bananen**
- **6–8 Medjool-Datteln, klein gehackt**
- **20 g ungesüßte Kokos-Flakes, geröstet**

Starten Sie morgens mit diesem tropischen Protein-Ballaststoff-Mix, der ein wenig an Tapiokapudding erinnert. Die kaliumreichen Bananen und Datteln helfen, die Elektrolytspeicher aufzufüllen, und geben dem Körper neue Energie: eine perfekte Mahlzeit nach dem Training. Auch die Chiasamen enthalten viele gesunde Nährstoffe, inklusive Omega-3-Säuren, die Entzündungen auf Zellebene lindern, sowie reichlich Kalzium für die Knochengesundheit.

CHIASAMEN UND KOKOSDRINK in eine große Schüssel oder in ein Schraubglas füllen. Mit dem Schneebesen verrühren oder das Glas schütteln. Abdecken und über Nacht in den Kühlschrank stellen.

DEN PUDDING auf sechs Servierschälchen verteilen. Bananen, Datteln und Kokosflocken darübergeben und servieren.

TIPP: Falls Ihnen der Pudding zu dick- oder dünnflüssig ist, passen Sie einfach die Flüssigkeitsmenge an. Ich gieße gern kurz vor dem Servieren noch etwas Kokos-Drink darüber, dann kann ich ihn beim Essen selbst unterrühren.

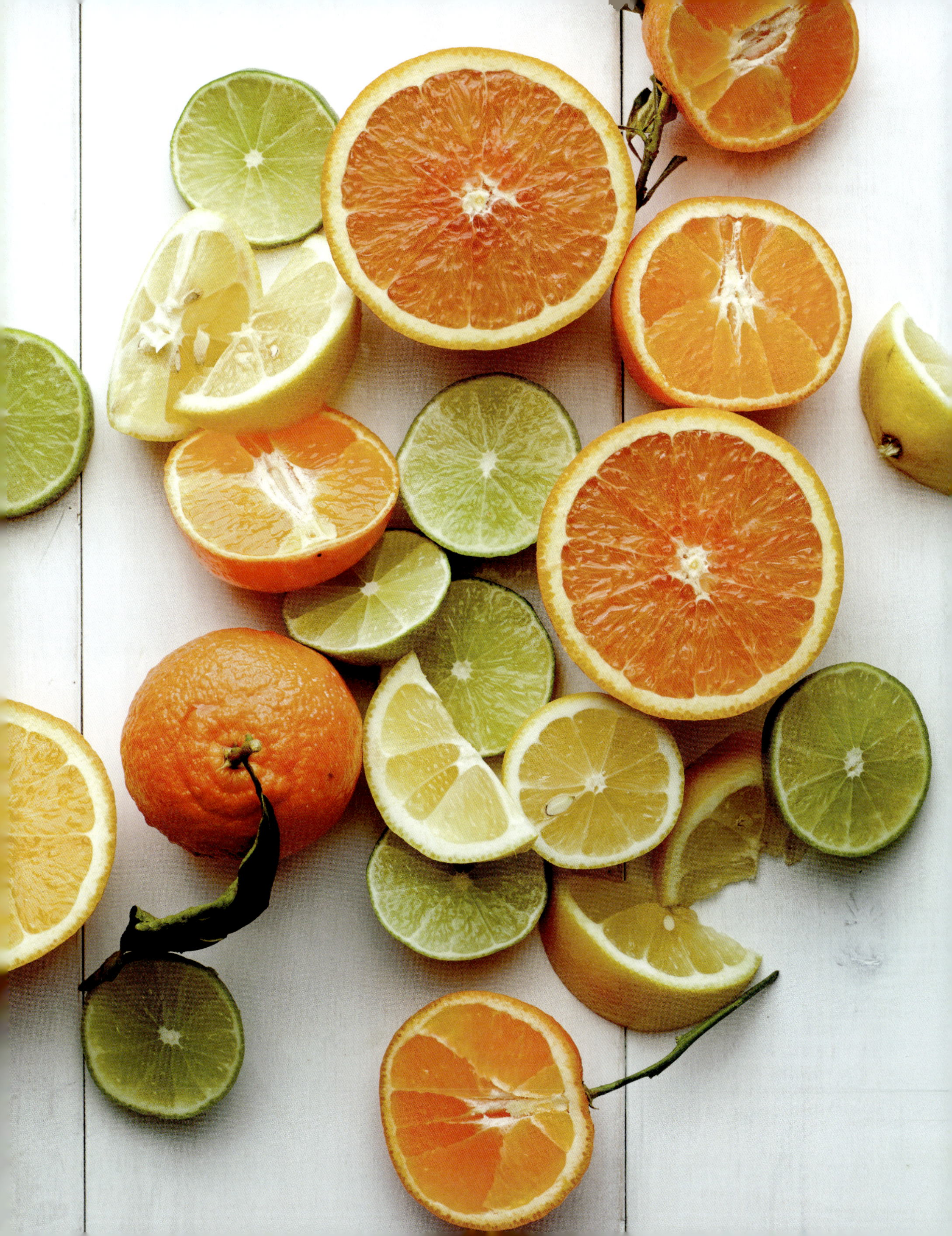

PRO PORTION

KALORIEN: 274
FETT: 8 g
NATRIUM: 218,5 mg
KOHLENHYDRATE: 28,4 g
BALLASTSTOFFE: 4 g
ZUCKER: 1,5 g
PROTEIN: 20,7 g

PROTEINBOMBEN-PFANNKUCHEN

FÜR 7 PFANNKUCHEN MIT 10–13 CM DURCHMESSER; FÜR 3 PORTIONEN

3 Eier, Größe L (s. Tipp)
2 Eiweiß (von Eiern Größe L)
1 TL Vanilleextrakt
100 g fettarmer körniger Frischkäse (Hüttenkäse)
100 g Hafermehl
Backspray oder etwas Butter/Öl zum Einfetten der Pfanne

Diese Pfannkuchen haben eine extrem niedrige glykämische Last, da Hüttenkäse und Eiweiß reichlich Protein liefern. Obwohl sie nicht wirklich ein Core Food sind (s. S. 18), liegt ihr GL-Wert so niedrig, dass man sie trotzdem genießen darf. Ein tolles Rezept für Regenerationstage am Wochenende oder auch für den Montagmorgen nach intensiven Trainingswochenenden, wenn Sie für die Muskelproteinsynthese etwas mehr Protein vertragen. Ich serviere sie gern mit ein paar Heidelbeeren und Agavendicksaft.

EIER, DIE EIWEISSE und Vanille in einer mittelgroßen Schüssel verrühren. Den Hüttenkäse unterschlagen. Zuletzt das Hafermehl mit einem Gummischaber unterheben. Alternativ können Sie alle Zutaten im Standmixer zu einer cremigen Masse verarbeiten.

EINE GROSSE BESCHICHTETE PFANNE einfetten und auf mittlere Hitze erwärmen. Mit Löffel für jeden Pfannkuchen ca. 50 g Teig in die Pfanne geben. Durch Wenden der Pfanne den Teig gleichmäßig verteilen. Den Pfannkuchen etwa 3 Minuten backen, bis er Blasen schlägt, die Ränder trocken werden und die Unterseite leicht gebräunt ist. Wenden und eine weitere Minute backen. Auf einen Teller gleiten lassen. Aus dem restlichen Teig weitere Pfannkuchen backen.

TIPP: Lange Zeit wurden Eier wegen ihres hohen Cholesteringehalts mit Skepsis betrachtet. Heute schätzt man Eier als eine günstige Quelle für qualitativ hochwertiges Protein. Ein Ei der Größe L enthält 6 g davon. Es hat einen hohen Sättigungswert und hilft, Muskeln aufzubauen und zu regenerieren. Wählen Sie möglichst Omega-3-Eier, da sie mehr von dieser Fettsäure enthalten als andere Eier.

ZIMTWÜRZIGES

QUINOA-PORRIDGE

MIT APFEL UND WALNUSS

FÜR 4 PORTIONEN

PRO PORTION

KALORIEN: 335,7
FETT: 10,3 g
NATRIUM: 131,4 mg
KOHLENHYDRATE: 53,6 g
BALLASTSTOFFE: 5,2 g
ZUCKER: 22,5 g
PROTEIN: 11,4 g

Wenn Sie kein Fan von Eiern sind, kann es schwierig werden, ein proteinreiches Frühstück für trainingsfreie Tage zu finden. Aus Quinoa lässt sich jedoch ein Porridge-ähnlicher Brei zaubern. Dafür kochen Sie die Quinoa nur mit etwas mehr Flüssigkeit, damit die Konsistenz stimmt. Den Geschmack habe ich hier mit ein paar Zutaten aufgepeppt, aber experimentieren Sie gern selbst. Wenn Sie für zwei Tage auf Vorrat kochen, bereiten Sie mehr Quinoa zu, und wärmen Sie sie bei schwacher Hitze portionsweise auf – eventuell müssen Sie das Porridge mit noch mehr Wasser oder Milch verdünnen.

175 g Quinoa
500 ml Milch (1,5 % Fett)
3/4 TL Zimt
1/8 TL grobes Meersalz
1/2 EL Light-Butter (s. Tipp)
2 mittelgroße Äpfel, entkernt, in dünne Scheiben geschnitten
1 TL frisch gepresster Zitronensaft
35 g geröstete Walnusskerne, klein gehackt (s. Tipp S. 99)
4 TL Honig

DIE QUINOA unter Wasser spülen, bis das Wasser klar bleibt. Mit 500 ml Wasser, Milch, 1/2 Teelöffel Zimt und Salz in einen mittelgroßen Topf füllen. Bei mittlerer Temperatur erhitzen, aufkochen und die Hitze wieder reduzieren. Die Quinoa in 20 bis 25 Minuten weich köcheln. In der Zwischenzeit die Butter in einer großen beschichteten Pfanne zerlassen. Äpfel, Zitronensaft und den restlichen Zimt einrühren und die Äpfel in 5 bis 7 Minuten weich dünsten.

ZUM SERVIEREN die Quinoa auf vier Schüsseln verteilen. Äpfel und Walnusskerne darübergeben und mit dem Honig beträufeln.

TIPP: Anstatt der in vielen Rezepten vorkommenden Butter verwende ich gern »Light«-Butter. Es gibt sie im Lebensmittelhandel von verschiedenen Herstellern. Sie besteht aus Ölen mit gesunden Omega-3-Fettsäuren und enthält viel weniger gesättigte Fette.

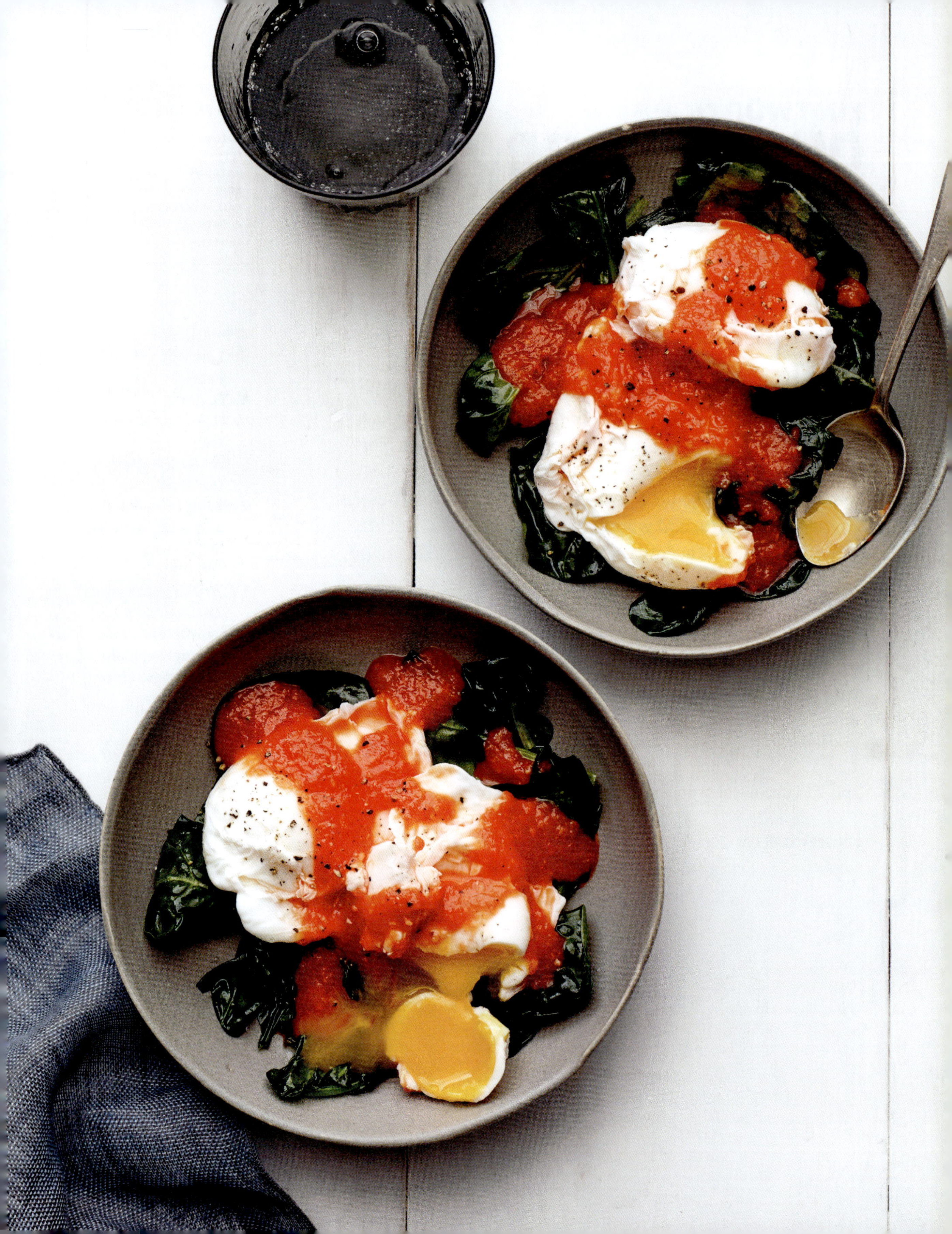

POCHIERTE EIER

MIT ROTE-PAPRIKA-SOSSE UND KNOBLAUCHSPINAT

FÜR 2 PORTIONEN

PRO PORTION

KALORIEN: 196,8
FETT: 14,5 g
NATRIUM: 354,4 mg
KOHLENHYDRATE: 8,3 g
BALLASTSTOFFE: 2,4 g
ZUCKER: 3,1 g
PROTEIN: 10,3 g

Pochieren kann eine sehr einfache oder aber eine sehr trickreiche Zubereitungsart für Eier sein. Man gibt die Eier dafür so lange in köchelnde Flüssigkeit, bis das Eiweiß fest, das Eigelb aber noch flüssig ist. Ich habe auch schon einige Misserfolge erlebt. Da Eier relativ preisgünstig sind, kann man es immer wieder neu versuchen – und seine Fehler einfach aufessen.

175 g eingelegte geröstete rote Paprika, abgetropft
3 Knoblauchzehen
2 EL natives Olivenöl extra
1 EL Rotweinessig
1 EL Branntweinessig (5 % Säure)
4 Eier, Größe L
150 g Baby-Spinat

PAPRIKA. 1 Knoblauchzehe, 1 Esslöffel Öl und den Rotweinessig in den Standmixer oder die Küchenmaschine füllen und cremig pürieren.

EINE TIEFE PFANNE oder einen Topf mit 25 cm Durchmesser etwa 2,5 cm hoch mit Wasser füllen. Das Wasser bei mittlerer Temperatur zum Kochen bringen. Den Branntweinessig dazugießen.

JEWEILS 1 EI in kleine Tassen oder Auflaufförmchen aufschlagen. Jedes Ei sanft in das simmernde Wasser gleiten lassen und 5 Minuten ziehen lassen, bis das Eiweiß gestockt und das Eigelb noch flüssig ist. Die Eier mit einem Schaumlöffel herausheben und auf einen Teller setzen. Warm halten.

DAS WASSER AUSGIESSEN und die Pfanne nochmals auf mittlere bis starke Hitze erwärmen. Den restlichen Esslöffel Öl in die Pfanne geben. Die beiden übrigen Knoblauchzehen hacken und im Öl 30 Sekunden dünsten, bis sie duften. Den Spinat zugeben und zwei bis drei Minuten dünsten, bis er zusammengefallen ist. Den Spinat auf zwei Tellern anrichten und je 2 pochierte Eier daraufsetzen. Die Soße darüberlöffeln und servieren.

PRO PORTION

KALORIEN: 156
FETT: 10,6 g
NATRIUM: 394 mg
KOHLENHYDRATE: 1,2 g
BALLASTSTOFFE: 0 g
ZUCKER: 1,2 g
PROTEIN: 12,6 g

HART GEKOCHTE EIER

MIT KRÄUTERSALZ

FÜR 6 PORTIONEN

50 g grobes Meersalz
25 g frische Kräuter, wie Petersilie, Estragon, Basilikum und Koriander
½ TL abgeriebene Zitronen- oder Limettenschale
12 Eier, Größe L

Für die meisten Athleten sind trainingsfreie Morgen Regenerationszeit nach harten Trainingstagen. Einen solchen Tag mit ein paar hart gekochten Eiern zu beginnen ist eine Geschenk für den Körper. Man führt ihm hochwertiges Protein zu, das die Proteinsynthese und die Regeneration der Muskeln unterstützt. Das selbst gemachte Kräutersalz bietet eine interessante und aromareiche Alternative zu herkömmlichem Salz. Es gibt den Eiern noch mehr Pepp. Vermengen Sie Salz und frische Kräuter mit aromatischen Zutaten wie etwa Zitronenschale. Sie können auch größere Mengen auf Vorrat mischen, für weitere Gerichte oder zum Verschenken (s. Tipp).

DEN OFEN auf 95 °C (Umluft 75 °C) vorheizen.

SALZ, KRÄUTER UND ZITRUSSCHALE in die kleine Schüssel der Küchenmaschine füllen. Mit dem Hackmesser zerkleinern, bis die Kräuterblätter fein gehackt und gründlich mit dem Salz vermengt sind. Die Masse auf ein Backblech streuen und 10 Minuten im Ofen trocknen. Alternativ können Sie es auch 1 Stunde bei Zimmertemperatur trocknen.

DIE EIER vorsichtig nebeneinander in eine große Pfanne legen. Mit so viel Wasser aufgießen, dass es 2,5 cm über den Eiern steht. Bei geschlossenem Deckel das Wasser sprudelnd aufkochen. Den Herd abschalten und die Eier weitere 11 Minuten im Wasser ziehen lassen, bis sie hart gekocht sind.

DIE EIER unter laufendes kaltes Wasser halten, um sie abzuschrecken. Pellen, längs halbieren und mit je 1 Prise Kräutersalz bestreuen.

TIPP: Luftdicht aufbewahrt, hält das Salz etwa 6 Monate.

PILZ-KRÄUTER-FRITTATA

FÜR 8 PORTIONEN

PRO PORTION

KALORIEN: 90,8
FETT: 6,4 g
NATRIUM: 247,3 mg
KOHLENHYDRATE: 1,5 g
BALLASTSTOFFE: 0,3 g
ZUCKER: 0,8 g
PROTEIN: 7,3 g

Ich liebe dieses einfach zu kochende Gericht, da es so aromareich und vielseitig ist. Sie können es als Frühstück genießen oder mit einem grünen Salat zu Mittag essen. Verwenden Sie dafür auch mal andere Kräuter wie Estragon oder Basilikum, wählen Sie andere Pilze und Käsesorten, oder servieren Sie es mit Gemüse wie Spinat, Brokkoli oder Grünkohl.

- **2 EL natives Olivenöl extra**
- **225 g Champignons, in Scheiben geschnitten**
- **1 Knoblauchzehe, klein gehackt**
- **3 Eier, Größe L**
- **6 Eiweiß (von Eiern Größe L; s. Tipp)**
- **25 g Parmesan, gerieben**
- **½ TL grobes Meersalz**
- **¼ TL frisch gemahlener schwarzer Pfeffer**
- **1 EL frisch gehackte glatte Petersilie**
- **1 EL Schnittlauchröllchen**

OFENGRILL oder Küchengrill vorheizen, das Gitter auf die oberste Schiene setzen.

IN EINER OFENFESTEN PFANNE mit 25 cm Durchmesser 1 Esslöffel Öl auf mittlere Hitze erwärmen. Pilze und Knoblauch darin in 5 Minuten weich garen. In eine Schüssel umfüllen und 10 Minuten abkühlen lassen.

MIT EINER GABEL die ganzen Eier und die Eiweiße in einer Schüssel verrühren. Pilz-Knoblauch-Mischung, Parmesan, Salz und Pfeffer unterheben.

DIE PFANNE mit dem restlichen Öl auf mittlere Hitze erwärmen. Die Masse hineingießen und mit einem hitzefesten Gummispatel umrühren. Die Kräuter dazugeben und weitere 5 Minuten garen, bis das Omelett auf der Unterseite stockt. Mit dem Gummispatel leicht anheben, damit es nicht am Pfannenboden anbäckt.

DIE PFANNE unter den Grill stellen und die Frittata noch etwa 2 Minuten von oben bräunen. Auf ein Schneidebrett gleiten lassen, in 8 Stücke schneiden und servieren.

TIPP: Ich empfehle Athleten, 2 Eiweiße pro ganzem Ei zu essen. Damit bekommen sie das hochwertige Protein aus dem Ei und die Nährstoffdichte des Eigelbs, ohne zu viel gesättigtes Fett aus dem Eigelb.

PRO PORTION

KALORIEN: 251,1
FETT: 10,2 g
NATRIUM: 2448,7 mg
KOHLENHYDRATE: 21,7 g
BALLASTSTOFFE: 3,8 g
ZUCKER: 1 g
PROTEIN: 18,2 g

SÜSSKARTOFFEL-PFANNE

MIT EI

FÜR 2 PORTIONEN

- **1 EL Olivenöl**
- **½ kleine Zwiebel, klein gehackt**
- **3 Scheiben (etwa 60 g) Canadian Bacon (fettfreier Kochschinken aus dem Kotelett, z. B. Kasseler), gehackt**
- **½ TL getrockneter Thymian**
- **1 große Süßkartoffel (etwa 350 g), geschält und in 1-cm-Würfel geschnitten**
- **½ mittelgroße rote Paprika, Stielansatz, Samen und Scheidewände entfernt, klein gehackt**
- **¼ TL plus ⅛ TL grobes Meersalz**
- **¼ TL plus ⅛ TL frisch gemahlener schwarzer Pfeffer**
- **450 g Baby-Spinat**
- **4 Eier, Größe L**

Canadian Bacon kommt weder aus Kanada noch handelt es sich dabei um geräucherten Bauchspeck. Es bezeichnet gekochten, geräucherten Schinken aus dem mittleren Schweinerücken. Dadurch ist er sehr viel magerer als Speck oder Keulenschinken, hat aber das großartige Räucheraroma. Für diese sättigende Frühstückspfanne ist er genau richtig.

DAS ÖL in einer beschichteten Pfanne oder einer Gusseisenpfanne auf mittelstarke Temperatur erhitzen. Wenn das Öl zu sieden beginnt, die Zwiebel zugeben und in etwa 5 Minuten weich dünsten. Schinken und Thymian dazugeben und 1–2 Minuten weiterbraten. Süßkartoffel und Gemüsepaprika hinzufügen und mit je 1 kräftigen Prise Salz und Pfeffer würzen. Die Temperatur reduzieren, den Deckel aufsetzen und die Kartoffeln 10–15 Minuten garen, bis sie weich sind und bräunen. Gelegentlich wenden. Den Spinat einlegen und in etwa 2 Minuten zusammenfallen lassen. Die Eier gleichmäßig verteilt am Rand der Pfanne aufschlagen. Mit geschlossenem Deckel bis zu 5 Minuten nach persönlichem Geschmack braten. Jedes Ei mit Salz und Pfeffer würzen.

ZUM SERVIEREN Eier und Bratkartoffeln auf zwei Tellern anrichten.

TIPP: Mageren Kochschinken habe ich oft in dickeren Scheiben als Vorrat im Kühlschrank. Ich genieße ihn als schnellen kalten Snack zwischendurch oder mit Core-Zahl-freundlichen Kräckern und fettarmem Käse.

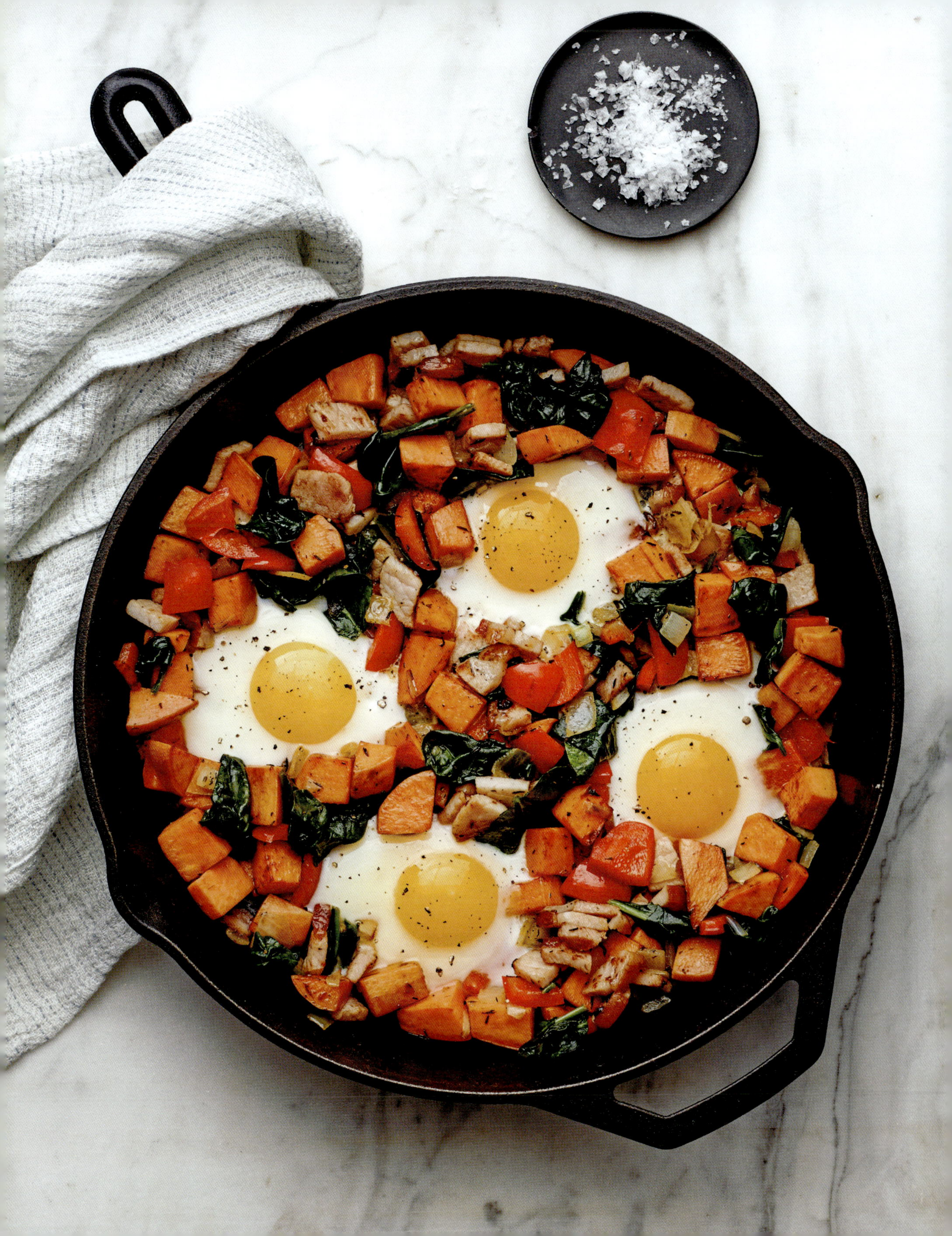

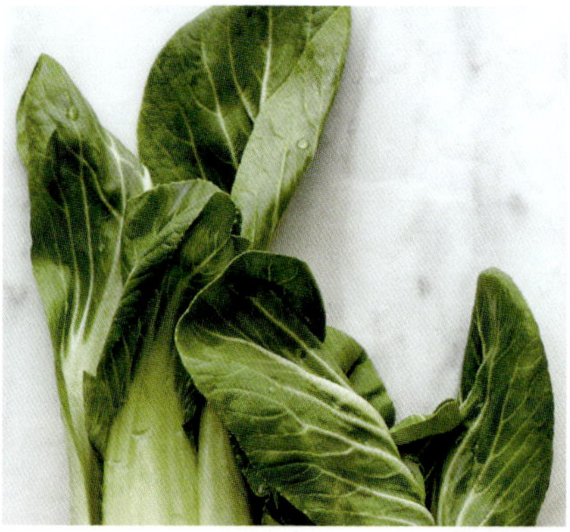

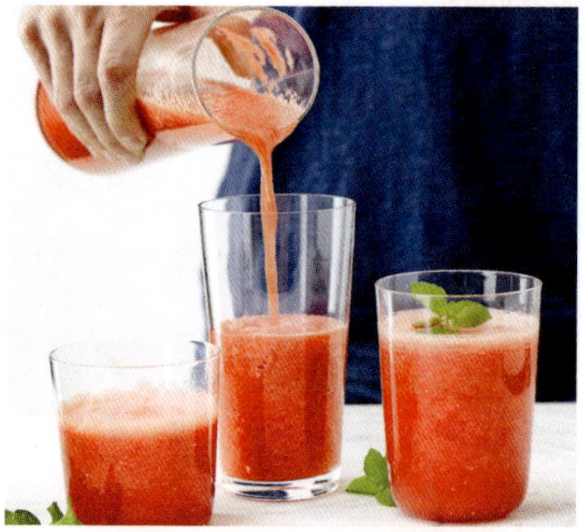

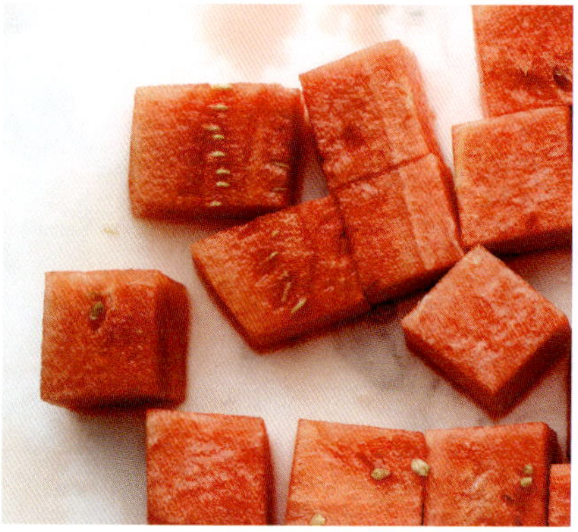

SÄFTE UND SMOOTHIES

PRO PORTION

KALORIEN: 249,6
FETT: 2,2 g
NATRIUM: 120 mg
KOHLENHYDRATE: 49,8 g
BALLASTSTOFFE: 3,8 g
ZUCKER: 13,8 g
PROTEIN: 11 g

GRÜNES TRIO

ERGIBT 450 ML SAFT

½ mittelgroße Gurke (etwa 180 g), gehackt
1 mittelgroßer Apfel, klein gehackt
4 große Stängel Grünkohl
60 g Baby-Spinat
frischer Ingwer, klein gehackt

Ich entsafte schon seit vielen Jahren und empfinde diese Tätigkeit oftmals als therapeutische Pause an stressigen Tagen, so merkwürdig das klingen mag. Für Athleten hat Entsaften erhebliche Vorteile. Ganzes, rohes Obst und Gemüse liefert Unmengen an Phytonährstoffen in konzentrierter, leicht resorbierbarer Form. Dies allein schon macht es zu einem wichtigen Element in unserer Gesundheitsvorsorge. Andere Vorteile bestehen in verbesserter Hydratation, schneller Nährstoffresorption und unterstützenden Enzymen und Chlorophyll, die beide nur in Pflanzen vorkommen. Für Athleten, die erst am Anfang ihrer Nahrungsumstellung stehen, hat Entsaften noch keine hohe Priorität. Athleten, die sich bereits regelmäßig gesund ernähren, empfehle ich es jedoch als großartige Methode der Nahrungsergänzung!

DIE GURKE in den Einfüllstutzen des Entsafters (s. Tipp) geben, danach Apfel, Grünkohl, Spinat und Ingwer. Gut umrühren und am selben Tag trinken.

TIPP: Den Saft können Sie auch im Mixer herstellen. Dann sollten Sie die pürierte Masse durch ein feinmaschiges Sieb oder einen Nussmilchbeutel (im Internethandel oder in Küchenzubehörläden erhältlich) abseihen.

HEIDELBEER-

PROTEIN-SMOOTHIE

ERGIBT 700 ML SMOOTHIE

PRO PORTION

KALORIEN: 295,6
FETT: 3,3 g
NATRIUM: 89 mg
KOHLENHYDRATE: 50,8 g
BALLASTSTOFFE: 4,9 g
ZUCKER: 15,1 g
PROTEIN: 18,8 g

Heidelbeeren gehören zu unseren nährstoffreichsten Kohlenhydratlieferanten und stecken voller Antioxidantien. Die körperlichen Aktivitäten als Ausdauerathlet erzeugen jede Menge freier Radikale, die Zellschäden verursachen können. Antioxidantien sind eine willkommene Ergänzung, da sie dem vorbeugen können. Mit diesem fruchtigen Protein-Smoothie versorgen Sie sich mit einer satten Portion Antioxidantien.

- **240 ml ungesüßter Apfel- oder Traubensaft**
- **1 gestrichener Messlöffel Molkenproteinpulver mit Vanillegeschmack**
- **150 g TK-Heidelbeeren (s. Tipp)**

SAFT, PROTEINPULVER und Heidelbeeren in den Mixer füllen und 30 Sekunden cremig-schaumig pürieren.

TIPP: Sie haben zu viele Heidelbeeren? Frieren Sie sie ein! Dazu die Beeren waschen und auf einem Backblech ausbreiten. Ein bis zwei Stunden tiefgefrieren, dann in einen wiederverschließbaren Plastikbeutel oder eine Tiefkühlbox umfüllen.

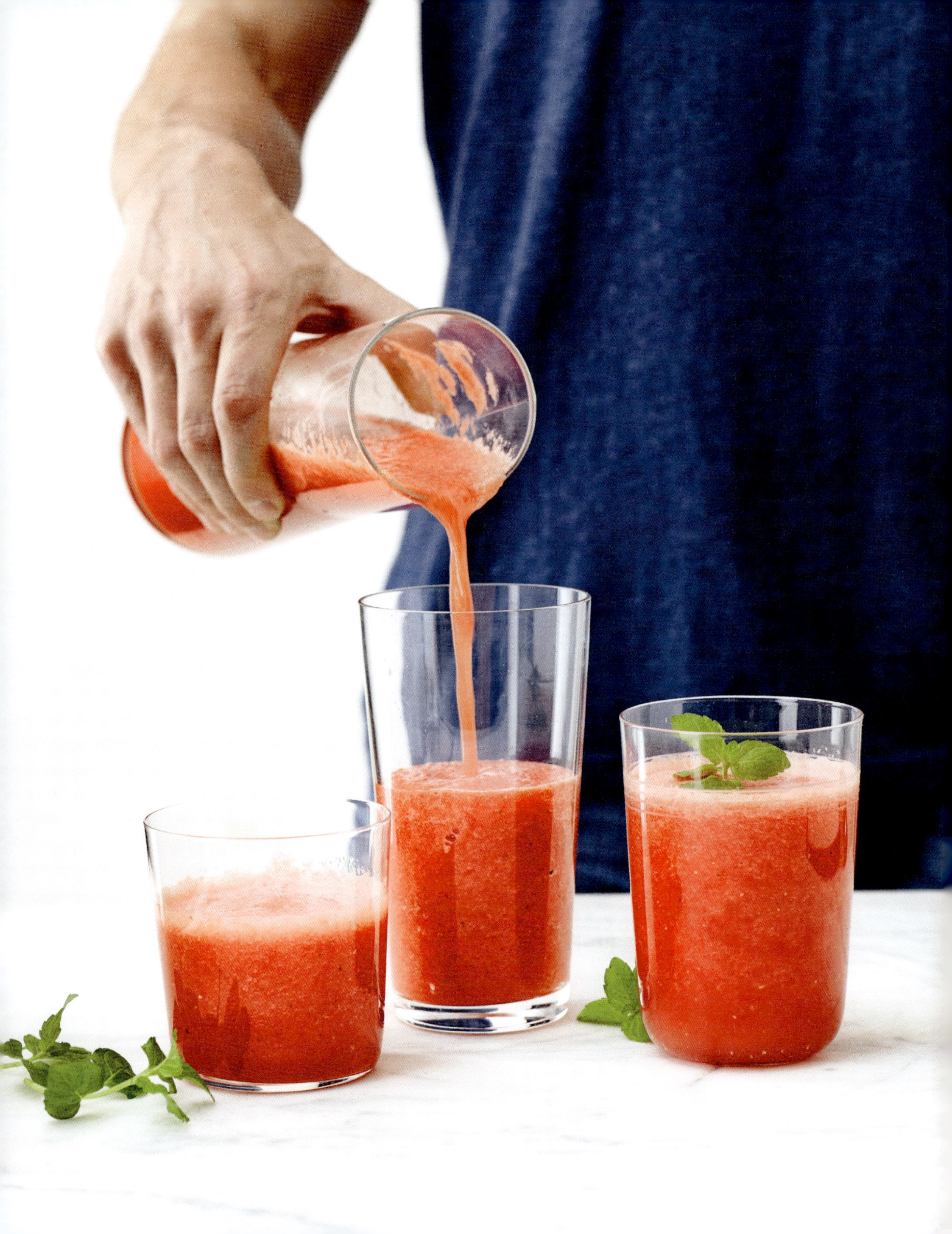

WASSERMELONEN-LIMETTEN-SAFT MIT MINZE

ERGIBT 2 DRINKS (250 ML)

PRO DRINK

KALORIEN: 63,6
FETT: 0,9 g
NATRIUM: 4,1 mg
KOHLENHYDRATE: 14,6 g
BALLASTSTOFFE: 1 g
ZUCKER: 12,8 g
PROTEIN: 1,3 g

Wassermelone - der ewige Sommerhit - ist enorm erfrischend. Mit 92 Prozent Wasseranteil ist sie ideal für die Hydratation von Athleten. Untersuchungen deuten darauf hin, dass Wassermelone auch bei Muskelkater hilft. Die Aminosäure L-Citrullin lässt die Blutgefäße entspannen und verbessert die Zirkulation. Noch beachtlicher ist der hohe Gehalt an Vitamin C, Betakarotin und Lycopin, einem Antioxidans, das gegen chronische Erkrankungen zu helfen scheint. Probieren Sie den Saft als Erfrischung nach dem Training. Einer meiner Freunde verzehrt während intensiver Trainingsperioden im Sommer täglich eine halbe Wassermelone, um sich hydriert zu halten!

- **etwa 500 g Wassermelonenfleisch ohne Kerne**
- **1 EL frisch gepresster Limettensaft**
- **5-8 frische Minzeblätter**
- **2 frische Minzezweige zum Garnieren**

WASSERMELONE, LIMETTENSAFT UND MINZE in den Standmixer füllen und auf der Pulsstufe zu einem schaumig-cremigen Getränk verarbeiten. Auf zwei Gläser verteilen und mit Minzezweigen garniert servieren.

PRO PORTION

KALORIEN: 371,3
FETT: 4,8 g
NATRIUM: 189,8 mg
KOHLENHYDRATE: 59,5 g
BALLASTSTOFFE: 3,6 g
ZUCKER: 46,4 g
PROTEIN: 27,5 g

BANANEN-HONIG-PROTEIN-SMOOTHIE

ERGIBT 1 SMOOTHIE (500 ML)

250 ml Milch (1,5 % Fett)
1 gestr. Messlöffel Molkenprotein-Pulver mit Vanillegeschmack
1 mittelgroße reife Banane, gefroren (s. Tipp)
1 EL Honig oder Agavendicksaft (nach Geschmack)

Diesen proteinreichen Smoothie können Sie zum Frühstück an trainingsfreien Tagen oder als Zwischenmahlzeit zu sich nehmen. Das Proteinpulver bringt zusätzliche 18 g Proteine, die den Blutzucker stabil halten, die Proteinsynthese der Muskeln unterstützen und über Stunden satt halten. Viele meiner Athleten lieben unkomplizierte, reichhaltige Smoothies wie diesen, auf den sie fast jederzeit zwischen den Trainingseinheiten zurückgreifen können!

MILCH, PROTEINPULVER, BANANE und nach Geschmack Honig in den Standmixer füllen. 30 Sekunden pürieren, bis die Masse klumpenfrei und schaumig ist.

TIPP: Bananen sind vor allem für ihren hohen Kaliumgehalt und ihre krampflösenden Eigenschaften bekannt, aber auch reich an Ballaststoffen, die Vitamine B_6 und C, Magnesium und Folsäure. Wegen ihrer natürlichen Süße nehme ich sie gern für Smoothies oder Backwaren und habe immer einen Vorrat von geschälten Bananen im Tiefkühlgerät. Fast alle Smoothies gelingen mit gefrorenen Früchten anstelle von Eiswürfeln viel besser!

KAKAO-MANDEL-

DATTEL-SMOOTHIE

ERGIBT 1 SMOOTHIE (500 ML)

PRO PORTION

KALORIEN: 159,6
FETT: 2,9 g
NATRIUM: 181,3 mg
KOHLENHYDRATE: 36,4 g
BALLASTSTOFFE: 5,2 g
ZUCKER: 28,2 g
PROTEIN: 2,4 g

Datteln sind unglaublich süß und haben eine klebrig-zähe Konsistenz. Das macht sie ideal für Backwaren, Chutneys, Knuspermüslis, Salate, Pilaws und Aufstriche. Da ich solche natürlichen Süßmittel mit relativ guter Nährstoffdichte bevorzuge, verwende ich sie für diesen schokoladigen Smoothie. Weicht man die Schale der Datteln ein, machen sie den Smoothie cremiger.

40 g Datteln ohne Kern (s. Tipp)
250 ml ungesüßte Mandelmilch
1 TL ungesüßtes Kakaopulver
Eiswürfel (nach Geschmack)

DIE MANDELMILCH in eine Schüssel geben und die Datteln etwa 15 Minuten darin einweichen.

DATTELN UND MILCH mit dem Kakaopulver in den Standmixer füllen. Die Mischung pürieren, bis sie klumpenfrei und schaumig ist. Wer Smoothies eiskalt liebt, kann nach Geschmack noch Eiswürfel mit in den Mixer geben.

TIPP: Datteln sind eine gute Quelle für Ballaststoffe, B-Vitamine, Magnesium und Kalium sowie für leicht verdauliche Kohlenhydrate. Vor dem Training bringen sie schnelle Energie, anstelle eines Energie-Gels. In Maßen können Sie damit auch im Training Energie-Gels und Sportriegel ersetzen.

NATÜRLICHE TRAININGS-ERNÄHRUNG

OBWOHL ICH FÜR DIE ENERGIEVERSORGUNG im Training und im Wettkampf leistungssteigerndes (fett- und ballaststofffreies) fertiges Apfelmus empfehle, das ausreichend Natrium, Flüssigkeit und Kohlenhydrate bringt, wollen manche Athleten ihr Training mit frischen Nahrungsmitteln (insbesondere vor dem Wettkampftag) befeuern. Datteln oder gedörrte Bananenstreifen können dazu anstelle von Sportriegeln oder Gels im Training den zusätzlichen Kohlenhydratebedarf decken.

KÜRBIS-HAFERFLOCKEN-BROT

ERGIBT 2 LAIBE: FÜR 16 PORTIONEN

Nutzen Sie dieses hefefreie Brot als wertvollen Kohlenhydrat-Protein-Fett-Mix vor dem Training oder sogar während eines Rad- oder Schwimm-Workouts. Fettarmes Apfelmus und Kürbispüree machen es leicht verdaulich, und die Kohlenhydrate für die Energieversorgung im Training stehen im Mittelpunkt. Eine großartige Alternative zum herkömmlichen Sportenergieriegel!

- **225 g Weizenvollkornmehl**
- **40 g Instant-Haferflocken**
- **3 gestr. Messlöffel Molkenproteinpulver mit Vanillegeschmack**
- **1 TL Backnatron**
- **1 TL Zimt**
- **½ TL geriebene Muskatnuss**
- **2 Eier, Größe L**
- **350 g Honig (s. Tipp)**
- **225 g Kürbispüree, frisch oder aus dem Glas**
- **125 g ungesüßtes Apfelmus**
- **Backspray oder Öl/Butter zum Einfetten**

DEN OFEN auf 160 °C (Umluft 140 °C) vorheizen. Zwei Brotbackformen (ca. 20 x 10 cm) einfetten oder mit Backpapier auslegen.

MEHL, HAFERFLOCKEN, Proteinpulver, Backnatron, Zimt und Muskat in einer Schüssel vermengen und beiseitestellen.

EIER, HONIG, Kürbispüree und Apfelmus in einer großen Schüssel verrühren. Die trockenen Zutaten rasch unterheben, nur so lange, bis alles gut vermengt ist. Den Teig auf die beiden Backformen verteilen.

DIE BROTE in 40–45 Minuten goldbraun backen. Sie sind fertig, wenn bei der Holzstäbchenprobe kein Teig mehr daran hängen bleibt.
10 Minuten in den Formen auskühlen lassen. Auf ein Backgitter kippen, komplett erkalten lassen und dann in je 8 Stücke aufschneiden.

TIPP: Honig kann ein klebriges süßes Chaos verursachen, wenn man versucht, ihn aus dem Messbecher zu entfernen. Fetten Sie den Becher zuerst ein, bevor Sie den Honig wiegen. Dadurch gleitet er wieder gut aus dem Gefäß heraus.

PRO PORTION

KALORIEN: 136,7
FETT: 0,8 g
NATRIUM: 102,2 mg
KOHLENHYDRATE: 29 g
BALLASTSTOFFE: 2,3 g
ZUCKER: 19,1 g
PROTEIN: 5,8 g

WALNUSS-BANANEN-
BROT MIT HONIG

ERGIBT 2 LAIBE: FÜR 16 PERSONEN

450 g Weizenvollkornmehl
3 gest. Messlöffel Molkenproteinpulver mit Vanillegeschmack (s. Tipp)
2 TL Backpulver
1 TL Zimt
3/4 TL Backnatron
3/4 TL Salz
1/2 TL Weinsteinpulver
2 Eier, Größe L
2 Eiweiß
75 ml Magermilch
350 g Honig
3 EL Rapsöl
3 EL stückiges Apfelmus ohne Zucker
450 g reife Bananen (etwa 3 mittelgroße), zerdrückt
60 g Walnusskerne, gehackt
Backspray oder etwas Butter/Öl zum Einfetten

Dieses hefefreie Brot ist eine gute Alternative zu Energie- oder Müsliriegeln. Das Weizenvollkornmehl sorgt für gesunde Kohlenhydrate, das Proteinpulver für Eiweiß und die Bananen für Süße und Kalium. Da viele der herkömmlichen Energielieferanten zu wenig Kalium haben, kann man seinen Kaliumvorrat getrost vor dem Training auffüllen. Frieren Sie einen der beiden Brotlaibe ein, dann haben Sie immer einen gesunden Snack auf Vorrat.

DEN OFEN auf 160 °C (Umluft 140 °C) vorheizen. Zwei Brotbackformen (20 x 10 cm) einfetten oder mit Backpapier auslegen.

MEHL, PROTEINPULVER, Backpulver, Zimt, Backnatron, Salz und Weinsteinpulver in einer Schüssel vermengen und beiseitestellen.

EIER, EIWEISSE, Milch, Honig, Öl und Apfelmus in einer großen Schüssel verrühren. Die trockenen Zutaten rasch unterheben, nur so lange, bis alles gut vermengt ist. Bananen und Walnüsse unterziehen. Den Teig auf die beiden Backformen verteilen.

DIE BROTE in 45 Minuten goldbraun backen. Sie sind fertig, wenn bei der Holzstäbchenprobe kein Teig mehr daran hängen bleibt. 10 Minuten in den Formen auskühlen lassen. Auf ein Backgitter kippen, komplett erkalten lassen und dann in je acht Stücke aufschneiden.

PRO PORTION

KALORIEN: 201,6
FETT: 5,7 g
NATRIUM: 247 mg
KOHLENHYDRATE: 35,2 g
BALLASTSTOFFE: 2,8 g
ZUCKER: 21 g
PROTEIN: 6 g

TIPP: Molke entsteht bei der Käse- oder Joghurtherstellung nach dem Dicklegen und Abseihen des Bruchs. Sie enthält Proteine, Mineralstoffe, Vitamine und manchmal Laktose, für Muskelaufbau und -reparatur. Molkenpulver ist eine praktische und konzentrierte Form der Molke. Sie bekommen sie als Sportlernahrung und im Lebensmittelhandel.

TRAUBENSAFT-SPORTGETRÄNK

ERGIBT 1 GETRÄNK (750 ML)

425 ml kaltes Wasser
325 ml ungesüßter Traubensaft
1/8 TL Tafelsalz (s. Tipp)

Dieses supereinfache selbst gemachte Sportgetränk ist im Handumdrehen fertig. Traubensaft liegt auf der Glyx-Skala ziemlich weit oben, daher ist er im Training oder sofort im Anschluss daran in Ordnung. Mit dem Salz ist er eine einfache Alternative zu den besten handelsüblichen Sportgetränken. Es eignen sich übrigens fast alle verdünnten Obstsäfte, wenn Sie Natrium dazugeben. Achten Sie auf 40–50 g Kohlenhydrate bei 750 ml Getränk, und ergänzen Sie 500–600 mg Salz.

WASSER, SAFT UND SALZ in eine Sportgetränk-Flasche füllen und gut schütteln.

TIPP: Zusätzliche Spurenelemente erhalten Sie, wenn Sie das Tafelsalz durch Meersalz ersetzen.

PRO PORTION

KALORIEN: 202
FETT: 0 g
NATRIUM: 592 mg
KOHLENHYDRATE: 49 g
BALLASTSTOFFE: 0 g
ZUCKER: 48 g
PROTEIN: 1 g

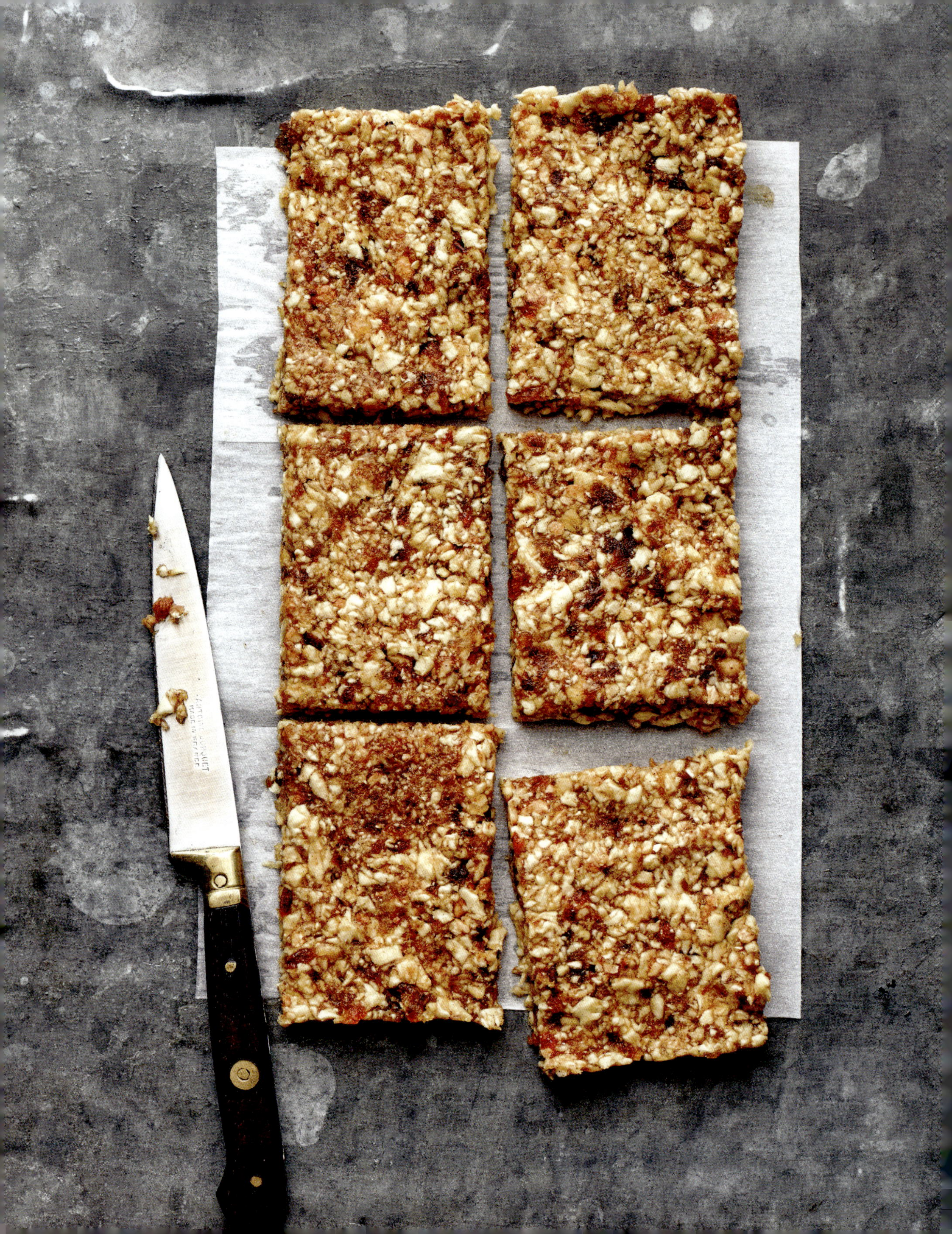

ZIMTIGER APFEL-
DATTEL-RIEGEL

ERGIBT 6 RIEGEL

Nussig-fruchtig und mit Biss, sind diese energiereichen Riegel eine ausgezeichnete Trainingsnahrung. Athleten mit eisernem Magen können sie sogar beim Laufen verdauen, doch am besten eignen sie sich für Radfahrer. Dank Datteln und Äpfeln haben sie eine natürliche Süße, mit dem richtigen Anteil sättigender Nusskerne. Legen Sie einen Vorrat an, und wickeln Sie die Riegel zum Transport einzeln in wiederverschließbare Plastikbeutel oder Butterbrot-/Pergamentpapier.

120 g Datteln ohne Kern
90 g getrocknete Äpfel (s. Tipp)
½ TL plus ⅛ TL grobes Meersalz
¼ TL Zimt
35 g ungesalzene Cashewkerne, roh oder geröstet
Backspray oder etwas Butter/Öl zum Einfetten

EINE FORM (20 x 10 cm) mit Backpapier auslegen und leicht einfetten.

DIE DATTELN in eine Schüssel geben, mit Wasser übergießen und 15–30 Minuten darin einweichen. Dann die Datteln in ein Sieb abgießen.

DATTELN, ÄPFEL, SALZ und Zimt in die Küchenmaschine füllen und zerkleinern, bis eine klebrige Masse entsteht. Cashewkerne dazugeben und ebenfalls zerkleinern. Die Masse gleichmäßig dick in die Form streichen. Mindestens 1 Stunde kühl stellen, damit sie fest wird, dann in 6 Riegel aufschneiden.

PRO RIEGEL

KALORIEN: 120
FETT: 2.5 g
NATRIUM: 135 mg
KOHLENHYDRATE: 25 g
BALLASTSTOFFE: 3 g
ZUCKER: 20 g
PROTEIN: 2 g

TIPP: Machen Sie Dörrobst aus Ihren Äpfeln: Die Äpfel ungeschält oder mit Schale in 0,5 cm dicke Scheiben schneiden und auf einem Backblech ausgebreitet etwa 1,5 Stunden bei 110 °C (Umluft 90 °C) im Backofen dörren, bis sie trocken, aber noch elastisch sind. Nach der Hälfte der Zeit wenden.

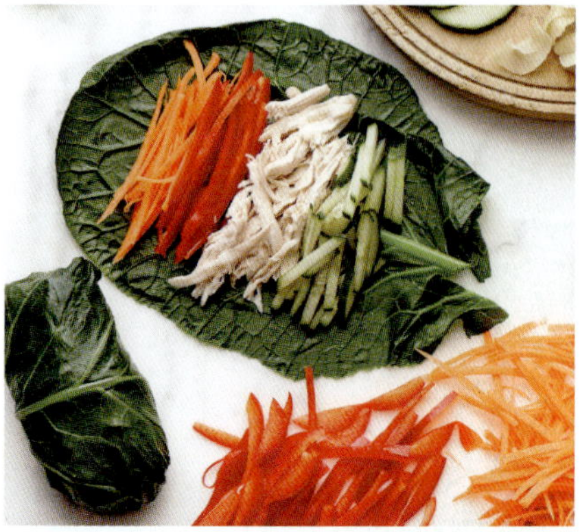

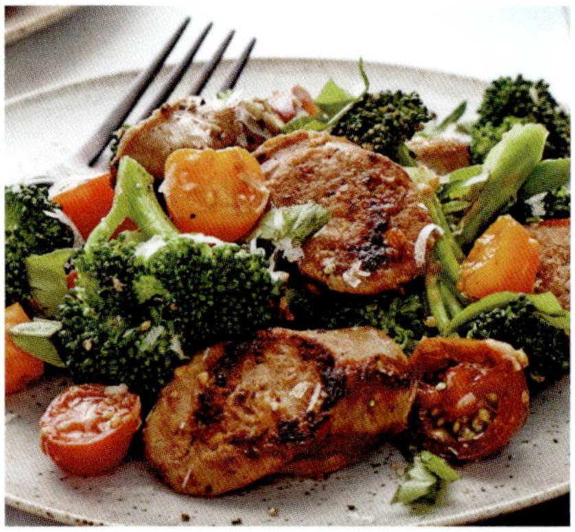

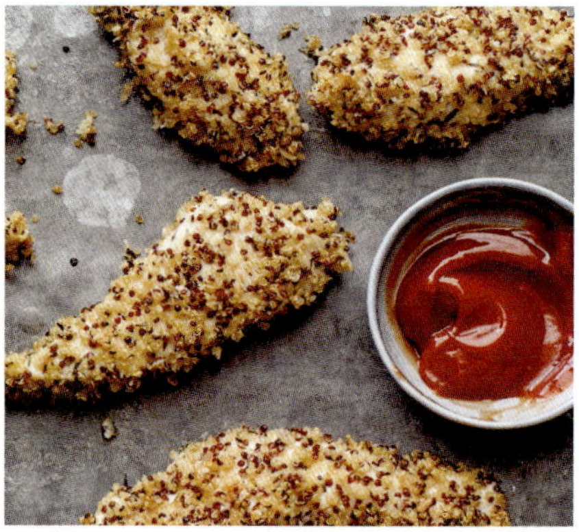

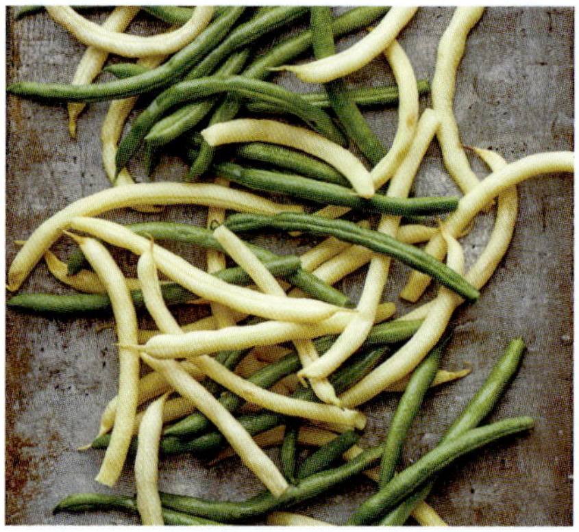

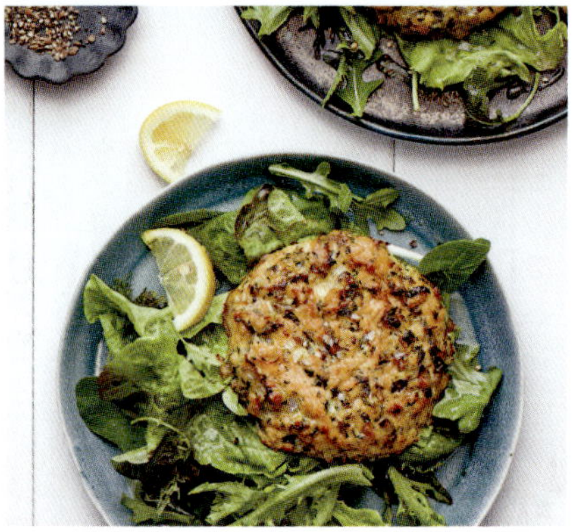

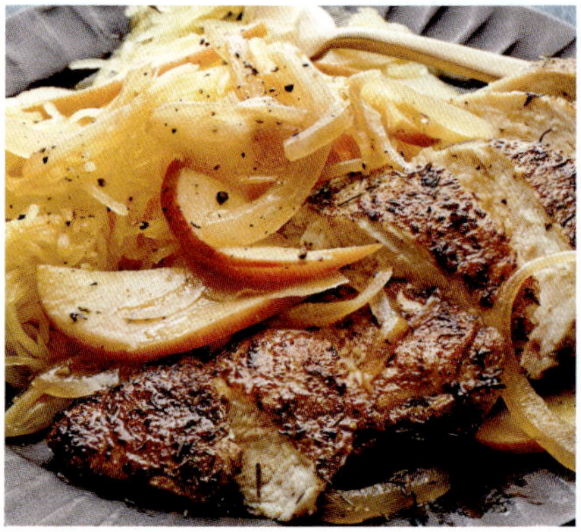

MITTAGESSEN

PRO PORTION

KALORIEN: 444,9
FETT: 15,5 g
NATRIUM: 376,5 mg
KOHLENHYDRATE: 64,1 g
BALLASTSTOFFE: 6,6 g
ZUCKER: 17,9 g
PROTEIN: 15,8 g

QUINOA-SALAT

MIT ORANGE, CRANBERRYS UND ZIEGENKÄSE

FÜR 4 PORTIONEN

- **250 g Quinoa (s. Tipp)**
- **1 mittelgroße Orange**
- **120 g zerkrümelter Ziegenkäse**
- **60 g getrocknete Cranberrys oder anderes Trockenobst**
- **30 g geröstete Walnusskerne, klein gehackt (s. Tipp, S. 99)**
- **3 EL gehackte glatte Petersilie**
- **½ TL grobes Meersalz**
- **¼ TL frisch gemahlener schwarzer Pfeffer**

In diesem Salat stecken eine Menge unterschiedlicher Aromen und Texturen. Für mich ist er ein Herbstsalat, doch können Sie ihn auch unter dem Jahr als proteinreiche Hauptspeise oder kleines Gericht anbieten. Er enthält viel hochwertiges Protein und Omega-3-Fettsäuren durch die Walnüsse sowie Antioxidantien von Walnüssen und Cranberrys. Sie können sich an diesem glutenfreien Gericht so richtig satt essen.

DIE QUINOA nach Packungsanweisung zubereiten. In einer Schüssel abkühlen lassen.

MIT EINEM ZESTENREISSER die Orangenschale abziehen und beiseitelegen. Die Orange oben und unten um 1 cm kürzen und auf ein Schneidebrett setzen. Mit einem scharfen Pariermesser die Haut vom Fruchtfleisch schneiden, die einzelnen Orangenfilets aus der Haut lösen. Das Fruchtfleisch klein schneiden und unter die Quinoa heben.

ORANGENZESTEN, ZIEGENKÄSE, Cranberrys, Walnüsse, Petersilie, Salz und Pfeffer ebenfalls zur Quinoa geben und alles vorsichtig vermengen.

TIPP: Quinoa gilt zwar als Getreide, ist tatsächlich jedoch der Samen einer in Mittelamerika heimischen Pflanze. Sie wird als Superfood gehandelt, da sie reich an Vitaminen, Mineralstoffen, Proteinen und Ballaststoffen ist. Untersuchungen deuten darauf hin, dass Quinoa entzündungshemmend wirkt, das Herz unterstützt und sich positiv auf die Verdauung auswirkt – alles wichtig für Athleten.

EIERFLOCKENSUPPE MIT SPINAT

FÜR 4 PORTIONEN

PRO PORTION

KALORIEN: 88,8
FETT: 2,7 g
NATRIUM: 1038,8 mg
KOHLENHYDRATE: 6,5 g
BALLASTSTOFFE: 1,8 g
ZUCKER: 3,3 g
PROTEIN: 9,9 g

Diese sagenhaft unkomplizierte Suppe ist im Nu zusammengerührt und wärmt Sie schön an kalten Tagen. Damit die Eierflocken seidenglatt werden, rührt man die Suppe sanft um, während man das Ei hineingießt. Es ist sofort gestockt und bildet lustige Wolken. Allein das Ei liefert bereits viel Protein, doch mit dem Tofu wird die Suppe noch reichhaltiger. Auch klein geschnittenes gekochtes Hähnchenfleisch passt gut hinein.

- **1 l Gemüse- oder Hühnerbrühe**
- **1 Stück frischer Ingwer (3 cm; s. Tipp)**
- **250 g fester Tofu, in Würfel geschnitten**
- **4 Eier, Größe L**
- **2 mittelgroße Frühlingszwiebeln, in 2,5 cm große Stücke geschnitten**
- **800 g Baby-Spinat**
- **½ TL frisch gemahlener schwarzer Pfeffer**

BRÜHE UND INGWER in einem großen Topf auf mittlerer Hitze zum Köcheln bringen. Den Tofu dazugeben.

DIE EIER MIT EINER GABEL oder einem Schneebesen in einer Schüssel verquirlen.

DIE BRÜHE in einer kreisförmigen Bewegung umrühren. Dabei langsam das Ei einfließen lassen und ständig weiterrühren. Frühlingswiebeln und Spinat dazugeben und garen, bis der Spinat zusammenfällt und die Brühe wieder zu köcheln beginnt. Den Pfeffer unterrühren und die Suppe sofort servieren.

TIPP: Ingwer schmeckt scharf, würzig und aromatisch und lässt sich in vielen Formen verwenden: als Pulver, eingelegt und frisch. Oft wird er als Medizin gegen Übelkeit und Seekrankheit eingesetzt. Ingwer hat aber auch entzündungshemmende Eigenschaften.

PRO PORTION

KALORIEN: 67,2
FETT: 3,5 g
NATRIUM: 150 mg
KOHLENHYDRATE: 5,9 g
BALLASTSTOFFE: 2,2 g
ZUCKER: 1,3 g
PROTEIN: 2,3 g

GEMÜSERÖLLCHEN

MIT BLATTKOHL

FÜR 4 RÖLLCHEN

4 Blattkohlblätter, Stängel entfernt
½ mittelgroße rote Paprika, Stielansatz, Samen und Scheidewände entfernt, in streichholzdicke Stifte geschnitten
½ kleine grüne Gurke (etwa 175 g), in streichholzdicke Stifte geschnitten
½ mittelgroße reife Avocado, entsteint und in Scheiben geschnitten
1 mittelgroße Karotte, geschält und klein gehackt
120 g gekochte Hähnchenbrust, klein geschnitten
salzarme Sojasoße oder Tamari zum Servieren (nach Geschmack)
eingelegter Ingwer zum Servieren (nach Geschmack)

Blattkohl, oft zu finden in Eintöpfen und anderen herzhaften Gerichten, ist ein Grundnahrungsmittel im Süden der USA und eine ausgezeichnete Quelle für Vitamin A und C sowie Folsäure, Kalzium und Ballaststoffe. Doch auch Gemüseröllchen lassen sich sehr gut daraus herstellen. Das Rezept ist quasi eine Mischung aus vietnamesischen Sommerröllchen und Sushi: farbenfrohes, knackiges Gemüse in einem Mantel aus grasgrünem Kohl.

EINEN GROSSEN TOPF halb mit Wasser füllen und das Wasser bei mittlerer Hitze sprudelnd aufkochen. Die Kohlblätter einlegen und 30 bis 60 Sekunden blanchieren, bis sie hellgrün und biegsam sind. Dabei einmal wenden. Mit einem Schaumlöffel in eine Schüssel Eiswasser heben und auskühlen lassen. Abgießen und auf Küchenpapier trocken tupfen.

EIN BLATT MIT DER GLATTEN SEITE nach unten auf die Arbeitsfläche legen. Die Blattenden unten am Blattstrunk leicht übereinanderlegen, sodass ein geschlossenes Blatt entsteht. Ein Viertel der Gurken im unteren Blattviertel platzieren. Darüber jeweils ein Viertel der Avocado, des Huhns, der Paprika und der Karotte daraufsetzen. Die Blattseiten nach innen klappen, damit die Füllung nicht herausrutscht. Das untere Blattende einschlagen und das Blatt aufrollen. Falls das Blatt zu lang ist, den Rest abschneiden. Aus den restlichen Zutaten drei weitere Röllchen herstellen.

ZUM SERVIEREN jede Rolle halbieren und mit Sojasoße und Ingwer (falls verwendet) anrichten.

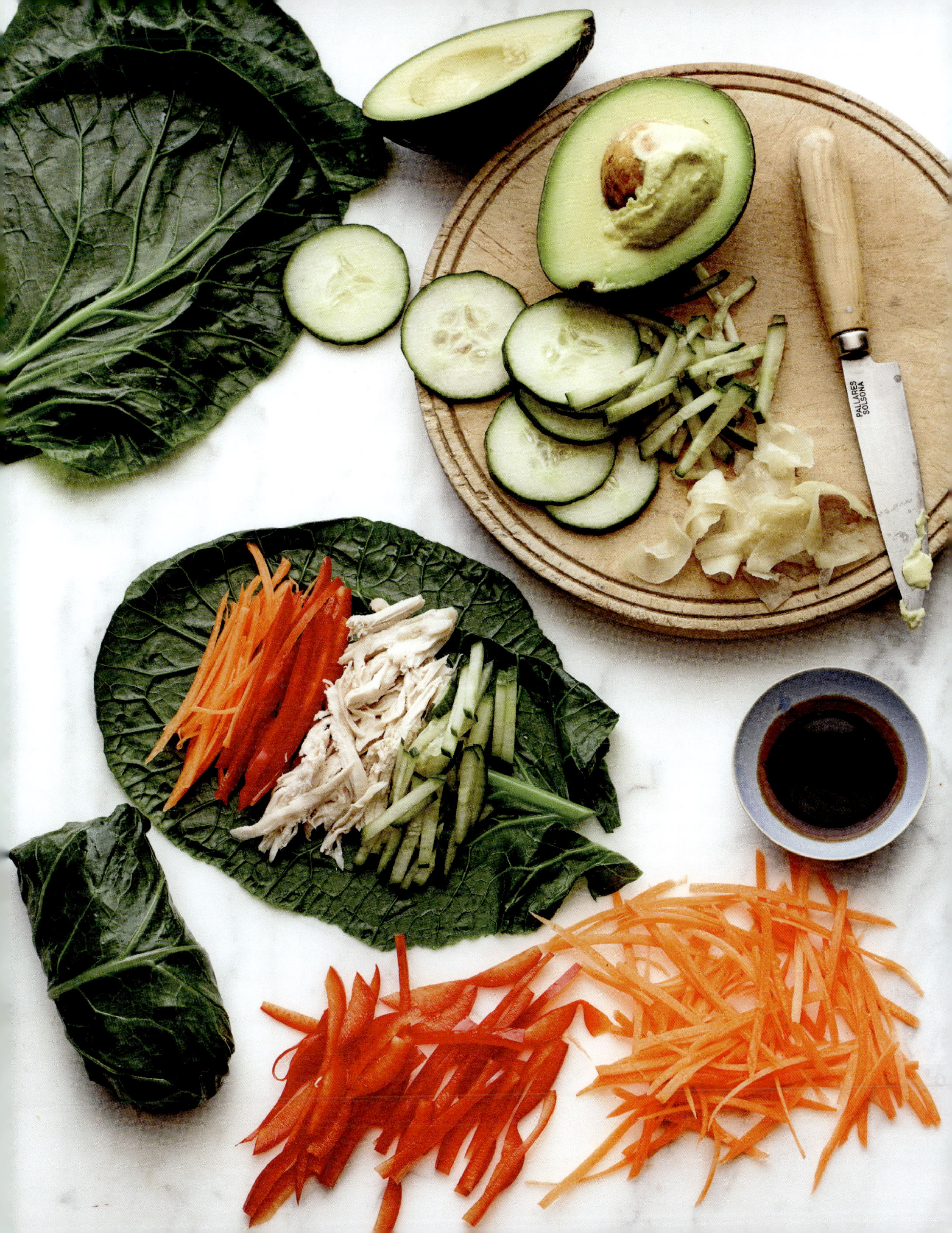
PALLARES
SOLSONA

PRO PORTION

KALORIEN: 331,2
FETT: 9,4 g
NATRIUM: 1045,1 mg
KOHLENHYDRATE: 35,5 g
BALLASTSTOFFE: 4,5 g
ZUCKER: 1,7 g
PROTEIN: 26,8 g

GEMÜSESUPPE

MIT HUHN UND QUINOA

FÜR 4 PORTIONEN

- **3 TL natives Olivenöl extra**
- **1 mittelgroße Zwiebel, klein gehackt**
- **2 Knoblauchzehen, klein gehackt**
- **2 mittelgroße Selleriestangen, klein gehackt**
- **1 mittelgroße Karotte, klein gehackt**
- **175 g Quinoa**
- **1 l Hühnerbrühe**
- **2 EL fein gehackter frischer Dill**
- **250 g gekochtes Hühnerfleisch, zerpflückt oder klein gehackt**

Die meisten Getreidearten sind zwar kein Core Food (s. S. 18), doch Quinoa ist kein Getreide. Das Gericht ähnelt einer traditionellen Hühnersuppe mit Nudeln, doch hier gibt Quinoa Biss und einen Schuss Proteine. Noch dazu bringt Quinoa Ballaststoffe, die weiße Nudeln nicht haben. Und wie wir bereits wissen (s. S. 20 und 75), helfen Ballaststoffe, die Blutzuckerreaktion nach dem Verzehr von Getreide zu verlangsamen!

DAS ÖL in einem größeren Topf auf mittlerer Temperatur erhitzen. Sobald es siedet, Zwiebel, Knoblauch, Sellerie und Karotte dazugeben. Das Gemüse unter Rühren etwa fünf Minuten dünsten, bis es weich ist. Die Quinoa einrühren und in 1–2 Minuten etwas anrösten. Die Hühnerbrühe und rund 350 ml Wasser angießen. Aufkochen, die Temperatur reduzieren und den Deckel schräg aufsetzen. Die Quinoa in 10 Minuten weich kochen.

DEN DILL und das Hühnerfleisch einrühren und heiß servieren.

FISCHEINTOPF
MANHATTAN STYLE

FÜR 4 PORTIONEN

PRO PORTION

KALORIEN: 208,9
FETT: 5,9 g
NATRIUM: 1133,9 mg
KOHLENHYDRATE: 11,3 g
BALLASTSTOFFE: 3 g
ZUCKER: 4,9 g
PROTEIN: 25,7 g

Obwohl ich aus der Gegend um Boston stamme, wo Fischeintöpfe meist cremig sind, muss ich zugeben, dass Fischsuppen auf Tomatenbasis in puncto Nährstoffgehalt und Leistungssteigerung eindeutig vorn liegen. Tomaten enthalten gesundes Lycopin (s. Tipp). Wir ersetzen die stärkehaltigen Kartoffeln – typisch für die Fischsuppen New Englands – durch ballast- und nährstoffreichen Blumenkohl und geben Schinken wegen des Räucheraromas dazu.

- **1 EL natives Olivenöl extra**
- **½ mittelgroße Zwiebel, klein gehackt**
- **3 dicke Scheiben Canadian Bacon (gekochter Räucherschinken aus dem Schweinerücken, z. B. Kasseler), klein gehackt (etwa 60 g)**
- **2 mittelgroße Selleriestangen, klein gehackt**
- **2 kleine Karotten, klein gehackt**
- **½ TL getrockneter Thymian**
- **1 EL Tomatenmark**
- **500 ml Meeresfrüchtefond**
- **125 g stückige Tomaten (Dose)**
- **500 g Blumenkohlröschen**
- **350 g fester weißfleischiger Fisch (Kabeljau oder Heilbutt), in kleine Stücke geschnitten**
- **1 Prise frisch gemahlener schwarzer Pfeffer**

DAS ÖL in einem Topf auf mittlerer Temperatur erhitzen. Sobald es siedet, Zwiebel, Schinken, Sellerie und Karotten dazugeben und unter Rühren weich dünsten. Den Thymian hinzufügen und eine Minute weitergaren. Brühe, Tomatenwürfel und Blumenkohl dazugeben. Die Mischung aufkochen, dann die Hitze stark reduzieren und 7–10 Minuten weiterköcheln, bis der Blumenkohl weich ist.

DEN FISCH in die Brühe geben und 3–5 Minuten darin gar ziehen lassen. Das Fischfleisch darf nicht mehr glasig sein. Pfeffer und Petersilie unterrühren und servieren.

TIPP: Untersuchungen zeigen, dass das Antioxidans Lycopin, das Tomaten ihre rote Farbe verleiht, Zellschäden, Alterserscheinungen und chronischen Erkrankungen entgegenwirken kann. Kochen und die Zubereitung mit Öl oder Fett helfen, den Phytonährstoff besser für die Resorption im Körper verfügbar zu machen.

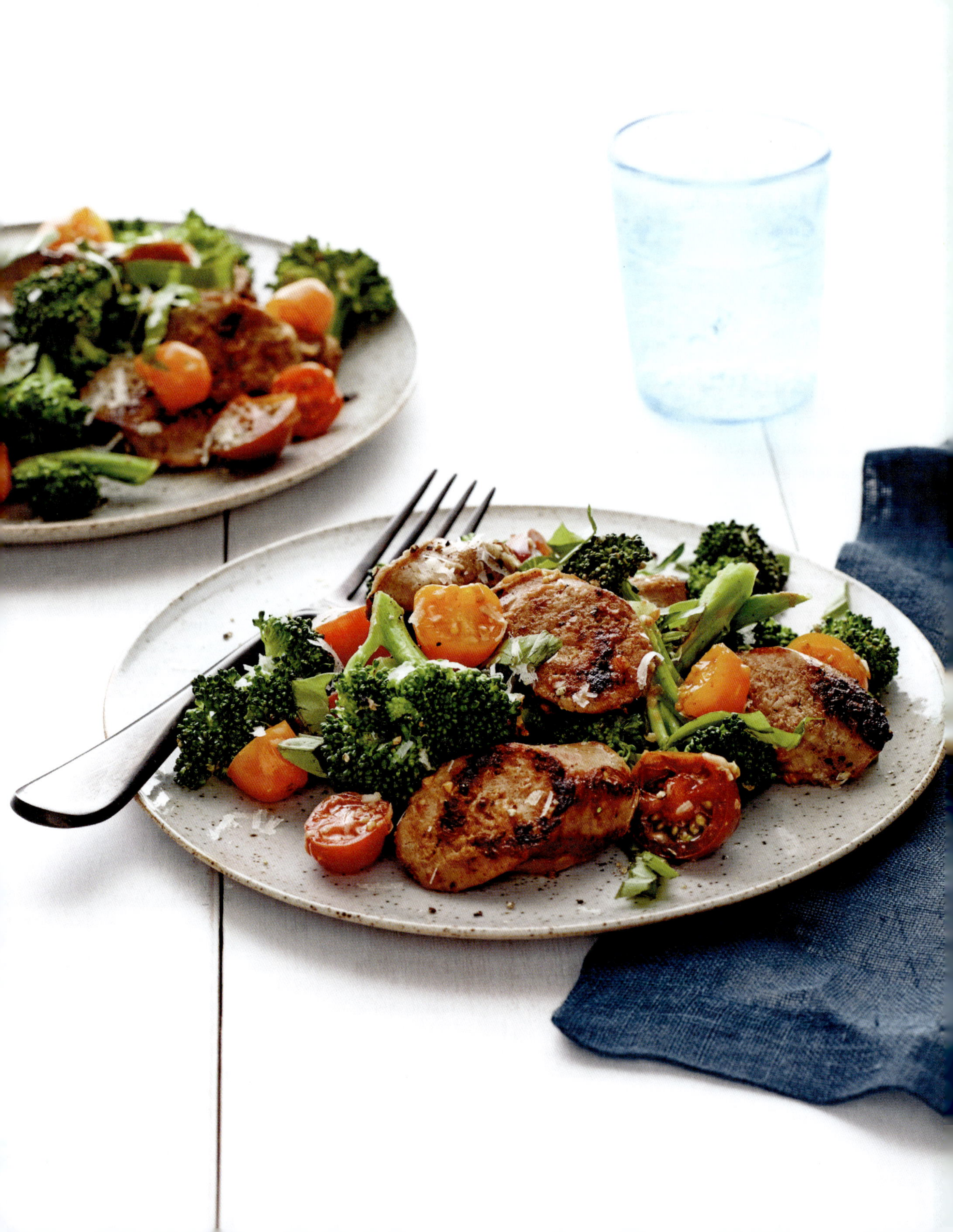

PUTENWURST
MIT BROKKOLI UND TOMATEN

FÜR 4 PORTIONEN

PRO PORTION

KALORIEN: 246,3
FETT: 10,3 g
NATRIUM: 928,5 mg
KOHLENHYDRATE: 21,1 g
BALLASTSTOFFE: 4,6 g
ZUCKER: 5,7 g
PROTEIN: 21,1 g

Dieses schnelle, gesunde und optisch ansprechende Gericht gehört zu meinem Standardrepertoire. Brokkoli, Tomaten und Basilikum bringen Ballaststoffe und die Vitamine A und C. Der Truthahn liefert eine kräftige Dosis sättigender Proteine. Man kann auch andere Geflügel-Bratwürste verwenden, etwa mildere, weniger scharfe Sorten.

- **1 Strunk Brokkoli (etwa 600 g), geputzt und in Röschen zerteilt**
- **4 scharfe italienische Puten-Bratwürste (etwa 375 g)**
- **600 g Traubentomaten, halbiert**
- **15 g frische Basilikumblätter, klein gehackt**
- **50 g Pecorino romano oder Parmesan, gerieben (s. Tipp)**
- **Raps- oder Olivenöl zum Einfetten, alternativ Backspray**

DEN BROKKOLI im Dämpfeinsatz in einem großen Topf 3–5 Minuten auf mittlerer bis starker Hitze dämpfen, bis die Röschen hellgrün und die Stiele gar sind. Das Gemüse beiseitestellen.

EINE GROSSE, BESCHICHTETE PFANNE einfetten und auf mittlere Hitze erwärmen. Die Würste in die Pfanne geben und in etwa 7 Minuten rundum bräunen. Aus der Pfanne nehmen und in 2,5 cm dicke Scheiben schneiden. Die Scheiben zurück in die Pfanne legen und 1–2 Minuten auf jeder Seite braten. Die Tomaten zugeben und in 3–5 Minuten weich dünsten. Den Brokkoli und 1–2 Esslöffel Wasser unterheben. Vorsichtig den aromatischen Pfannensatz lösen und das Basilikum mit dem Käse unterziehen. Das Gericht heiß servieren.

TIPP: Käse steckt voller Protein und Kalzium, hat aber oft verhältnismäßig viele unerwünschte gesättigte Fette. Als gesunden Kompromiss können Sie kleine Mengen von intensiv schmeckendem Hartkäse verwenden, wie Parmesan, Pecorino romano oder alten, würzigen Cheddar.

PRO PORTION

KALORIEN: 246,7
FETT: 3,7 g
NATRIUM: 680,1 mg
KOHLENHYDRATE: 42,9 g
BALLASTSTOFFE: 10 g
ZUCKER: 2,3 g
PROTEIN: 14,1 g

GRÜNKOHLSUPPE

MIT WEISSEN BOHNEN UND TOMATEN

FÜR 6 PORTIONEN

1 EL Rapsöl
8 große Knoblauchzehen, gepresst
1 mittelgroße gelbe Zwiebel, klein gehackt
2 TL italienische Kräutermischung ohne Salz
2 mittelgroße Pflaumentomaten, klein gehackt
2 Dosen (à 450 g) Cannellini- oder Navy-Bohnen oder andere weiße Bohnen
2 l Hühner- oder Gemüsebrühe
800 g Grünkohl, klein gehackt (s. Tipp)
½ TL frisch gemahlener schwarzer Pfeffer
1 EL frisch gehackte glatte Petersilie zum Garnieren

Dies ist eines meiner Lieblingsrezepte nach dem Outdoor-Training an kühleren Tagen. Suppen sind allgemein eine gute Wahl als Regenerationsgetränk nach dem Workout, da sie relativ viel Natrium enthalten. Wenn man die Hälfte der Bohnen mit Brühe püriert und die Mischung zurück in die Suppe gibt, spart man sich das Andicken mit zusätzlichen Fetten wie Sahne. Die Mengen ergeben eine Suppe auf Vorrat, die Sie gut im Kühlschrank oder Gefriergerät aufheben können.

DAS ÖL in einem großen Topf auf mittlerer Temperatur erhitzen. Sobald es anfängt zu sieden, Knoblauch und Zwiebel zugeben und unter Rühren in 3–5 Minuten weich dünsten. Die Kräuter 1–2 Minuten mitdünsten. Tomaten, die Hälfte der Bohnen und 1,5 Liter Brühe dazugeben. Aufkochen und bei geschlossenem Deckel 5 Minuten köcheln lassen.

IN DER ZWISCHENZEIT die restlichen Bohnen mit der übrigen Brühe im Mixer oder in der Küchenmaschine glatt pürieren. Die Masse in die Suppe rühren und zugedeckt 5–10 Minuten köcheln lassen. Grünkohl und Pfeffer zugeben und gut unterrühren. Den Deckel aufsetzen und die Suppe aufkochen. Vom Herd nehmen, kurz abkühlen lassen und servieren.

ZUM SERVIEREN die Suppe in sechs tiefe Teller verteilen und mit Petersilie garnieren.

TIPP: Grünkohl ist ein wertvolles Mitglied der Kohlfamilie und reich an Nährstoffen wie Eisen, Vitamin A, C und K sowie Kalzium. Es gibt ihn das ganze Jahr über, doch die meisten Sorten finden Sie im Herbst und Winter, wenn er Saison hat. Wählen Sie für das Rezept Ihre Lieblingssorte: Krauskohl, Palmkohl oder rotblättrige Varietäten.

PUTEN-CHILI

AUS DEM SCHONGARER

FÜR 15 PORTIONEN

PRO PORTION

KALORIEN: 261,4
FETT: 9 g
NATRIUM: 864,3 mg
KOHLENHYDRATE: 22,2 g
BALLASTSTOFFE: 8,2 g
ZUCKER: 2,7 g
PROTEIN: 24 g

Hier kommt das perfekte herzhafte Essen nach langen Trainingstagen im Winter, voller Nährstoffe wie Vitamin A und C, Proteinen und Ballaststoffen und aromatischen Geschmacksträgern, Kräutern und Gewürzen. Kochen Sie es für Freunde oder auf Vorrat, und frieren das Gericht ein (s. Tipp). Das Chili ist eine meiner liebsten Core-Food-Mahlzeiten und eine praktische Lösung für wochentags, wenn man es am Wochenende vorgekocht hat.

- **2 EL Rapsöl**
- **2 mittelgroße Zwiebeln, klein gehackt**
- **6 Knoblauchzehen, durchgepresst**
- **30 g Chilipulver**
- **1½ EL getrockneter Oregano**
- **1½ EL gemahlener Kreuzkümmel**
- **1 EL Paprikapulver**
- **2 TL grobes Meersalz**
- **½ TL frisch gemahlener schwarzer Pfeffer**
- **1,4 kg mageres Putenhack**
- **je 1 mittelgroße rote, grüne und gelbe Paprikaschote, Stiel, Samen und Scheidewände entfernt, klein gehackt**
- **2 Dosen (à 400 g) stückige Tomaten**
- **1 Dose (175 g) Tomatenmark**
- **3 EL Rotweinessig**
- **3 Dosen (à 450 g) Bohnen, abgegossen und gespült (schwarze Bohnen, Pintobohnen oder Kidneybohnen, nach Geschmack)**
- **Rapsöl-Backspray oder reines Rapsöl zum Einfetten**

EINEN 6-LITER-SCHONGARER mit Backspray einsprühen oder einfetten.

DAS ÖL in einer großen Pfanne mit hohem Rand auf mittlere Temperatur erhitzen. Zwiebeln und Knoblauch zugeben und in etwa 5 Minuten weich dünsten. Chilipulver, Oregano, Kreuzkümmel, Paprika, Salz und schwarzen Pfeffer unterrühren. Etwa 2 Minuten dünsten, bis die Gewürze aromatisch duften, dann in den Schongarer umfüllen.

DAS PUTENHACK in derselben Pfanne bei mittlerer Hitze portionsweise anbräunen. Eventuell entstandene Kochflüssigkeit abgießen. Das Fleisch ebenfalls in den Schongarer füllen. Paprika, Tomaten, Tomatenmark und Essig, dann 500 ml Wasser sowie die Bohnen zugeben und gründlich unterrühren.

DEN SCHONGARER schließen und das Chili 6 Stunden bei Niedrigtemperatur oder 3 Stunden bei Normaltemperatur kochen. Vor dem Servieren nochmals gut umrühren.

TIPP: Übriges Chili in Gefrierbeutel füllen, die Luft herausdrücken und die verschlossenen Beutel flach nebeneinanderliegend einfrieren, dann stapeln oder hochkant stellen. Das spart Platz und ist sehr viel angenehmer als Tiefkühl-Jenga mit Plastikboxen zu spielen.

PRO PORTION

KALORIEN: 190
FETT: 4,5 g
NATRIUM: 760,6 mg
KOHLENHYDRATE: 15,5 g
BALLASTSTOFFE: 1,5 g
ZUCKER: 1,1 g
PROTEIN: 21,6 g

HÄHNCHENBRUST

MIT QUINOA-KRUSTE

FÜR 4 PORTIONEN

- **185 g gekochte Quinoa**
- **40 g Parmesan, geraspelt**
- **1 TL getrockneter Thymian**
- **1 TL grobes Meersalz**
- **2 Eier, Größe L**
- **450 g Hähnchenbruststreifen (ohne Haut)**
- **Olivenöl zum Einfetten oder Backspray**

Diese knusprigen Filetstreifen haben es dank Quinoa und Hähnchen proteinmäßig doppelt in sich. Sie schmecken köstlich und geradezu fantastisch mit Dips wie Ketchup, Blauschimmelkäse-Dressing oder Senf. Eine kleine Menge »Nicht-Core-Würze« ist völlig in Ordnung! Die Hähnchenstreifen schmecken zwar wie Fastfood, sind aber viel gesünder und absolut Core-Foods-konform. Eigentlich verwendet man dafür nur den kleinen Brustmuskel des Filets. Wenn Sie den nicht bekommen, schneiden Sie einfach das große Filet in Streifen.

DEN OFEN auf 150 °C (Umluft 130 °C) vorheizen.

DIE QUINOA auf einem Backblech mit Rand dünn verteilen und im Ofen etwa 30 Minuten rösten. Abkühlen lassen. In einer großen Schüssel mit Parmesan, Thymian und Salz vermengen.

DIE TEMPERATUR auf 220 °C (Umluft 200 °C) erhöhen. Das Backblech mit Backpapier auslegen.

DIE EIER in einer flachen Schale verquirlen. Die Hähnchenstreifen durch die Eimasse ziehen und in der Quinoa-Käse-Mischung rollen. Auf das Backblech legen und mit dem Backspray besprühen oder mit Öl beträufeln.

DIE HÄHNCHENSTREIFEN im Ofen 15–20 Minuten backen, bis sie gar sind. Sofort servieren.

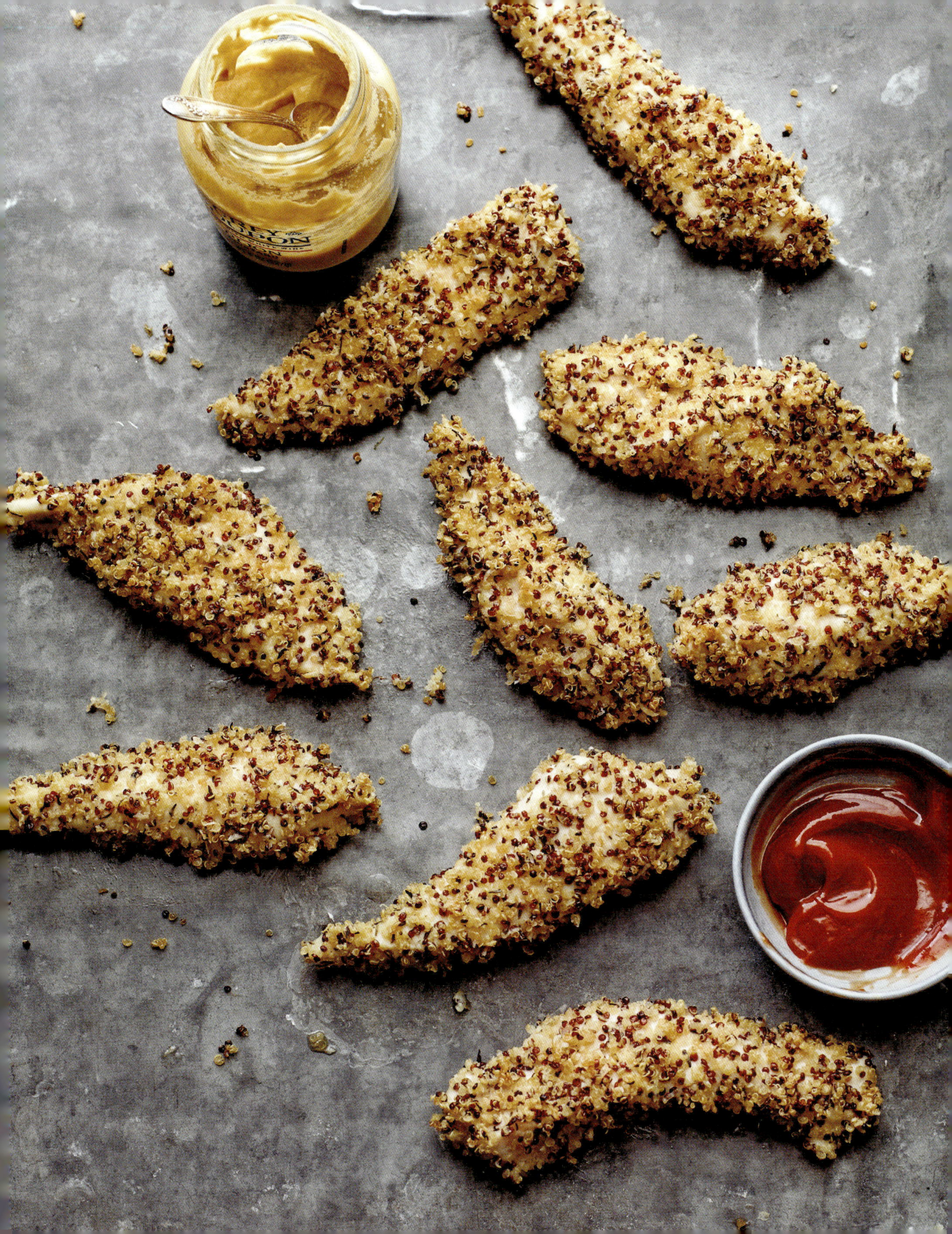

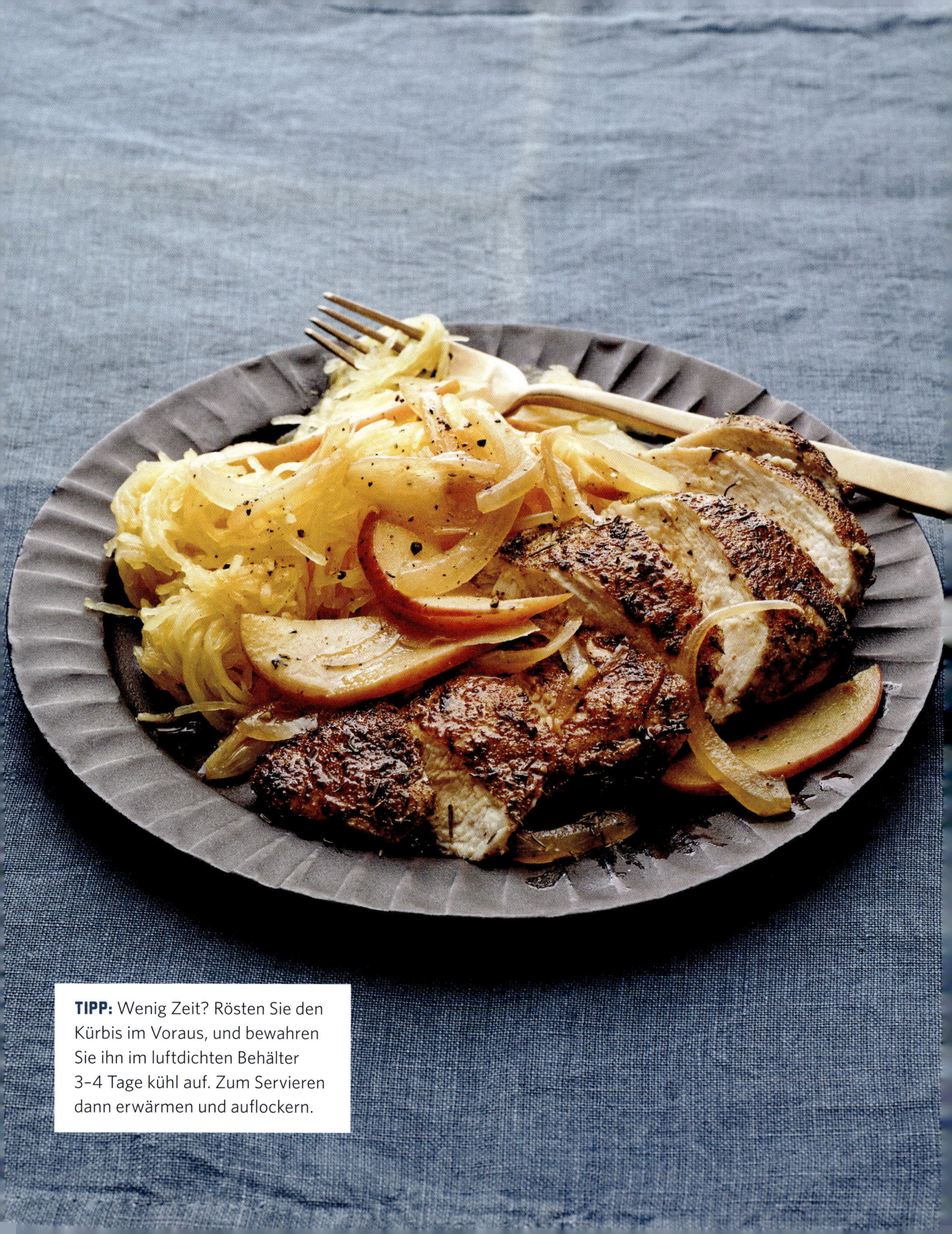

TIPP: Wenig Zeit? Rösten Sie den Kürbis im Voraus, und bewahren Sie ihn im luftdichten Behälter 3–4 Tage kühl auf. Zum Servieren dann erwärmen und auflockern.

HÄHNCHENBRUST
IN SALBEIMARINADE MIT KÜRBISSPAGHETTI

FÜR 4 PORTIONEN

PRO PORTION

KALORIEN: 351,3
FETT: 15,7 g
NATRIUM: 867,3 mg
KOHLENHYDRATE: 21,3 g
BALLASTSTOFFE: 3,5 g
ZUCKER: 8,7 g
PROTEIN: 32,7 g

Spaghetti-Kürbis hat nur wenig Kalorien und Kohlenhydrate und einen milden Geschmack. Wenn man ihn kocht, zerfällt sein Fleisch in nudelähnliche Stränge. Ich verwende ihn gern anstelle normaler Spaghetti in Rezepten, die man eigentlich nur einmal pro Woche als Auffüllmahlzeit essen sollte, am Abend vor dem längsten und intensivsten Training.

- **1 kleiner bis mittelgroßer Spaghetti-Kürbis (etwa 500 g)**
- **3 EL Raps- oder Olivenöl**
- **1½ TL gemahlener Salbei**
- **1 TL Knoblauchpulver**
- **½ TL getrockneter Thymian**
- **1¼ TL grobes Meersalz**
- **4 Hähnchenbrustfilets (450–550 g; ohne Haut)**
- **1 mittelgroße Zwiebel, in dünne Scheiben geschnitten**
- **1 großer Apfel, in dünne Scheiben geschnitten**
- **125 ml ungesüßter Apfelsaft**
- **125 ml Hühnerbrühe**
- **1 EL Apfelweinessig**
- **½ TL frisch gemahlener schwarzer Pfeffer**

DEN OFEN auf 200 °C (Umluft 180 °C) vorheizen.

DEN KÜRBIS mit einem scharfen Messer vorsichtig längs halbieren. Die Kerne entsorgen. Den Kürbis mit 1 Esslöffel Olivenöl einreiben und mit der Schnittfläche nach unten auf ein Backblech setzen. 30–45 Minuten rösten, bis man ihn leicht einstechen kann (s. Tipp links). Aus dem Ofen nehmen und abkühlen lassen.

SALBEI, KNOBLAUCHPULVER, Thymian und 1 kräftige Prise Salz vermengen. Die Hähnchenbrüste rundum damit einreiben. Die restlichen 2 Esslöffel Öl in einer großen beschichteten Pfanne erhitzen. Die Hähnchenteile einlegen und auf beiden Seiten etwa 3 Minuten bräunen. Fleisch aus der Pfanne nehmen. Zwiebel und Apfel hineingeben und 2–3 Minuten andünsten. Apfelsaft, Brühe und Essig zugießen und etwa 1 Minute einköcheln lassen. Die Hähnchenteile mit Bratensaft zurück in die Pfanne setzen und mit Deckel etwa 5 Minuten garen, bis das Fleisch gar ist. Mit dem restlichen Salz und Pfeffer würzen.

MIT EINER GABEL das Kürbisfruchtfleisch auskratzen und auf einen Servierteller häufen. Die Hähnchenteile mit Bratensaft darauf anrichten und servieren.

PRO PORTION

KALORIEN: 193,5
FETT: 10,5 g
NATRIUM: 548,2 mg
KOHLENHYDRATE: 3,6 g
BALLASTSTOFFE: 0,9 g
ZUCKER: 0,6 g
PROTEIN: 20,8 g

LACHSPLÄTZCHEN

AUF BLATTSALATEN

ERGIBT 4 PATTIES

- **1 Dose (430 g) Lachs, gut abgetropft, ohne Gräten und Haut**
- **75 g rote Zwiebel, fein gehackt**
- **1 EL frisch gehackte glatte Petersilie**
- **2 EL frisch gehacktes Basilikum**
- **2 EL frisch gepresster Zitronensaft**
- **1 TL frisch abgeriebene Zitronenschale**
- **2 Eier, Größe L**
- **2 EL Raps- oder Olivenöl**
- **200 g Blattsalatmischung, fertig abgepackt**
- **Zitronenspalten zum Servieren**

Lachs in Dosen ist relativ preisgünstig und lässt sich gut als Quelle für Omega-3-Fettsäuren bevorraten. Für manche Gerichte sind Lachsteaks und -filets optimal. Fertig gegarte und küchenfertige Dosenware eignen sich perfekt für Burger und Fischplätzchen. PCB-Giftstoffe (polychlorierte Biphenyle), die manchmal in Zuchtlachs vorkommen, vermeiden Sie, wenn Sie Lachs mit den Bezeichnungen »Wildfang«, »Alaskan Pink‹ (Buckellachs) oder »Sockeye« (Rotlachs) wählen.

DAS FISCHFLEISCH in eine Schüssel füllen und mit der Gabel zu Flocken zerkleinern. Zwiebel, Petersilie, Basilikum, Zitronensaft, Zitronenschale und Eier zugeben und gründlich unterarbeiten. Aus der Masse 4 etwa 2,5 cm dicke Plätzchen formen. Nebeneinander auf ein mit Backpapier ausgelegtes Backblech legen und mindestens 30 Minuten kühl stellen.

DAS ÖL in einer großen beschichteten Pfanne auf mittlere Temperatur erhitzen. Sobald es siedet, die Fischplätzchen in die Pfanne setzen. Auf beiden Seiten etwa 2 Minuten braten, bis sie gebräunt sind.

DEN BLATTSALAT auf vier Teller verteilen. Die Fischplätzchen daraufsetzen und mit Zitronenspalten garnieren.

TIPP: Wenn Sie die Fischplätzchen als Burger servieren wollen, verwenden Sie kräftigere Blattsalate wie Romana als »Brötchen«. Alternativ wählen Sie ein Getreideprodukt mit guter Core-Zahl als Wrap.

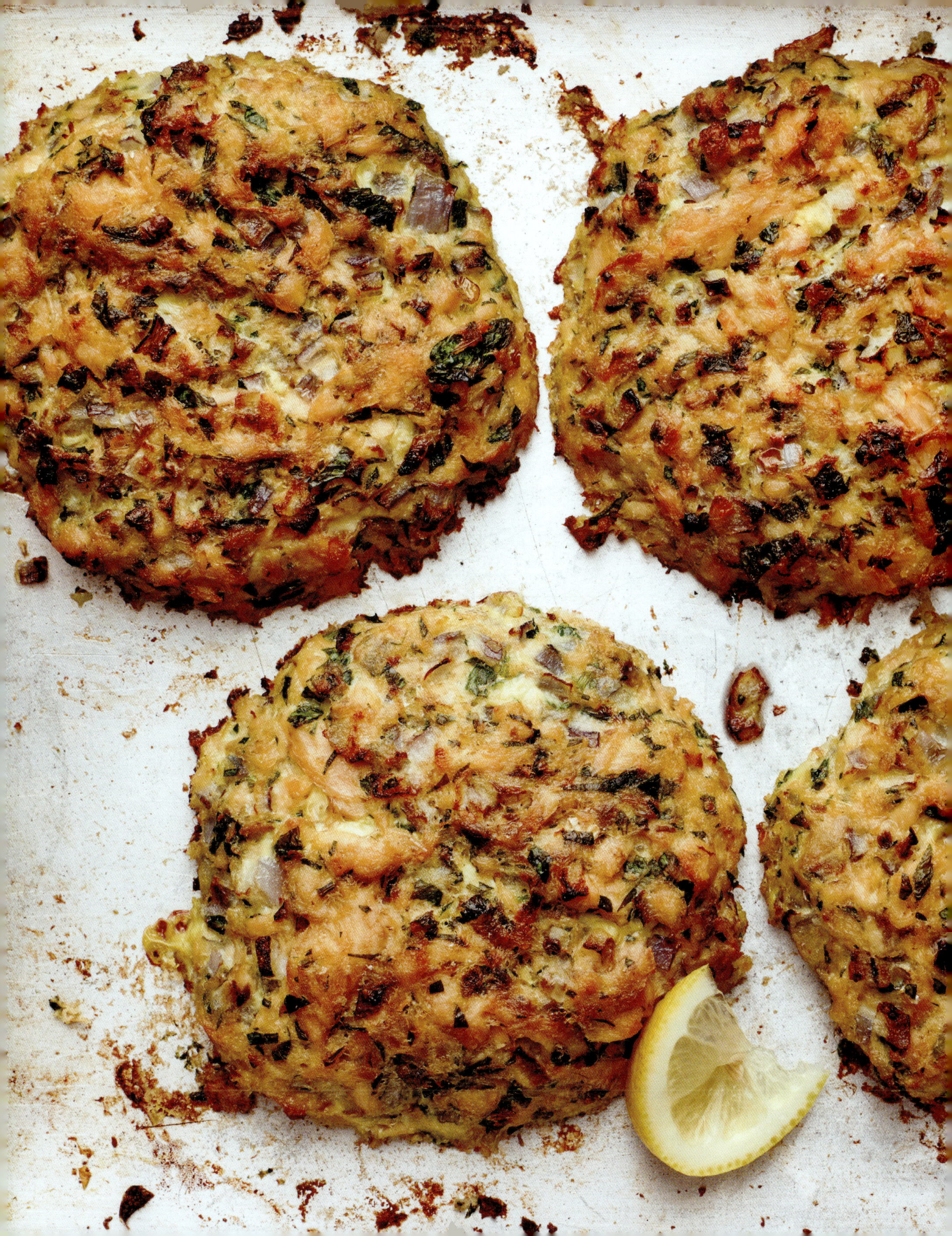

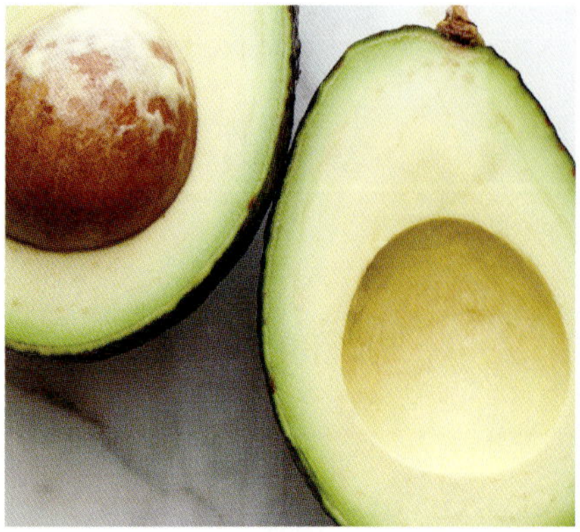
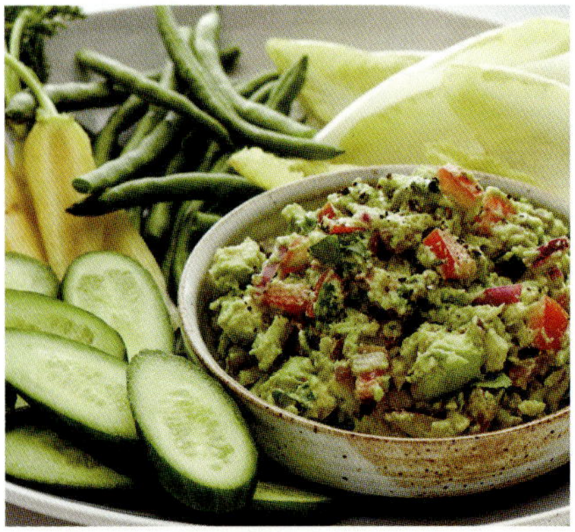
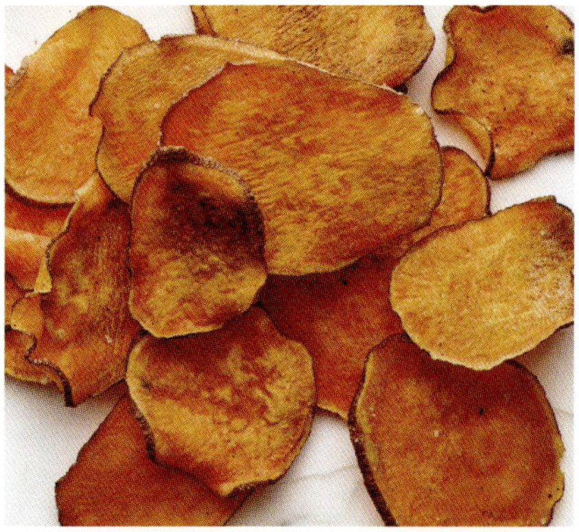
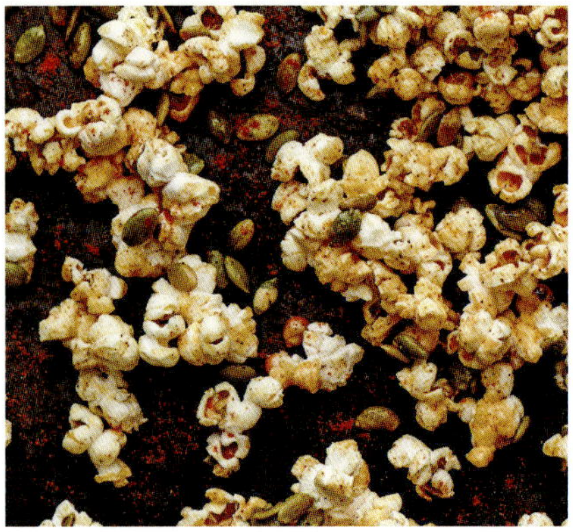

SNACKS

PRO PORTION

KALORIEN: 146,8
FETT: 0,1 g
NATRIUM: 54,8 mg
KOHLENHYDRATE: 23,8 g
BALLASTSTOFFE: 3,3 g
ZUCKER: 20,2 g
PROTEIN: 12,6 g

ORANGEN-JOGHURT-PARFAIT MIT HEIDELBEEREN

FÜR 4 PORTIONEN

4 kleine Navelorangen (s. Tipp)
100 g frische oder tiefgekühlte Heidelbeeren
500 g griechischer Joghurt (0,2 % Fett)
¼ TL Vanilleextrakt
2 TL Honig

Joghurt ist ein köstliches, protein- und kalziumreiches Nahrungsmittel. Sorten mit Fruchtgeschmack enthalten allerdings oftmals sehr viel Zucker. In einer beliebten Blaubeersorte habe ich schon 24 g pro 175-g-Becher gefunden, mit einer Core-Zahl von 3 (mehr als die empfohlenen 2!). Um die Gesundheitsvorteile von Joghurt genießen zu können, gebe ich lieber natürlich süße Früchte und einen nur kleinen Klecks Honig auf einfachen Naturjoghurt.

MIT EINEM ZESTENREISSER oder einer Küchenraspel etwa einen halben Teelöffel Zesten ohne die bittere weiße Haut abziehen und beiseitelegen. Mit einem scharfen Pariermesser die restliche Schale von der Orange entfernen. Die Orange mit einer Hand festhalten und die einzelnen Segmente aus der Haut schneiden. Aus den Orangenhäuten den Saft in eine Schüssel drücken. Die Heidelbeeren zugeben und mit dem Saft vermengen.

IN EINER MITTELGROSSEN SCHÜSSEL die Orangenzesten mit Joghurt, Vanille und 60 ml Orangensaft aus der Heidelbeer-Orangen-Mischung verrühren.

DIE HÄLFTE DER HEIDELBEER-ORANGEN-MISCHUNG auf vier Schälchen verteilen. Mit je einem Viertel Joghurtmischung bedecken und obenauf die restliche Fruchtmischung verteilen. Den Honig gleichmäßig darüberträufeln und servieren.

TIPP: Bedenken wegen der Pestizide in der aromatischen Schale konventionell angebauter Zitrusfrüchte umgehen Sie, wenn Sie Biofrüchte wählen.

HÜTTENKÄSE
MIT KRÄUTERN

FÜR 4 PORTIONEN

PRO PORTION

KALORIEN: 81,5
FETT: 1,2 g
NATRIUM: 459 mg
KOHLENHYDRATE: 3 g
BALLASTSTOFFE: 0 g
ZUCKER: 3,1 g
PROTEIN: 14 g

Frische Kräuter geben Gerichten ein wunderbares Aroma, ohne zu viel Natrium, Fett oder Zucker beizutragen. Sie schmecken köstlich zusammen mit Weichkäsesorten wie Ziegenfrischkäse und, in diesem Rezept, Hüttenkäse. Servieren Sie dazu Rohkost wie Karotten, rote Paprikaschoten, Selleriestangen oder Core-Zahl-freundliche Chips (s. Tipp).

500 g fettarmer (1% Fett) oder fettfreier Hüttenkäse
2 EL gemischte klein gehackte frische Kräuter wie Petersilie, Schnittlauch oder Dill
1/4 TL frisch gemahlener schwarzer Pfeffer
frisch klein geschnittenes Gemüse wie Karotten, rote Paprikaschoten und Gurken zum Servieren (nach Geschmack)
Kräcker zum Servieren (nach Geschmack)

HÜTTENKÄSE UND KRÄUTER in einer mittelgroßen Schüssel verrühren. In eine Servierschale umfüllen und mit Gemüse und Kräckern (falls verwendet) servieren.

TIPP: Getreide gehört außerhalb der Trainingsfenster grundsätzlich nicht in die Core Diet. Ersatzprodukte wie Chips auf Bohnenbasis und Snacks wie die Chips von Way Better Snacks sind jedoch großartige, Core-Zahl-freundliche Ergänzungen zu diesem Dip. Achten Sie auf maßvolle Portionen und darauf, dass der gewählte Geschmack die Core-Zahl-Grenze (s. S. 20) nicht übersteigt.

PRO PORTION

KALORIEN: 119,3
FETT: 9,3 g
NATRIUM: 299,5 mg
KOHLENHYDRATE: 5,8 g
BALLASTSTOFFE: 1,6 g
ZUCKER: 1 g
PROTEIN: 4,4 g

EDAMAME-AVOCADO-DIP

ERGIBT ETWA 600 ML; FÜR 10 PERSONEN

- **350 g gepalte TK-Edamame (s. Tipp)**
- **1 große reife Avocado, entsteint und geschält**
- **2 Knoblauchzehen**
- **60 ml frisch gepresster Zitronensaft**
- **60 ml Olivenöl nativ extra**
- **1 1/4 TL grobes Meersalz**
- **1/2 TL frisch gemahlener schwarzer Pfeffer**
- **1 TL gemahlener Kreuzkümmel**

Edamame, junge Sojabohnen, die in japanischen Restaurants oft gesalzen und in ihren haarigen Hülsen serviert werden, enthalten sehr viel Protein. Weich und bohnenähnlich, sind sie köstlich und vielseitig verwendbar. Hier püriere ich sie mit Avocado zu einem geschmackvollen dunkelgrünen Dip, voll mit einem idealen Mix aus Eiweiß, Fett und Ballaststoffen. Er schmeckt genial mit Gemüse und Chips, aber auch als Brotaufstrich.

DIE EDAMAME mit Avocado, Knoblauch, Zitronensaft, Olivenöl, Salz, Pfeffer und Kreuzkümmel im Standmixer oder mit der Küchenmaschine cremig pürieren. Falls nötig, mit bis zu 60 ml Wasser verdünnen.

TIPP: Edamame enthalten als einziges nicht tierisches Lebensmittel alle neun essenziellen Aminosäuren, die der Körper nicht selbst herstellen kann. Damit sind sie vollständige Proteine. Verwenden Sie sie auch anstelle von grünen Erbsen oder Limabohnen.

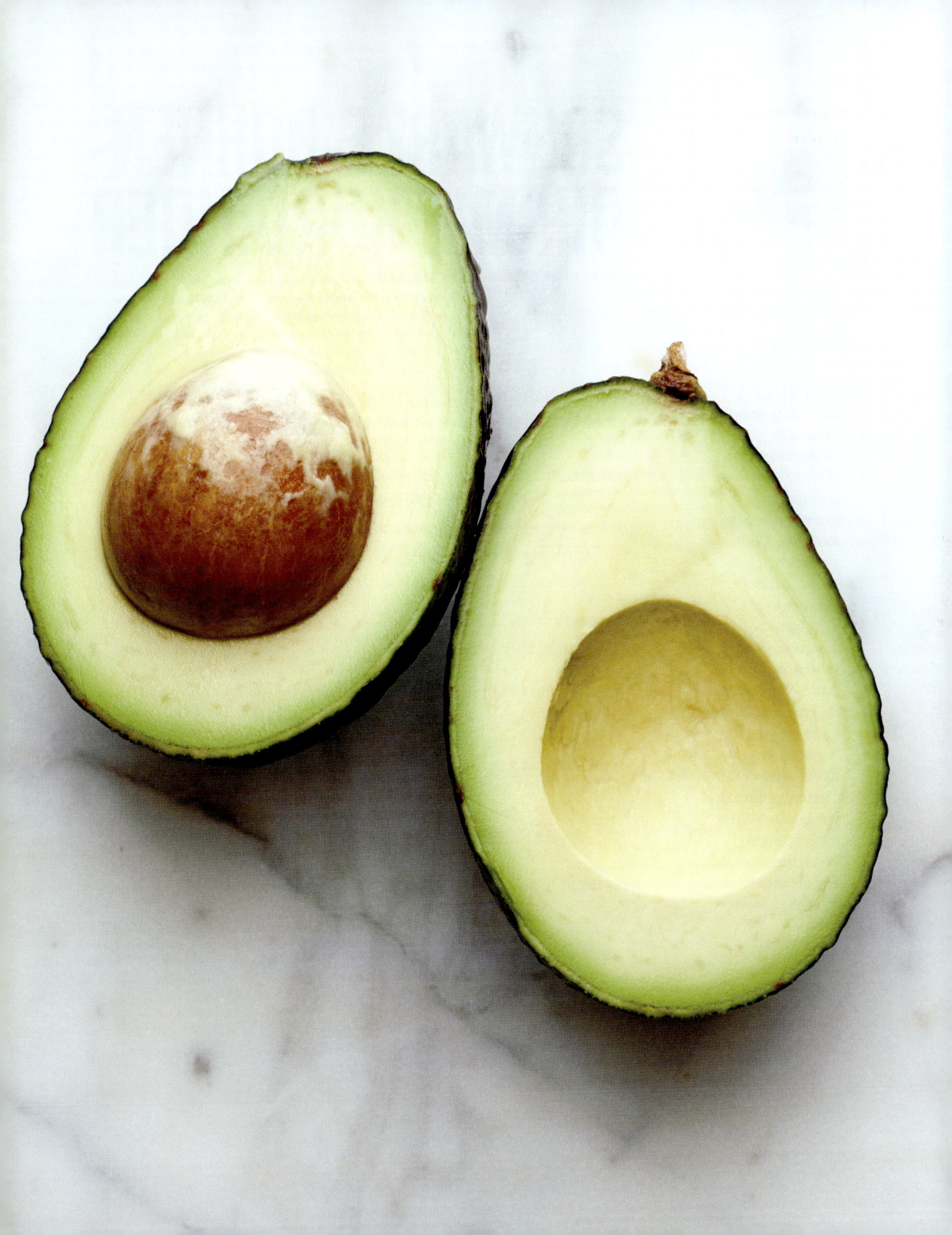

PRO PORTION

KALORIEN: 52,6
FETT: 0,6 g
NATRIUM: 45,9 mg
KOHLENHYDRATE: 9 g
BALLASTSTOFFE: 3,2 g
ZUCKER: 0 g
PROTEIN: 3,2 g

SCHWARZE-BOHNEN-DIP MIT KORIANDER

ERGIBT ETWA 350 G: FÜR 12 PERSONEN

- **1 Dose (450 g) schwarze Bohnen**
- **1 TL Rapsöl**
- **5–6 Kirschtomaten (etwa 75 g), halbiert**
- **1/4 mittelgroße rote Zwiebel, klein gehackt**
- **1 Knoblauchzehe, klein gehackt**
- **1/2 mittelgroße Jalapeño-Pfefferschote, Samen und Scheidewände entfernt, klein gehackt**
- **1/2 TL gemahlener Kreuzkümmel**
- **2 EL frisch gehackte Korianderblätter und -stängel**
- **2 TL frisch gepresster Limettensaft**
- **1/4 TL grobes Meersalz**

Dieser reichhaltige cremige Dip ist im Nu fertig. Er bietet eine gesunde Alternative zu käse- und fettreichen Varianten, liefert viel Protein, Ballaststoffe und Eisen und ist ideal für ein Treffen mit Freunden. Bringen Sie dazu Core Zahl-freundliche Chips mit (s. S. 156), oder servieren Sie ihn mit rohem Gemüse. Seine leichte Schärfe verdankt er der Jalapeño-Pfefferschote (s. Tipp). Für eine mildere Variante lassen Sie sie einfach weg.

DIE BOHNEN in ein Sieb über einer Schüssel abgießen. Die Flüssigkeit dabei auffangen.

DAS ÖL in einer Pfanne auf mittlere Temperatur erhitzen. Sobald es siedet, Tomaten, Zwiebel, Knoblauch und die Jalapeño-Pfefferschote hineingeben. In etwa 5 Minuten unter Rühren weich dünsten. Mit dem Kreuzkümmel würzen und noch 1 Minute weiterdünsten, bis er duftet. Die Mischung mit den Bohnen und 2 Esslöffeln der aufgehobenen Flüssigkeit in die Küchenmaschine geben und cremig pürieren. Mit Zitronensaft und Salz würzen und nochmals pürieren.

LUFTDICHT IM KÜHLSCHRANK aufbewahrt, hält der Dip 2–3 Tage.

TIPP: Entgegen der weitverbreiteten Meinung steckt die Schärfe von Chilis nicht in den Samen. Capsaicin, die chemische Verbindung, die unsere Ohren zum Klingeln und unseren Gaumen zum Brennen bringt, sitzt vor allem in den weißen Scheidewänden der Schote, an der die Samen hängen. Entfernen Sie also mehr oder weniger dieser Membranen, je nachdem, wie scharf Sie Ihr Gericht wünschen.

APFEL-SELLERIE-SALAT MIT ROSINEN

FÜR 4 PORTIONEN

PRO PORTION

KALORIEN: 160,5
FETT: 5,9 g
NATRIUM: 23,3 mg
KOHLENHYDRATE: 26,1 g
BALLASTSTOFFE: 3,6 g
ZUCKER: 19,2 g
PROTEIN: 4,6 g

Langweilt Sie das ewig gleiche Obst als Snack? Dieser erfrischende Salat sättigt und bringt Energie, mit einem ausbalancierten Verhältnis von Kohlenhydraten, Fett und Protein. Seine Konsistenz von knusprig bis knackig macht ihn interessant und befriedigt die Gelüste. Mit den Walnüssen bringen wir auch unsere wichtige Omega-3-Kampagne voran. Ich mische gern verschiedene Äpfel, wie Honeycrunch, Mutsu und Gala, um ihre verschiedenen Aromen, Farben und Konsistenzen zu genießen – unbedingt mit Schale, um Ballaststoffe und Vitamin C abzubekommen (nicht zu kurz vor einem Lauftraining essen!).

- **2 mittelgroße bis große Äpfel, Kerngehäuse ausgestochen und in mundgerechte Stücke geschnitten**
- **1 mittelgroße Selleriestange, klein gehackt**
- **40 g Rosinen**
- **120 g griechischer Joghurt, z. B. von Fage, mit 2 % Fettgehalt**
- **½ TL Honig**
- **1 Prise Zimt**
- **30 g geröstete Walnusskerne, klein gehackt**

ÄPFEL, SELLERIE, ROSINEN. Joghurt, Honig und Zimt in eine große Schüssel füllen und alles gut unterheben, bis die Zutaten gut vermischt sind. Abgedeckt mindestens 1 Stunde kühl stellen. Vor dem Servieren die Walnusskerne darüberstreuen.

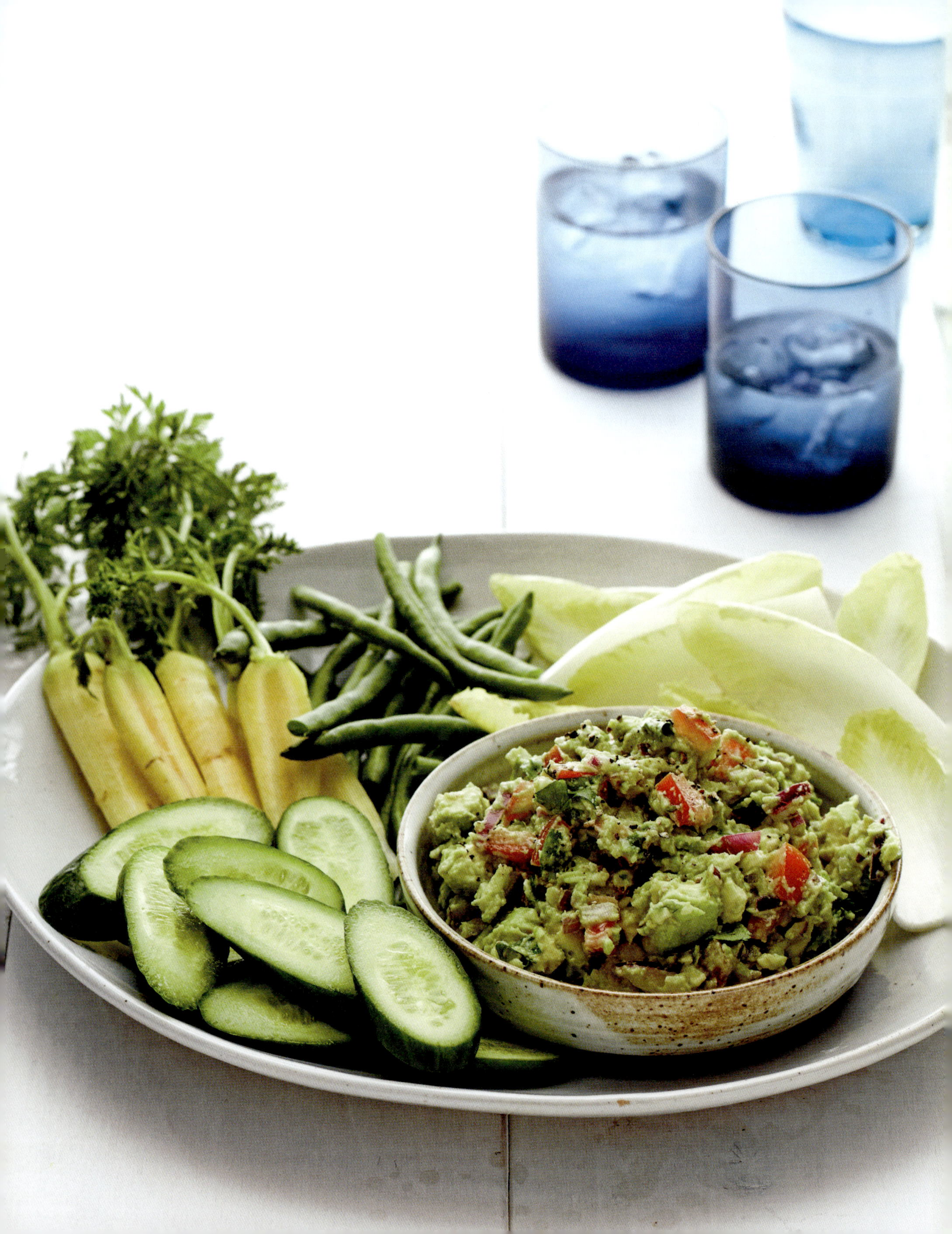

GUACAMOLE
MIT GERÖSTETEN KRÄUTERN

ERGIBT ETWA 500 G; FÜR 8 PERSONEN

PRO PORTION

KALORIEN: 81,5
FETT: 11,8 g
NATRIUM: 71,8 mg
KOHLENHYDRATE: 4,8 g
BALLASTSTOFFE: 3,1 g
ZUCKER: 0,2 g
PROTEIN: 1 g

Die cremige, nahrhafte Avocado ist eine sehr gute Quelle für die einfach ungesättigte Omega-3-Fettsäure ALA (eine Vorstufe von EPA/DHA). Sie hilft, den Cholesterinspiegel zu senken, und fördert so die Herzgesundheit. Diese Gesundheitsvorteile lassen die Guacamole zum Superfood werden (abhängig davon, was Sie dazuessen!). Ein schneller Snack zu rohem Gemüse, zu Core-Zahl-freundlichen Chips (s. S. 156) oder als Brotaufstrich. Er passt auch sehr gut zu den Hähnchen-Tacos mit Chipotle-Chili (S. 173).

- **1 TL gemahlener Kreuzkümmel**
- **1/4 TL Cayennepfeffer**
- **2 große reife Avocados (Sorte Hass), entsteint und geschält (s. Tipp)**
- **1/2 kleine rote Zwiebel, fein gehackt**
- **1 große Pflaumentomate, entkernt und klein gehackt**
- **15 g frisch gehackte Korianderblätter**
- **2 EL frisch gepresster Limettensaft**
- **1/2 TL grobes Meersalz**
- **1 TL natives Olivenöl extra**

KREUZKÜMMEL UND CAYENNEPFEFFER in einer kleinen Pfanne bei schwacher Hitze 5 Minuten rösten, bis die Gewürze duften. Die Pfanne dabei ständig rütteln oder die Gewürze umrühren. In eine kleine Schüssel umfüllen und abkühlen lassen.

AVOCADOS, ZWIEBEL, TOMATE und Koriander in einer weiteren Schüssel vermengen. Die Röstgewürze mit Limettensaft, Salz und Öl zugeben und sanft unterheben. Die Guacamole schmeckt ganz frisch am besten, hält aber auch im Kühlschrank etwa 1 Tag.

TIPP: Avocados reifen am besten, wenn man sie mit anderem Obst, z. B. Äpfeln oder Bananen, in einen Papierbeutel steckt. Die reifen Früchte dünsten Ethylengas aus, das den Reifeprozess der Avocados beschleunigt. Die reifen Avocados noch 2–3 Tage separiert bei Raumtemperatur lagern.

PRO PORTION

KALORIEN: 220,3
FETT: 11,6 g
NATRIUM: 174 mg
KOHLENHYDRATE: 27,9 g
BALLASTSTOFFE: 3,8 g
ZUCKER: 17,4 g
PROTEIN: 1,6 g

CHILI-SCHARFES POPCORN

MIT KÜRBISKERNEN

ERGIBT ETWA 1,8 L; FÜR 4 PERSONEN

2 EL Rapsöl
40 g Popcorn-Maiskörner
2 EL Light-Butter (s. Tipp, S. 103)
80 g Honig
½ TL Cayennepfeffer
½ TL Chilipulver
½ TL grobes Meersalz
60 g geröstete Kürbiskerne, geschält (s. Tipp, S. 99)

Sicher, Popcorn mag wegen des salzigen und fettigen Kino-Popcorns einen schlechten Ruf haben, doch kann es auch ein nahrhafter Snack voller Ballaststoffe, Antioxidantien, Vitamine und Mineralstoffe sein. Ich puffe die Körner gern auf dem Herd in wenig Öl. Wollen Sie kein Fett verwenden, können Sie es auch nur mittels Hitze herstellen. Obwohl Popcorn in die Kategorie hochglykämischer Getreide gehört, wie Pasta, ruft es hier, mit Fetten und Ballaststoffen kombiniert, eine vernünftige Blutzuckerreaktion hervor.

DEN OFEN auf 150 °C (Umluft 130 °C) vorheizen. Mehrere Backbleche mit Rand mit Backpapier auslegen.

DAS ÖL in einem großen Topf auf mittlere Temperatur erhitzen. Sobald es siedet, 2–3 Maiskörner hineingeben und einen gut schließenden Deckel aufsetzen. Sobald das erste Korn springt, die restlichen Körner dazugeben. Den Topf wieder verschließen und sanft rütteln, sodass die Körner nebeneinanderliegen und mit Öl überzogen werden. Sobald sie springen, die Pfanne wieder sanft rütteln. Falls möglich, den Deckel leicht schräg setzen, damit der Dampf entweichen kann. Vorsicht vor spritzendem Öl und hochfliegendem Popcorn! Wenn das Springen nach etwa 3 Minuten nachlässt oder die Körner länger als 2 Sekunden nicht mehr springen, den Topf vom Herd nehmen und die Popcorn in eine Schüssel füllen.

DEN TOPF wieder auf den Herd stellen und erneut sanft erhitzen. Butter, Honig, Cayennepfeffer, Chilipulver und Salz zugeben. Die Mischung zum Köcheln bringen und 1–2 Minuten simmern lassen, bis sie etwas eindickt. Kürbiskerne und Popcorn dazugeben und vorsichtig unterheben, bis die Körner damit überzogen sind. Die Popcorn in einer Schicht auf den Backblechen verteilen.

DIE POPCORN etwa 15 Minuten im Ofen backen, bis sie goldgelb sind. Dabei ein- bis zweimal wenden. Vor dem Essen auskühlen lassen. Luftdicht aufbewahrt, halten die Popcorn 2–3 Tage.

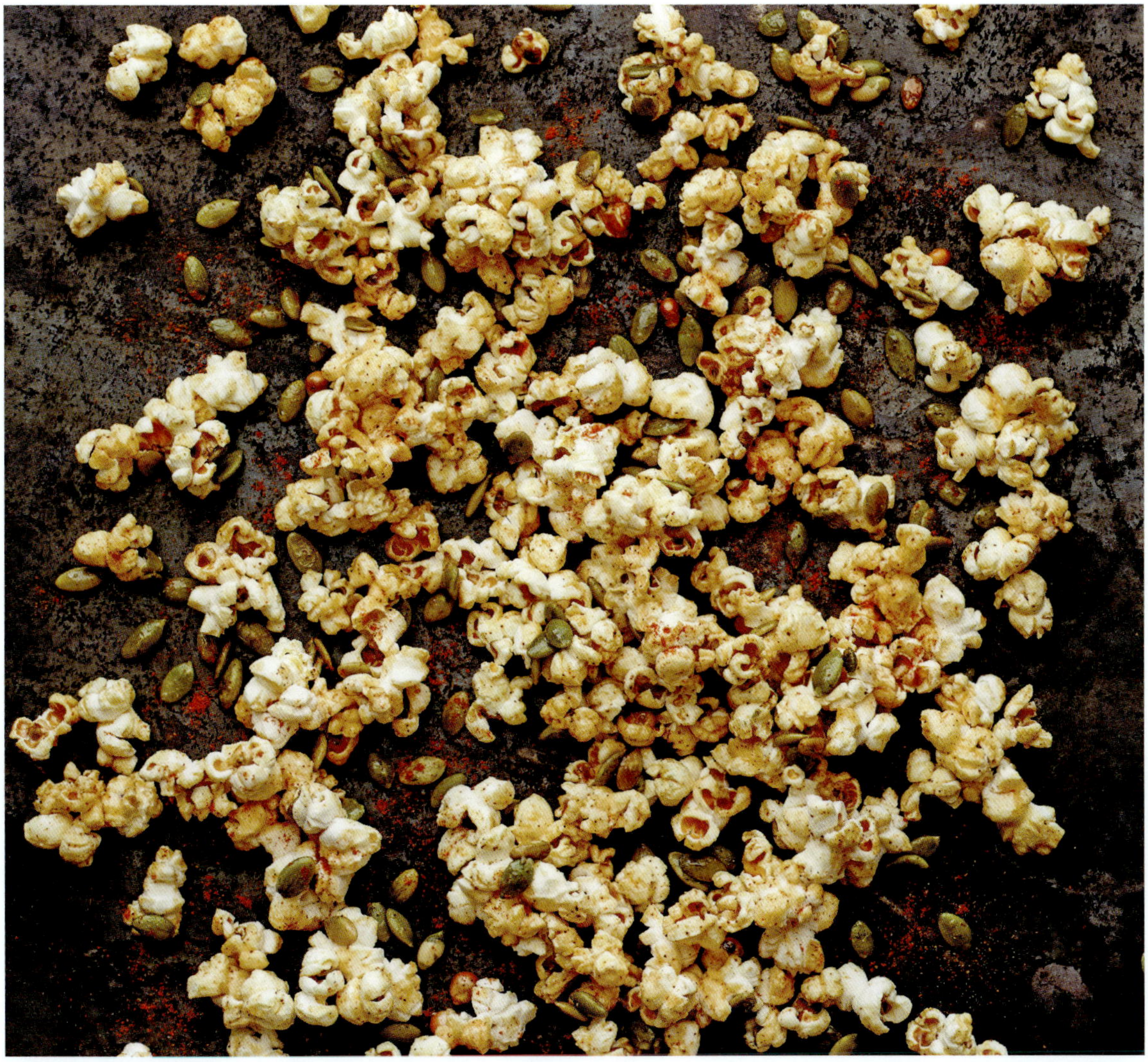

PRO PORTION

KALORIEN: 188
FETT: 5,4 g
NATRIUM: 20,2 mg
KOHLENHYDRATE: 36,9 g
BALLASTSTOFFE: 3,6 g
ZUCKER: 32,1 g
PROTEIN: 2,8 g

DATTELN MIT WALNUSSFÜLLUNG

ERGIBT 16 GEFÜLLTE DATTELN; FÜR 8 PERSONEN

16 Medjool-Datteln mit Kernen (ca. 340 g)
100 g Walnusskerne, geviertelt
8 TL weicher Ziegenkäse

Diese gefüllten Datteln sind ein wunderbar leichter süßer Snack, voller Ballaststoffe, Protein und guten Fetten. Datteln liefern auch eine beträchtliche Portion Kalium – für viele Athleten wegen der hohen Schwitzrate ein wichtiges Elektrolyt. Dieser Snack hat eine hohe Kaloriendichte und sättigt daher gut. Er ist ideal für intensive Trainingswochen mit hohem Energieumsatz und in denen Sie in den Hauptphasen auch zwischen den Trainingseinheiten essen. Der Snack lässt sich gut transportieren – dann sollten Sie den Ziegenkäse aber weglassen.

DIE DATTELN mit einem Pariermesser längs einschneiden und entkernen. In jede Dattel zuerst ein paar Walnusskerne und darüber Ziegenkäse füllen.

FRUCHT-NUSS-ENERGIEMIX

ERGIBT ETWA 1 KG: FÜR 15 PERSONEN

PRO PORTION

KALORIEN: 281
FETT: 23 g
NATRIUM: 10,1 mg
KOHLENHYDRATE: 15,9 g
BALLASTSTOFFE: 4 g
ZUCKER: 7,1 g
PROTEIN: 6,5 g

Nüsse sind eine tolle Quelle für Proteine, gute Fette und Mikronährstoffe. In dieser Nussmischung finden Sie ein Maximum an durch Nüsse erhältliche Vitamine, Mineralstoffe und Fette. Eine Portion davon pusht die Fett- und Proteineinnahme. Dadurch werden die Gewebereparaturen unterstützt und die Nährstoffresorption durch den Darm verbessert. Um Muskelmasse aufzubauen und das Gewicht dabei zu halten, sollten Sie diese Mischung täglich verzehren. Sie gewinnen doppelt: hohe Kaloriendichte und Nährstoffdichte. Wählen Sie je nach Geschmack rohe oder geröstete Nüsse.

75 g ungesalzene Macadamiakerne
150 g Walnusskerne, halbiert
150 g ungesalzene Mandelkerne
75 g ungesalzene Paranusskerne
140 g ungesalzene Sonnenblumenkerne
225 g getrocknete Kirschen oder klein gehackte Datteln
75 geröstete, ungesüßte Kokos-Flakes (s. Tipp)

IN EINER SCHÜSSEL Macadamiakerne, Walnüsse, Paranüsse, Sonnenblumenkerne, Trockenobst und Kokos-Flakes vermengen. Luftdicht aufbewahrt, hält der Mix 2–3 Monate.

TIPP: Geröstete Kokosnuss gibt der Mischung Leichtigkeit und Knusprigkeit sowie eine tropisch-warme Geschmacksnote. Um das Rezept Core-Zahl-freundlich zu machen und zusätzlichen Zucker zu vermeiden, nehme ich gern ungesüßte Kokos-Flakes. Es gibt sie in den meisten Supermärkten oder Naturkostläden. Zum Rösten die Kokosnuss dünn auf einem Backblech verteilen. Im Ofen bei 180 °C (Umluft 160 °C) in 5–10 Minuten goldgelb und knusprig backen.

PRO PORTION

KALORIEN: 260,3
FETT: 14,4 g
NATRIUM: 286,9 mg
KOHLENHYDRATE: 31,6 g
BALLASTSTOFFE: 3,9 g
ZUCKER: 0 g
PROTEIN: 2,1 g

GEBACKENE SÜSS-KARTOFFEL-CHIPS

FÜR 2 PORTIONEN

- **2 mittelgroße bis große Süßkartoffeln, gewaschen und abgebürstet**
- **½ TL Adobo Seasoning (mexikanische Würzmischung mit Zwiebel, Kreuzkümmel und Cayennepfeffer)**
- **½ TL grobes Meersalz**
- **2 EL Rapsöl und weiteres Öl zum Einfetten der Bleche**

Süßkartoffeln sind eines der nährstoffreichsten Nahrungsmittel und unglaublich vielseitig. Anders als mehlige oder festkochende »normale« Kartoffeln, lassen Süßkartoffeln den Blutzucker langsamer ansteigen. Ganz zu schweigen von ihrem Nährstoffreichtum aus Betacarotinen, den Vitaminen C und E und ihrem Ballaststoffgehalt. Dieses Rezept ist die leichteste und wahrscheinlich schmackhafteste Zubereitungsmethode, die ich kenne. Die dünnen Scheiben werden im Ofen schön knusprig und schmecken wirklich wie frittiert!

DEN OFEN auf 190 °C (Umluft 170 °C) vorheizen. Mehrere Backbleche leicht einfetten.

DIE KARTOFFELN mit einem scharfen Messer oder einem Küchenhobel (vorsichtig arbeiten!) in drei Millimeter dicke Scheiben schneiden. In einer Schüssel mit Öl, Würze und Salz vermengen. Dann die Scheiben nebeneinander auf die Backbleche legen.

15 MINUTEN BACKEN. Die Scheiben wenden und 10–15 Minuten weiterbacken, bis sie stellenweise golden sind. 5 Minuten abkühlen lassen, so werden sie durch und durch knusprig.

DIE CHIPS am besten sofort essen. Luftdicht aufbewahrt, halten sie 2–3 Tage.

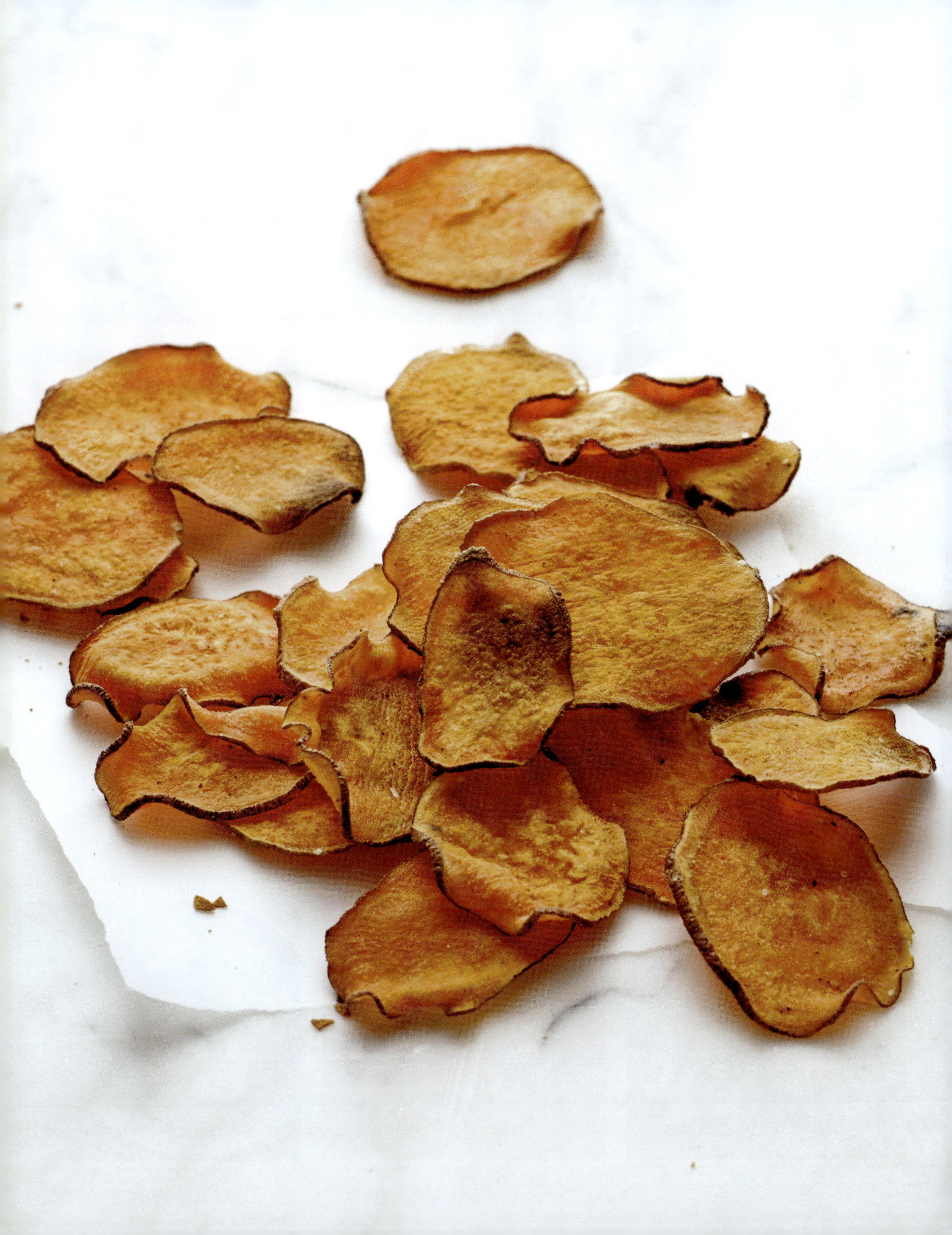

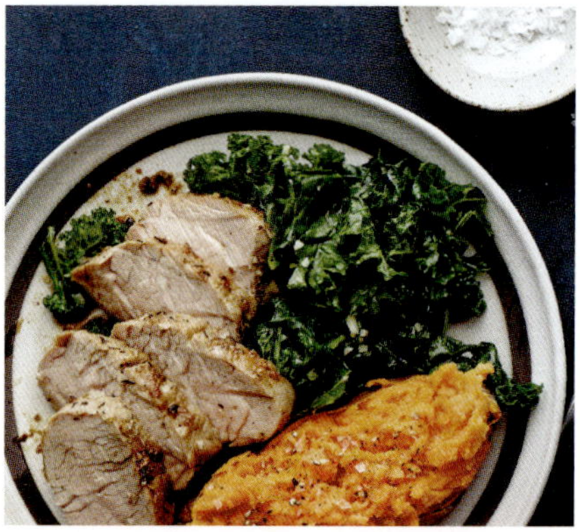
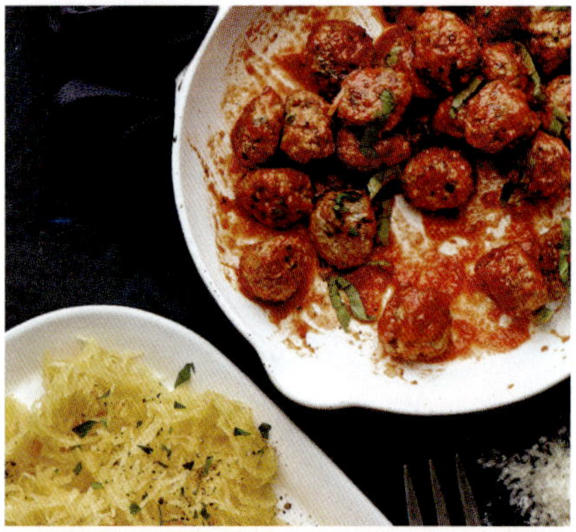
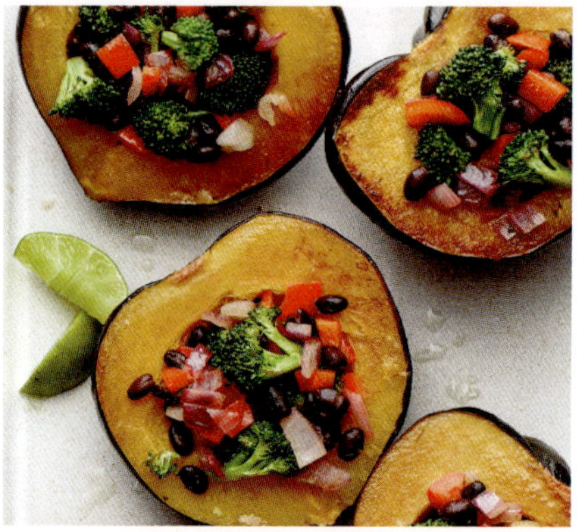
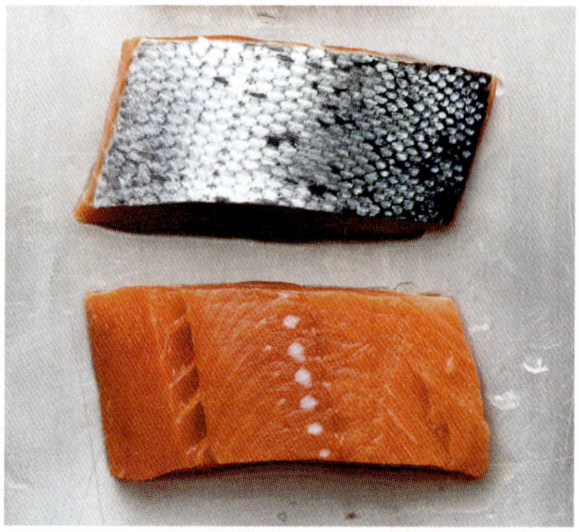
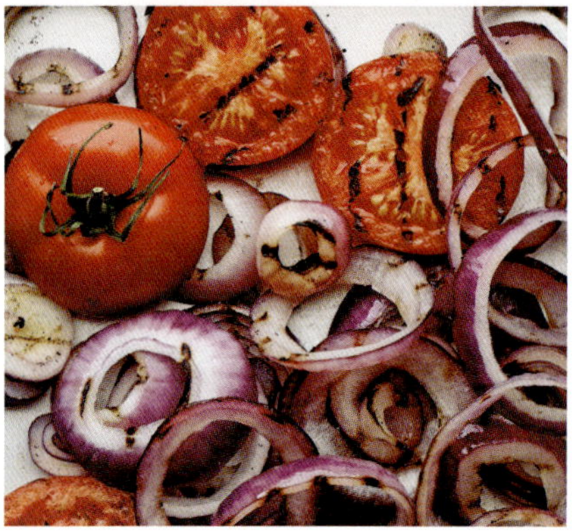
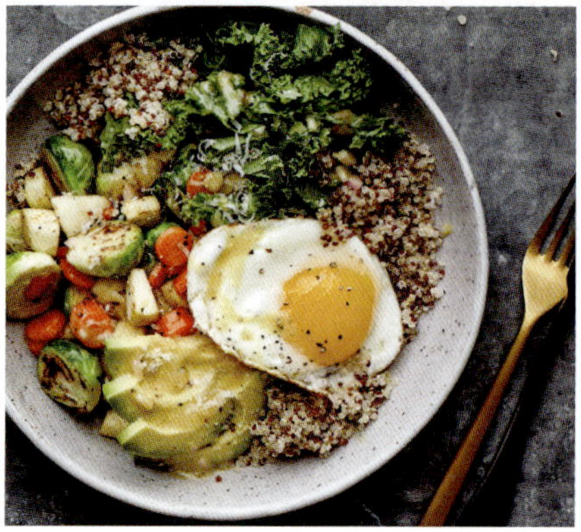

ABENDESSEN

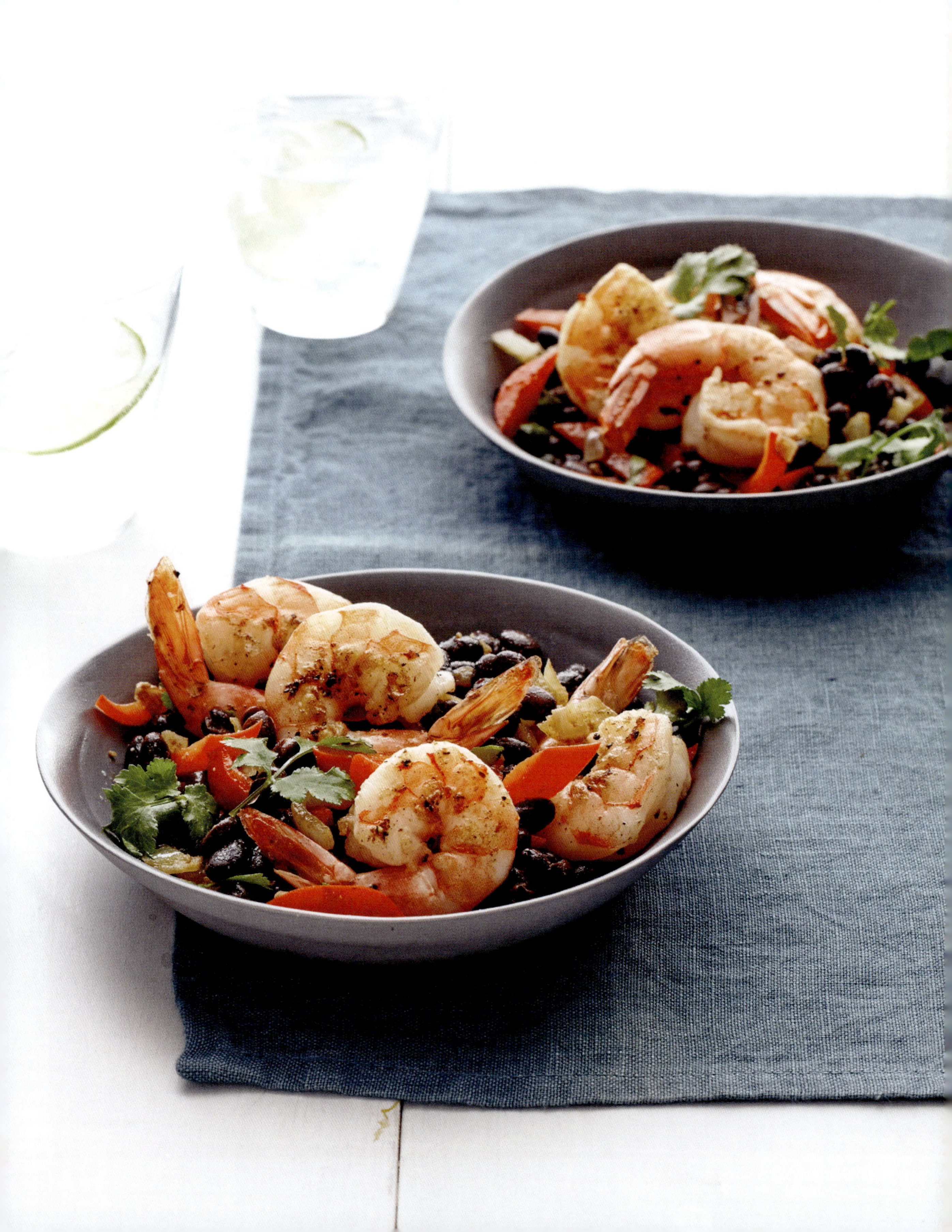

SAUTIERTE GARNELEN

AUF SCHWARZE-BOHNEN-SALAT

FÜR 6 PORTIONEN

PRO PORTION

KALORIEN: 233,3
FETT: 5,1 g
NATRIUM: 321,5 mg
KOHLENHYDRATE: 21,1 g
BALLASTSTOFFE: 7 g
ZUCKER: 0,2 g
PROTEIN: 25,8 g

Garnelen hatten wegen ihres Cholesteringehalts einen schlechten Ruf, doch heute sieht man das anders. Das ist gut, da Garnelen eine großartige Proteinquelle sind – 100 g enthalten etwa 20 g davon, mit nur sehr wenig Fett. Die Quecksilberbelastung ist gering. Garnelen versorgen uns mit den Antioxidantien Selen und Astaxanthin, die vorzeitigem Altern, Krankheiten und Entzündung entgegenwirken können.

- **4 TL Olivenöl**
- **1 kleine Zwiebel, klein gehackt**
- **1 mittelgroße rote Gemüsepaprika, klein gehackt**
- **1 TL gemahlener Kreuzkümmel**
- **1 Dose (à 450 g) schwarze Bohnen, abgespült und abgetropft**
- **2 TL frisch gepresster Limettensaft**
- **½ TL grobes Meersalz**
- **½ TL frisch gemahlener schwarzer Pfeffer**
- **1 TL frisch abgeriebene Limettenschale**
- **600 g mittlere oder große Garnelen, geschält und Därme entfernt**
- **2 EL frisch gehackte Korianderblätter**

ZWEI TEELÖFFEL ÖL in einer Pfanne auf mittlere Temperatur erhitzen. Zwiebel und Paprika zugeben und unter Rühren etwa 5 Minuten dünsten. Den Kreuzkümmel einrühren und 1 Minute mitdünsten, bis er duftet. Die schwarzen Bohnen mit Limettensaft sowie je 1 gute Prise Salz und Pfeffer dazugeben und die Bohnen durcherhitzen. Die Limettenschale einrühren. Die Mischung auf sechs Tellern oder auf einer Servierplatte anrichten und warm halten.

DIE GARNELEN mit dem restlichen Salz und Pfeffer würzen. Das übrige Öl in derselben Pfanne erhitzen. Die Garnelen darin unter Rühren etwa 5 Minuten braten, bis sie nicht mehr glasig sind. Auf den Bohnen anrichten, mit Koriander bestreuen und servieren.

TIPP: Kaufen Sie am besten gefrorene Garnelen. Die meisten Garnelen im Handel werden tiefgefroren, sodass die Tiere in der Fischtheke höchstwahrscheinlich aufgetaut wurden. Da Sie nicht wissen können, wie lange sie dort schon liegen, kaufen Sie besser gefrorene und tauen sie selbst auf. Dazu bedecken Sie die Garnelen in einer Schüssel mit kaltem Wasser und wechseln es alle 5 Minuten aus, bis die Tiere weich und biegsam sind.

PRO PORTION

KALORIEN: 258,5
FETT: 12,4 g
NATRIUM: 885,3 mg
KOHLENHYDRATE: 24,2 g
BALLASTSTOFFE: 5,4 g
ZUCKER: 8 g
PROTEIN: 17,5 g

OFENGERÖSTETER STREIFENBARSCH MIT ZITRUSFÜLLUNG IM LAUCHBETT

FÜR 2 PORTIONEN

- **2 mittelgroße Lauchstangen (nur das Weiße), in dünne Streifen geschnitten**
- **2 ganze Streifenbarsche, küchenfertig geputzt und ausgenommen (etwa 700 g)**
- **4 TL Olivenöl**
- **3/4 TL grobes Meersalz**
- **3/4 TL frisch gemahlener schwarzer Pfeffer**
- **1 kleine Naverlorange, in Scheiben geschnitten**
- **1 Zitrone, in Scheiben geschnitten**
- **1/2 Bund frischer Thymian**

Fisch ist definitiv ein Verbündeter von Athleten. Er enthält reichlich Protein, aber wenig gesättigte Fettsäuren und ist eine hervorragende Quelle für Mineralien wie Kalzium, Phosphor, Magnesium, Eisen und Zink. Eine der einfachsten Zubereitungsmethoden ist, ihn im Ganzen in den Ofen zu schieben. Sie müssen ihn dazu nur küchenfertig geputzt und ausgenommen kaufen und die Bauchhöhle mit Aromastoffen füllen. Mit Salat oder Gemüse wie den Pilzen in Balsamdressing (S. 207) wird daraus eine tolle Mahlzeit.

DEN OFEN auf 220 °C (Umluft 200 °C) vorheizen. Ein Backblech mit Rand, in das beide Fische passen, mit Backpapier auslegen.

ZWEI LAUCHHAUFEN auf dem Backblech anrichten und die Fische darauflegen. Die Bauchhöhlen mit je 1 Teelöffel Öl sowie je 1 kräftigen Prise Salz und Pfeffer einreiben. Mit den Orangen- und Zitronenscheiben und dem Thymian füllen. Die Bauchlappen fest zusammendrücken, damit die Zitrusfrüchte gut eingeschlossen sind. Die Fische mit dem restlichen Öl bestreichen und übriges Salz und Pfeffer darübergeben.

DIE FISCHE etwa 15–20 Minuten rösten, bis sie durchgegart sind. Sofort servieren.

SALAT MIT POCHIERTEM LACHS

UND DILL-KAPERN-SOSSE

FÜR 4 PORTIONEN

PRO PORTION

KALORIEN: 272,4
FETT: 11,1 g
NATRIUM: 960 mg
KOHLENHYDRATE: 3,1 g
BALLASTSTOFFE: 0,8 g
ZUCKER: 1,8 g
PROTEIN: 37,1 g

Lachs ist ein tolles Nahrungsmittel. Er ist reich an hochwertigem Protein und an Omega-3-Fettsäuren. Diese kommen auch in anderen Fischen, wie Makrelen, Thunfisch und Sardinen, sowie in manchen Pflanzen vor. Omega-3-Fettsäuren können dazu beitragen, das Risiko für koronäre Herzerkrankung, chronische Erkrankungen und Entzündungen zu senken. Studien haben auch ergeben, dass sie dem Gehirn zugutekommen. In diesem Rezept wird der Lachs pochiert. Das ist nicht nur eine sanfte Methode, sondern hält ihn auch ohne Fett schön saftig.

- **1½ TL Salz**
- **2 EL plus 1 TL frisch gepresster Zitronensaft**
- **1½ TL Weißweinessig**
- **4 Lachsfilets (à 175 g)**
- **500 g fettarmer griechischer Joghurt (0,2 % Fett)**
- **1 TL Mayonnaise**
- **¼ TL Dijonsenf**
- **2 TL Kapern, abgetropft**
- **1½ TL fein gehackter frischer Dill**
- **¼ TL frisch abgeriebene Zitronenschale**
- **¼ TL grobes Meersalz**
- **1 Prise frisch gemahlener schwarzer Pfeffer**
- **150 g küchenfertige Blattsalatmischung (s. Tipp)**

---

500 ML WASSER mit dem Salz, 2 Esslöffel Zitronensaft und Essig in einer großen, tiefen Pfanne aufkochen. Die Fischfilets vorsichtig nebeneinander hineinlegen. Das Wasser soll die Fische gerade bedecken; falls nötig, noch etwas zugießen. Die Temperatur senken, sodass die Flüssigkeit nur noch leicht simmert. Den Fisch etwa 10 Minuten pochieren, bis er sich mit einer Gabel leicht zerteilen lässt. Auf einen Teller legen und auskühlen lassen.

FÜR DIE SOSSE die übrigen Zutaten, außer dem Salat, in einer kleinen Schüssel verrühren.

DIE BLATTSALATE auf vier Tellern anrichten. Die warmen Fischfilets daraufsetzen und die Soße darüber verteilen.

TIPP: Sie haben keine Lust auf Salat? Servieren Sie zu den Lachsfilets mit Soße einfach gedämpftes Gemüse wie Brokkoli oder grüne Bohnen.

PRO PORTION

KALORIEN: 429,2
FETT: 21,4 g
NATRIUM: 555,1 mg
KOHLENHYDRATE: 22,9 g
BALLASTSTOFFE: 1,7 g
ZUCKER: 20,6 g
PROTEIN: 36,3 g

LACHS
MIT ZITRUS-SOJA-GLASUR & BABY-PAK-CHOI

FÜR 4 PORTIONEN

- **90 g Honig**
- **3 EL salzarme Sojasoße**
- **2 EL Sesamöl**
- **2 EL frisch gepresster Zitronensaft**
- **2 EL Reisweinessig**
- **1 TL geschälter, geriebener Ingwer**
- **½ TL zerstoßene rote Paprikaflocken (nach Geschmack)**
- **4 Lachsfilets (à 175 g)**
- **8 Baby-Pak-Choi (s. Tipp rechts)**
- **1 EL Oliven- oder Rapsöl**
- **1 TL geröstete Sesamsamen**

Tanken Sie Energie mit diesem asiatisch-inspirierten Gericht mit Omega-3-reichem Lachs. Kurzes Marinieren und Bestreichen während des Garens verleihen dem Fisch das Aroma der frischen Marinade aus Zitronensaft und geriebenem Ingwer. Quinoa ist die perfekte Beilage dafür. Der Verzehr von Omega-3-Fettsäuren hat für Athleten bekanntlich immer Priorität, was bei diesem Gericht auch noch besonders gut schmeckt.

HONIG, SOJASOSSE, Sesamöl, Zitronensaft, Essig, Ingwer und Paprikaflocken (falls verwendet) in einer Schüssel verrühren.

DEN OFEN auf 200 °C (Umluft 180 °C) vorheizen.

DIE LACHSFILETS mit der Haut nach unten in eine Backform legen und mit der Hälfte der Marinade übergießen. 10–15 Minuten ziehen lassen, dabei mehrmals wenden.

DEN FISCH in der Form im Ofen in 15–20 Minuten durchgaren. Zwischendurch öfter mit der Marinade bestreichen.

IN DER ZWISCHENZEIT die Pak-Choi-Stauden halbieren oder vierteln, wenn sie sehr groß sind. Das Olivenöl in einer großen beschichteten Pfanne auf mittelstarker Temperatur erhitzen. Sobald es siedet, den Pak choi einlegen und 3–4 Minuten unter Wenden bräunen, bis die Blätter zusammengefallen sind. Den Herd ausschalten und das Gemüse mit der restlichen Marinade aufgießen.

DEN PAK CHOI auf einen Servierteller legen und den Fisch darauf anrichten. Mit den Sesamsamen bestreuen und heiß servieren.

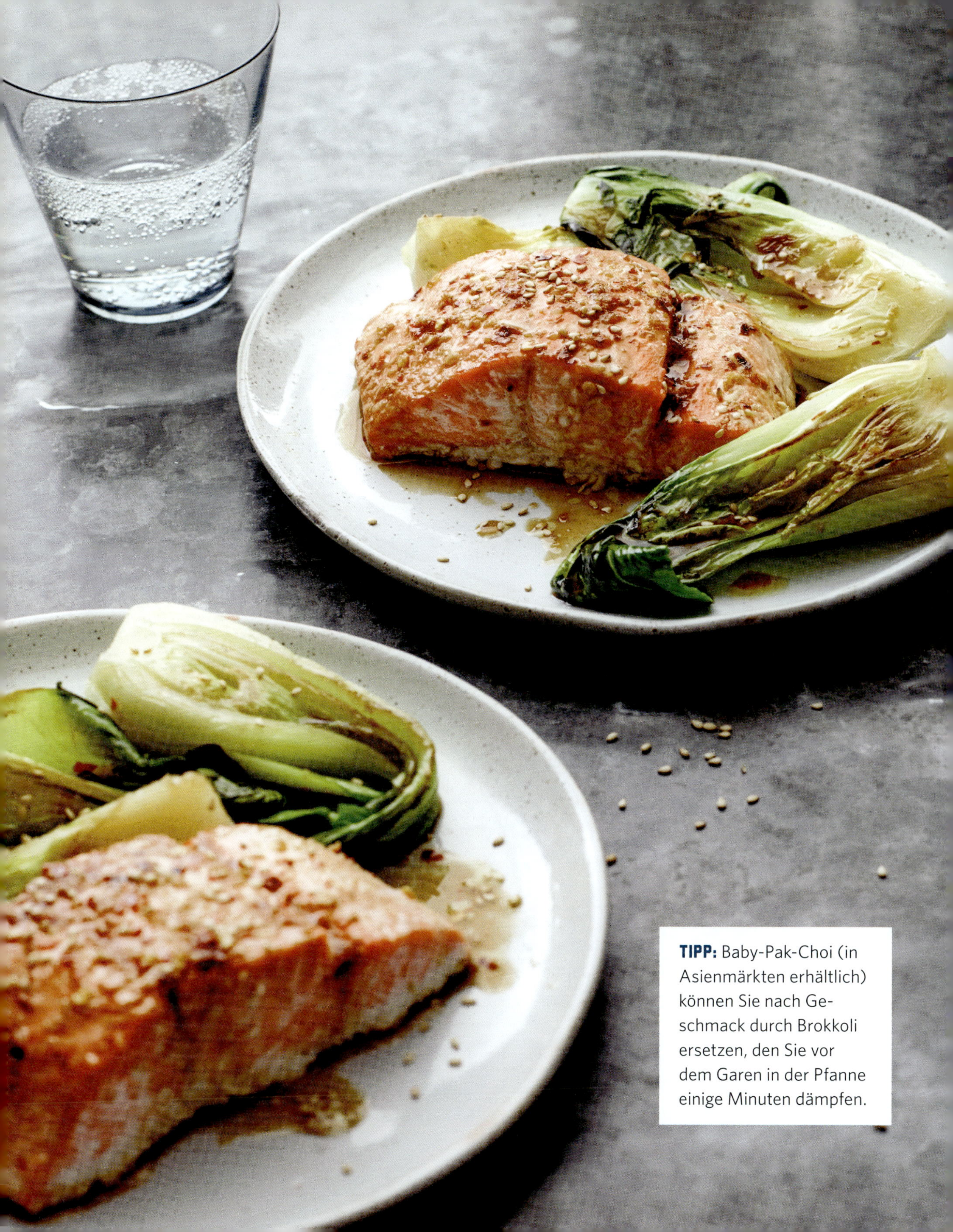

TIPP: Baby-Pak-Choi (in Asienmärkten erhältlich) können Sie nach Geschmack durch Brokkoli ersetzen, den Sie vor dem Garen in der Pfanne einige Minuten dämpfen.

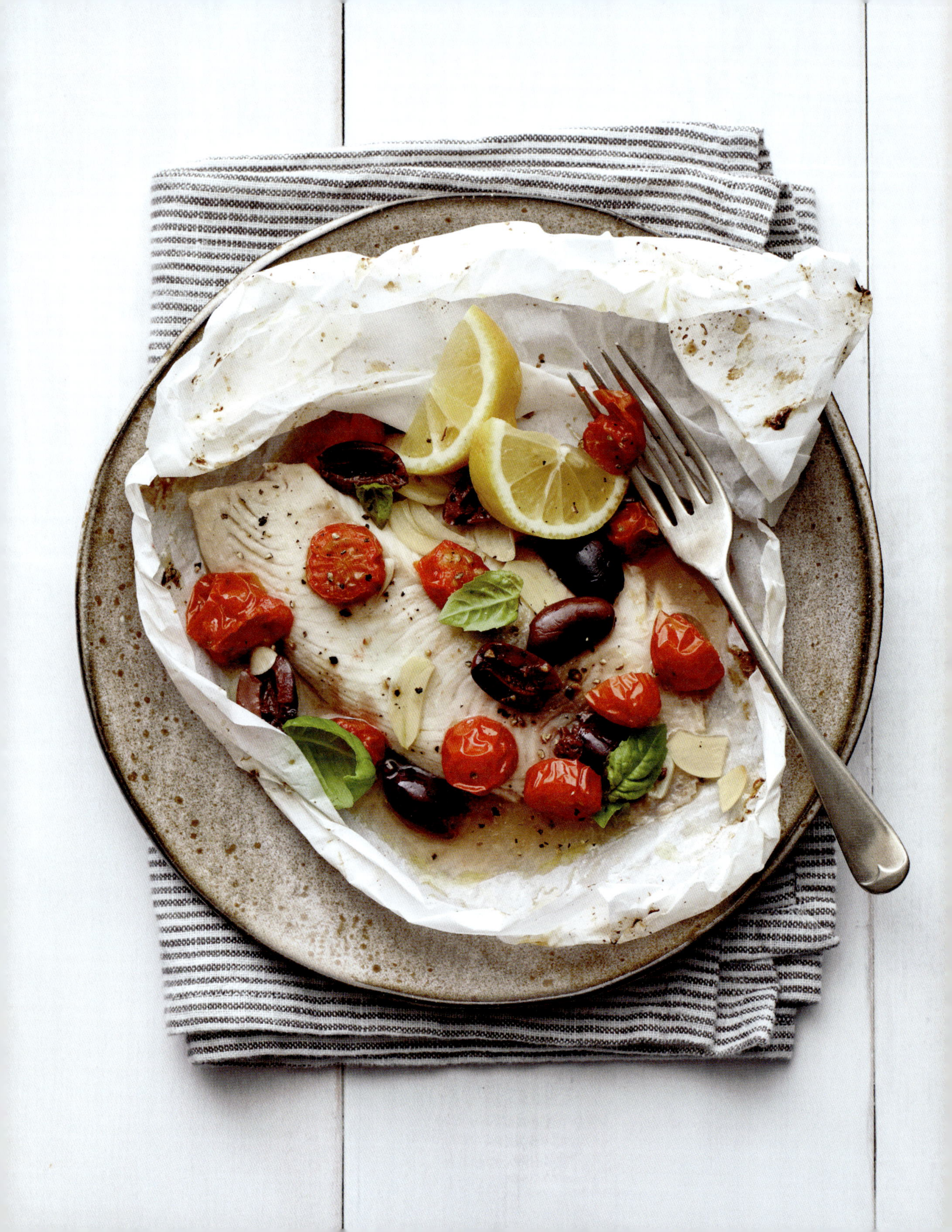

TILAPIA

IM BACKPAPIERMANTEL MIT TOMATEN, BASILIKUM UND KNOBLAUCH

FÜR 4 PORTIONEN

PRO PORTION

KALORIEN: 271,4
FETT: 12,3 g
NATRIUM: 951,9 mg
KOHLENHYDRATE: 7,8 g
BALLASTSTOFFE: 1,7 g
ZUCKER: 0 g
PROTEIN: 34,7 g

Das Garen im Backpapiermantel ist eine klassische und gesunde Zubereitungsart und bringt aromatische Ergebnisse, da die Zutaten im eigenen Saft dämpfen. Das hält sie saftig und bewahrt ihr typisches Aroma, ohne dass viel Fett zugegeben werden muss. Das Einwickeln erscheint ein wenig umständlich, doch ist es einfacher als gedacht. Wenn Sie kein Backpapier haben, nehmen Sie Alufolie.

- **4 Tilapiafilets (à 175 g)**
- **120 g Kirsch- oder Traubentomaten**
- **12 Kalamata-Oliven, entkernt und grob gehackt**
- **4 kleine Knoblauchzehen, in dünnen Scheiben**
- **20 frische Basilikumblätter**
- **1 TL grobes Meersalz**
- **½ TL frisch gemahlener schwarzer Pfeffer**
- **4 TL natives Olivenöl extra**
- **1 Zitrone, geviertelt**

DEN OFEN auf 200 °C (Umluft 180 °C) vorheizen. Vier 30 x 35 cm große Stücke Backpapier auf die Hälfte falten. Mit der Schere die offenen Seiten in halbe Herzform schneiden und wieder aufklappen.

JEDES FILET auf eine Seite eines Papiers setzen. Tomaten, Oliven, Knoblauch und Basilikum gleichmäßig darüber verteilen. Mit Salz und Pfeffer würzen. Das Öl darüberträufeln und je 1 Zitronenviertel über den Filets ausdrücken. Das lose Papierende über den Fisch legen und die Papierenden dicht einrollen oder -falten. Die Fischpäckchen auf Backbleche mit Rand legen.

DEN FISCH im Ofen in 15–20 Minuten durchgaren. Sofort servieren, nach Belieben mit oder ohne Backpapier.

PRO PORTION

KALORIEN: 192
FETT: 4,6 g
NATRIUM: 1117,5 mg
KOHLENHYDRATE: 8,6 g
BALLASTSTOFFE: 3 g
ZUCKER: 3,8 g
PROTEIN: 29,4 g

PUTENSTEAKS

MIT SPINAT, ERBSEN UND BLAUSCHIMMELKÄSE

FÜR 4 PORTIONEN

- **1 TL getrockneter Salbei**
- **1 TL getrockneter Thymian**
- **1 TL getrockneter Majoran**
- **3/4 TL grobes Meersalz**
- **1/4 TL plus 1/8 TL frisch gemahlener schwarzer Pfeffer**
- **4 sehr magere Putensteaks (à ca. 110 g)**
- **Rapsöl-Backspray oder -öl zum Einfetten**
- **350 g Spinat**
- **1 EL Light-Butter (s. Tipp, S. 103)**
- **1 feste mittelgroße Birne, Kernhaus entfernt, in dünne Spalten geschnitten**
- **40 g Blauschimmelkäse, zerkrümelt, zum Servieren**

Dieses herzhafte Abendessen mit süßer Note hat alles, was Sie für eine satt machende Core-Diät-Mahlzeit brauchen: Protein, Fett und Kohlenhydrate (plus eine gesunde Dosis Obst und Gemüse!). Sie können das vielseitige Gericht auch in einen Lunchsalat verwandeln, indem Sie auf den rohen Spinat Putenfleisch mit Birne setzen. Ich bekomme Appetit, wenn ich nur daran denke!

SALBEI, THYMIAN, MAJORAN, 1/2 Teelöffel Salz und 1/4 Teelöffel Pfeffer vermengen und die Putensteaks damit einreiben.

EINE GROSSE PFANNE einfetten und auf mittlere Temperatur erhitzen. Die Schnitzel einlegen und auf jeder Seite 4–5 Minuten braten. Auf einen Teller legen und mit Folie bedeckt warm halten.

DIE PFANNE noch mal einfetten und den Spinat darin auf mittlere Hitze unter Rühren etwa 3 Minuten dünsten, bis er zusammenfällt. Mit dem restlichen Salz und Pfeffer würzen, dann auf einem Servierteller anrichten.

ETWAS BUTTER in der Pfanne zerlassen. Die Birnenspalten hineinlegen und etwa 5 Minuten dünsten. Ein paarmal wenden, bis sie leicht gebräunt sind.

ZUM SERVIEREN DAS PUTENFLEISCH und die Birnenspalten auf dem Salat anrichten. Mit dem Blauschimmelkäse bestreuen.

PUTENHACKBRATEN

MIT MOZZARELLA

FÜR 4 PORTIONEN

PRO PORTION

KALORIEN: 405,6
FETT: 18,8 g
NATRIUM: 769,2 mg
KOHLENHYDRATE: 14,8 g
BALLASTSTOFFE: 2,6 g
ZUCKER: 1 g
PROTEIN: 45,8 g

Das ist eines der Lieblingsrezepte meiner Klienten. Ich esse gern Rinderhackbraten, doch kann der ziemlich schwer sein und das nächste Training beeinträchtigen, von dem vielen Fett ganz abgesehen. Daher habe ich die klassische Version etwas abgewandelt zu einem sehr nährstoffreichen Braten aus magerem Putenhack, begleitet von vitamin- und mineralstoffreichem Spinat. Eine kleine dekadente Note ist die Schicht Mozzarella mit knochenbildendem Kalzium. Der Hackbraten ist schnell gemacht und hält gekühlt die ganze Woche, für schnelle Mittag- und Abendessen.

700 g mageres Putenhack (3 % Fett) (s. Tipp)
300 g gehackter Tiefkühlspinat, aufgetaut und abgetropft
75 g Zwiebel, klein gehackt
45 g Semmelbrösel
1 EL frisch gehackte glatte Petersilie
1 TL getrockneter Oregano
2 Eiweiß (von Eiern Größe L)
½ TL grobes Meersalz
¼ TL frisch gemahlener schwarzer Pfeffer
120 g fettarmer Mozzarella, gerieben
Rapsöl-Backspray oder Öl zum Einfetten

DEN OFEN auf 190 °C (Umluft 170 °C) vorheizen. Eine Brotbackform (10 x 20 cm) leicht einfetten.

PUTENFLEISCH, SPINAT, ZWIEBEL, Semmelbrösel, Petersilie, Oregano, Eiweiß, Salz und Pfeffer in einer großen Schüssel vorsichtig vermengen, sodass die Zutaten gerade eben vermischt sind. Die Hälfte der Masse in die Form streichen. Den Käse darauf verteilen und mit dem restlichen Fleischteig bedecken. Die Oberfläche glatt streichen.

IM OFEN ETWA 35 MINUTEN backen, bis die Kerntemperatur 70 °C beträgt. Den Braten vor dem Aufschneiden etwas abkühlen lassen.

TIPP: Da Putenhack auch aus dem fetteren dunklen Fleisch oder aus hellem und dunklem gemischt bestehen kann, sollten Sie darauf achten, dass Sie nur mageres oder fettarmes Hack (Fettanteil unter 10 %) kaufen.

PRO PORTION

KALORIEN: 274,2
FETT: 15,8 g
NATRIUM: 215,9 mg
KOHLENHYDRATE: 24,5 g
BALLASTSTOFFE: 6,3 g
ZUCKER: 12,1 g
PROTEIN: 12,3 g

ORANGEN-FENCHEL-SALAT

MIT HÄHNCHEN

FÜR 4 PORTIONEN

- **3 mittelgroße Navelorangen**
- **2 EL Weißweinessig**
- **2 EL frischer Orangensaft**
- **1½ TL Honig**
- **½ kleine Schalotte, klein gehackt**
- **50 ml natives Olivenöl extra**
- **1/4 TL grobes Meersalz**
- **1/4 TL frisch gemahlener schwarzer Pfeffer**
- **75 g gemischte grüne Blattsalate**
- **2 mittelgroße Fenchelknollen, in dünne Scheiben geschnitten**
- **140 g gebratene Hähnchenbrust, zerpflückt**

Fenchel ist eine gute Quelle für Vitamin C, Kalium und Ballaststoffe und schmeckt gekocht und roh, wie in diesem Salat. Schneiden Sie die Knollen mit einem scharfen Messer oder mit dem Küchenhobel hauchdünn – aber vorsichtig!

VON DER ORANGE mit einem Zestenreißer oder einer Küchenraspel etwa 1 Teelöffel Zesten ohne die bittere weiße Haut abziehen und beiseitelegen. Von der Orange oben und unten etwa 1 cm abschneiden. Mit einem scharfen Pariermesser die restliche Schale und die weiße Haut vollständig entfernen. Die Frucht mit einer Hand festhalten und die Segmente aus ihrer Haut lösen. Die Orangenhäute in die Schüssel ausdrücken. 2 Esslöffel Saft für die Vinaigrette aufheben.

ESSIG, den Orangensaft und die Zesten, Honig und Schalotte in einer zweiten, mittelgroßen Schüssel vermengen. In einem gleichmäßigen Strahl das Öl unterschlagen. Mit Salz und Pfeffer würzen.

BLATTSALATE, FENCHEL und drei Viertel des Dressings in einer großen Schüssel vermengen. Die Orangenstücke und das Hähnchenfleisch darüber verteilen und mit dem restlichen Dressing beträufeln. Sofort servieren.

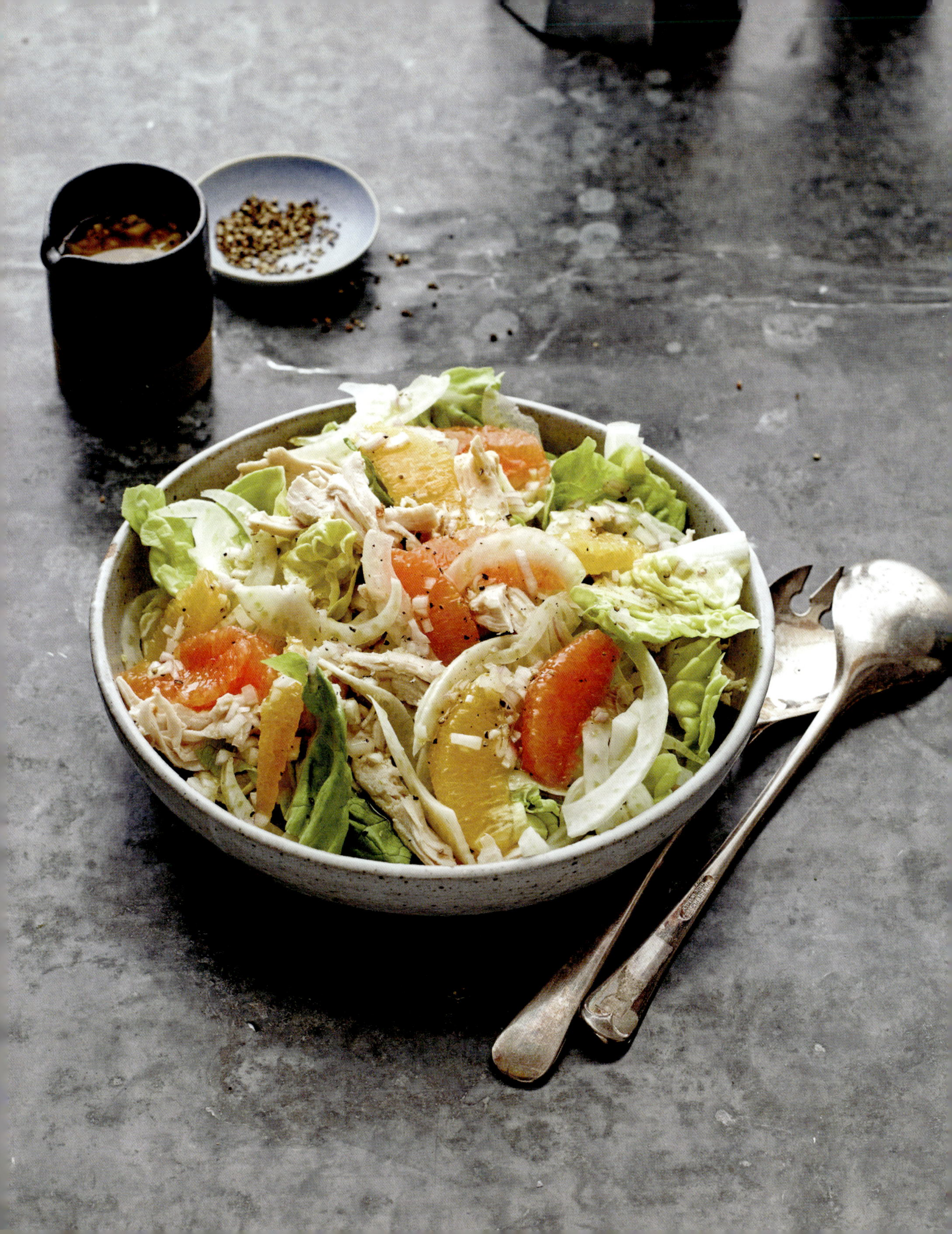

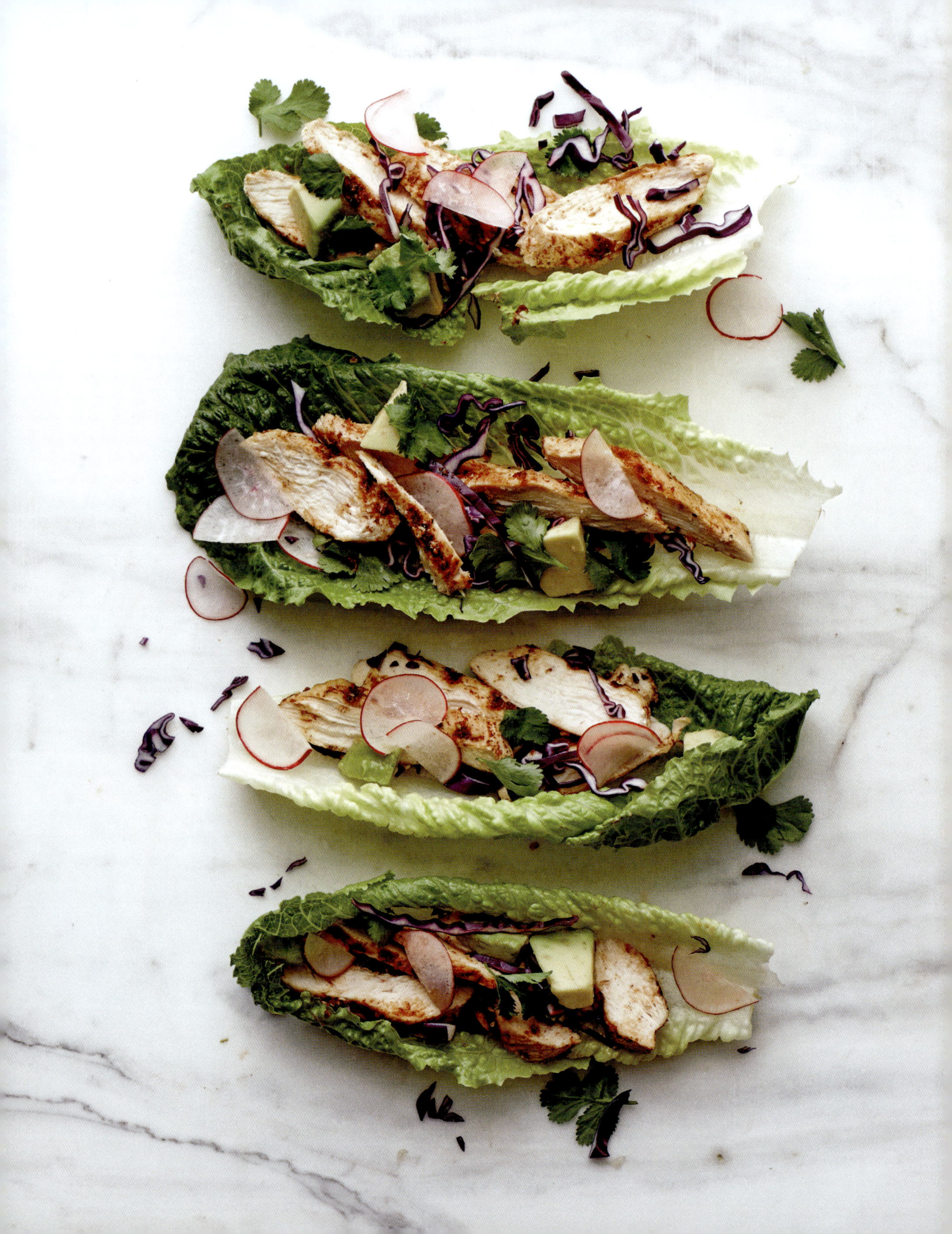

HÄHNCHEN-TACOS
MIT CHIPOTLE-CHILIS

ERGIBT 12 TACOS: FÜR 4 PERSONEN

PRO PORTION

KALORIEN: 340,3
FETT: 15,4 g
NATRIUM: 1225,7 mg
KOHLENHYDRATE: 11 g
BALLASTSTOFFE: 6 g
ZUCKER: 2,1 g
PROTEIN: 41 g

Sie denken vielleicht, dass Tacos mit der Core Diet vom Tisch kommen, doch Halt! Hier ersetze ich Getreide-Tortillas durch superknackige Salatblätter mit wenigen Kalorien. Nehmen Sie feste Sorten, wie Romana oder Gartensalat, da deren Blätter das Gewicht der Füllung aushalten. Als Variante können Sie anstelle des Salats auch fertige Taco-Schalen verwenden und Burritos rollen!

- **750 g Hähnchenbrustfilet, ohne Haut**
- **2 EL Chipotle-Chilipulver (aus geräucherten Jalapeño-Schoten)**
- **2 TL grobes Meersalz**
- **1 TL Knoblauchpulver**
- **1 TL Zwiebelpulver**
- **2 TL Rapsöl und etwas Öl für den Topf**
- **12 mittelgroße Blätter Romana- oder Gartensalat**
- **1 mittelgroße Avocado, entsteint und klein gehackt**
- **3 mittelgroße Radieschen, in dünne Scheiben geschnitten**
- **200 g Rotkohl, fein geschnitten**
- **1 EL frisch gehackte Korianderblätter**
- **1 Limette, in Spalten geschnitten**

DAS HÄHNCHENFLEISCH zwischen zwei Lagen Pergamentpapier mit einem Fleischklopfer oder einem schweren Topf etwa 1,5 cm dünn klopfen.

CHILIPULVER, Salz, Knoblauch- und Zwiebelpulver in einer kleinen Schüssel vermengen. Das Fleisch rundum einreiben. Anschließend 2 Teelöffel Öl einmassieren.

EINE GRILLPFANNE auf mittlere bis starke Temperatur erhitzen. Die Rillen mit einem ölgetränkten Stück Küchenpapier einfetten. Das Fleisch hineinlegen und in etwa 5 Minuten pro Seite durchbraten. Das Bratstück auf einem Schneidebrett quer zur Faser in 0,25 cm breite Streifen schneiden.

DAS HÄHNCHENFLEISCH in den Salatblättern anrichten. Avocado, Radieschenscheiben, Rotkohlstreifen und Koriander darüberschichten und servieren. Die Limettenschnitze dazureichen.

PRO PORTION

KALORIEN: 261,1
FETT: 16,9 g
NATRIUM: 586 mg
KOHLENHYDRATE: 11,3 g
BALLASTSTOFFE: 1,3 g
ZUCKER: 6,5 g
PROTEIN: 17,8 g

HÄHNCHEN-FLEISCHBÄLLCHEN

AUF KÜRBISSPAGHETTI

FÜR 6 PORTIONEN

1 kleiner bis mittelgroßer Spaghetti-Kürbis (etwa 450 g)
3 EL Olivenöl
450 g mageres Hähnchenhack (7 % Fettanteil)
1 kleine Zwiebel, fein gehackt
1 kleine Knoblauchzehe, fein gehackt
25 g Parmesan, gerieben, und etwas mehr zum Servieren (nach Geschmack)
1 Ei, Größe L
2 EL gehackte Petersilie und etwas mehr zum Servieren
2 EL gehacktes Basilikum und etwas mehr zum Servieren
½ TL grobes Meersalz
¼ TL frisch gemahlener schwarzer Pfeffer
300 ml Marinara-Soße, ohne Zuckerzusatz (Fertigprodukt)

In dieser Variante der klassisch amerikanischen Fleischbällchen mit Spaghetti spielt Hühnerfleisch anstelle von Rindfleisch die Hauptrolle. Damit das Fleisch nicht zu trocken und fest wird, hat das Hack einen Fettanteil von rund sieben Prozent, und die Bällchen sind nicht zu groß, damit sie schneller durchgaren. Wer seinen Bluteisenwert hoch halten muss, kann gern Rinderhack wählen, auch wenn es etwas mehr Fett hat.

DEN OFEN auf 200 °C (180 °C) vorheizen.

DEN KÜRBIS mit einem Messer längs halbieren. Die Kerne auskratzen und entsorgen. Den Kürbis innen mit einem Esslöffel Öl einstreichen und mit der Schnittseite auf ein Backblech legen. 35–40 Minuten rösten, bis er sich leicht einstechen lässt. Abkühlen lassen.

IN DER ZWISCHENZEIT das Fleisch mit Zwiebel, Knoblauch, Parmesan, Ei, Petersilie, Basilikum, Salz und Pfeffer vermengen. Mit einem Messlöffel oder den Händen walnussgroße Bällchen formen (s. Tipp rechts).

DAS RESTLICHE ÖL in einer großen, hohen, beschichteten Pfanne erhitzen. Die Fleischbällchen portionsweise einlegen und in 10 Minuten rundum bräunen. Die gebratenen Bällchen auf einen Teller geben.

DIE MARINARA-SOSSE in derselbenPfanne erhitzen, bis sie zu blubbern beginnt. Die Fleischbällchen einlegen und 5 Minuten darin köcheln.

DIE KÜRBISHÄLFTEN mit einer Gabel auskratzen und das spaghettiartige Kürbisfleisch auf einer Servierplatte anrichten. Die Fleischbällchen und die Soße darübergießen. Mit Parmesan (falls verwendet) und Kräutern bestreuen und servieren.

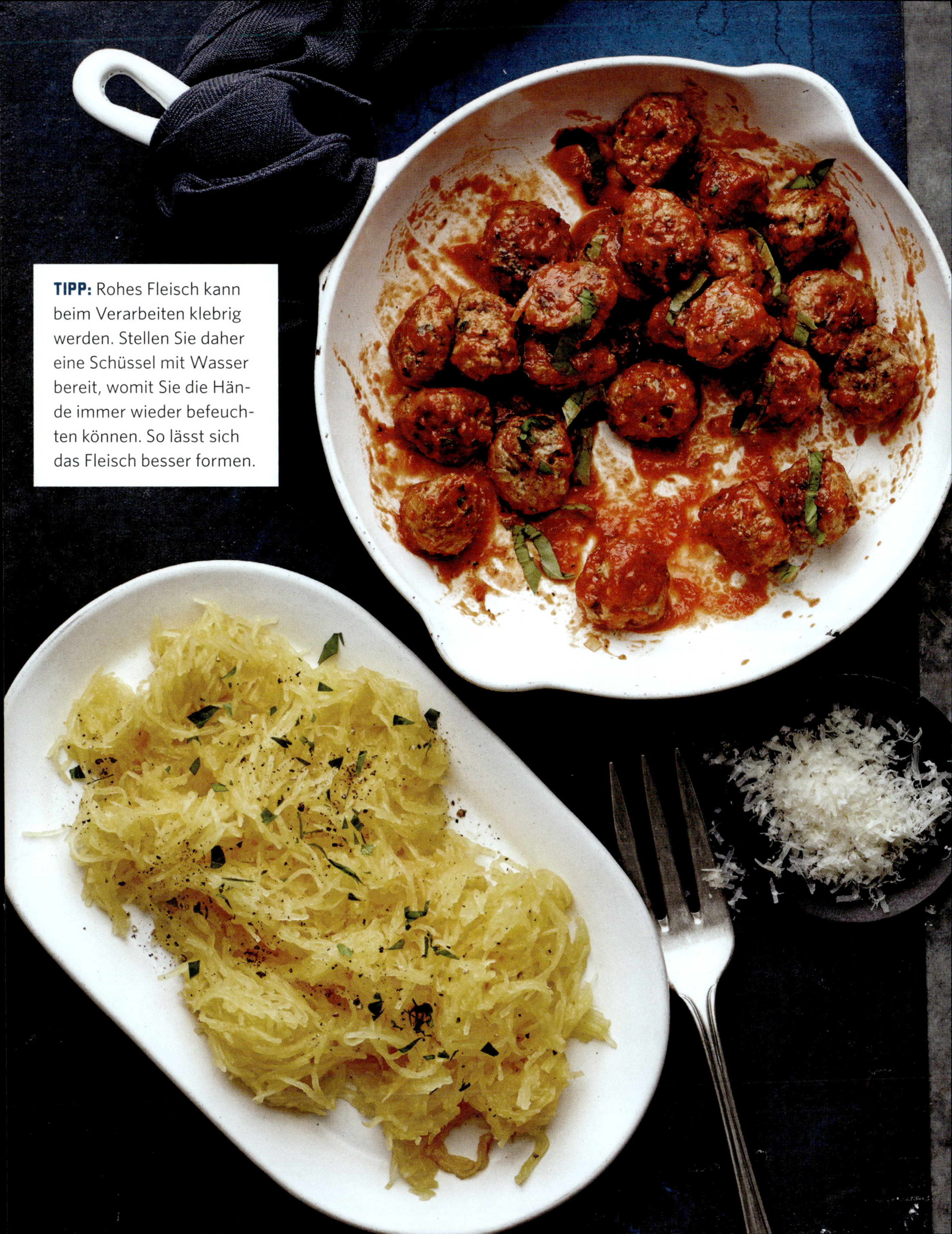

TIPP: Rohes Fleisch kann beim Verarbeiten klebrig werden. Stellen Sie daher eine Schüssel mit Wasser bereit, womit Sie die Hände immer wieder befeuchten können. So lässt sich das Fleisch besser formen.

PRO PORTION

KALORIEN: 296,3
FETT: 13 g
NATRIUM: 358,2 mg
KOHLENHYDRATE: 23,2 g
BALLASTSTOFFE: 6 g
ZUCKER: 5,7 g
PROTEIN: 23,4 g

ASIATISCHER HÄHNCHENSALAT

FÜR 4 PORTIONEN

- **700 g Weißkohl, in feinen Streifen (s. Tipp)**
- **150 g Karotte, klein gehackt**
- **1 mittelgroße rote Paprikaschote, Samen und Scheidewände entfernt, in dünne Streifen geschnitten**
- **150 g gepalte Edamame (junge Sojabohnen)**
- **6 Radieschen, in dünne Scheiben geschnitten**
- **200 g Hähnchenfleisch, gebraten, zerpflückt**
- **1 mittelgroße Frühlingszwiebel, klein gehackt**
- **2 EL Rapsöl**
- **2 EL geröstetes Sesamöl**
- **2 EL Reisessig**
- **4 TL Honig**
- **2½ TL salzarme Sojasoße**
- **2 TL fein geriebener frischer Ingwer**
- **2 TL geröstete Sesamsamen (s. Tipp, S. 99)**

Asiatisch inspirierte Hähnchensalate bekommt man meist mit Chow-mein-Nudeln oder gebratenen Wan-Tan-Teig-Streifen. Beides ist relativ nährstoffarm und treibt den Blutzucker schnell in die Höhe. Diese Core-Zahl-freundliche, so unkomplizierte wie schnelle Variante, enthält viele knackig-bunte, nährstoffreiche Gemüsesorten mit der Knusprigkeit der üblichen Toppings, aber ohne deren leere, hochglykämische Kohlenhydrate. Mit dabei ist auch eine gute Portion nährendes Protein gegen den Hunger.

DEN KOHL in einer großen Servierschüssel oder -platte anrichten. Karotte, Paprika, Edamame, Radieschen, Hähnchenfleisch und Frühlingszwiebel darüber verteilen.

RAPSÖL, SESAMÖL, ESSIG, Honig, Sojasoße, Ingwer und Sesamsamen in einer kleinen Schüssel verquirlen. Das Dressing über den Salat träufeln und servieren.

TIPP: Wenn es mal schnell gehen muss, verwenden Sie einen abgepackten Kohlsalat-Mix statt Kohl und Karotten. Sie finden ihn in der Gemüseabteilung des Supermarkts.

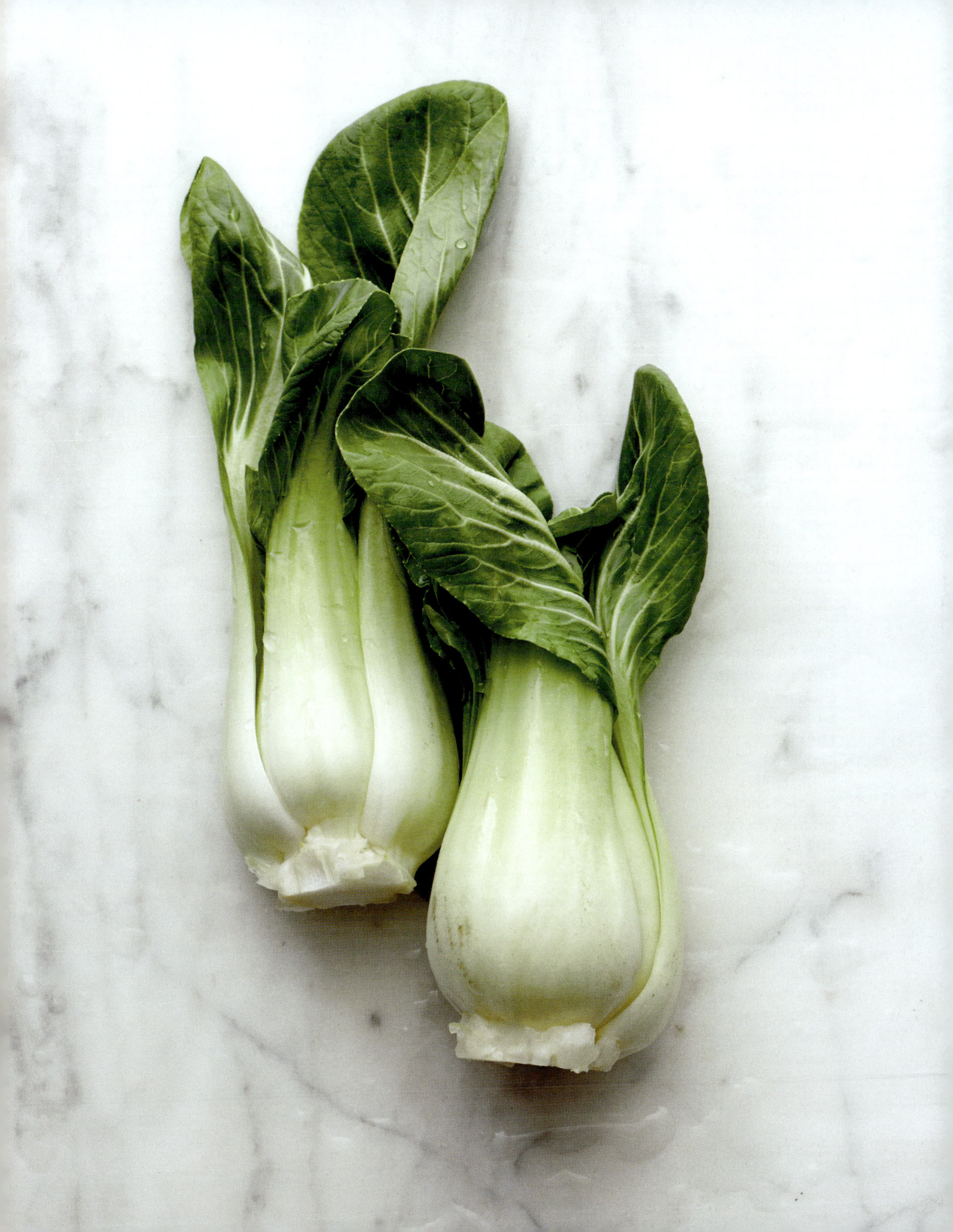

PRO PORTION

KALORIEN: 243,8
FETT: 7 g
NATRIUM: 862,6 mg
KOHLENHYDRATE: 46 g
BALLASTSTOFFE: 10 g
ZUCKER: 6 g
PROTEIN: 3,6 g

KÜRBISSUPPE

MIT SÜSSKARTOFFEL & APFEL

ERGIBT ETWA 2 L: FÜR 4 PERSONEN

- **1 EL natives Olivenöl extra**
- **1 EL Light-Butter (s. Tipp, S. 103)**
- **1 große Vidalia-Zwiebel, klein gehackt (oder eine andere mild-süße Gemüsezwiebel)**
- **2 TL getrockneter Thymian**
- **1 großer Butternutkürbis, geschält, entkernt und klein geschnitten (etwa 1 kg)**
- **1 mittelgroße Süßkartoffel, geschält und klein geschnitten (etwa 300 g)**
- **1 mittelgroßer Apfel, geschält, entkernt und klein geschnitten**
- **800 ml heiße Gemüsebrühe**
- **60 ml Kaffeesahne mit 10 % Fettgehalt (nach Geschmack)**

Nahrhaft und cremig, nutzt diese Suppe das Herbstangebot an Gemüse. Dank Butternutkürbis und Süßkartoffel bekommen Sie eine reichliche Dosis Betacarotin, ein Pigment, das diesen Gemüsesorten ihre leuchtend orangerote Farbe verleiht und den Körper vor oxidativem Schaden schützt. Betacarotin wird im Körper zu Vitamin A umgewandelt, das zu einem gesunden Immunsystem beiträgt. Trinken Sie gleich nach dem Training einen Regenerationsdrink, und tauchen Sie eine bis drei Stunden später in diese Suppe ein! Nach den härtesten Trainingstagen ergibt sie zusammen mit dem Putenchili aus dem Schongarer (S. 135) eine herzhafte, sättigende Mahlzeit!

ÖL UND BUTTER in einem großen Topf auf mittlerer Temperatur erhitzen. Sobald es siedet, die Zwiebel zugeben und unter Rühren in 2–3 Minuten weich dünsten. Den Thymian unterrühren und 1 Minute mitgaren. Kürbis, Süßkartoffel und Apfel zugeben und 10 Minuten weitergaren. Dabei ständig rühren. Die Gemüsebrühe angießen und bei geschlossenem Deckel aufkochen. Die Temperatur senken und das Gemüse in 20–30 Minuten sehr weich dünsten. Mit einem Pürierstab (oder portionsweise im Standmixer) die Suppe cremig pürieren. Die Kaffeesahne unterrühren, falls verwendet. Falls die Suppe zu dünn ist, kann sie noch bis zur gewünschten Konsistenz eingekocht werden. Heiß servieren.

SCHWEINELENDE
MIT SÜSSKARTOFFELN & GRÜNKOHL

FÜR 4 PORTIONEN

PRO PORTION

KALORIEN: 444,8 g
FETT: 20,8 g
NATRIUM: 778,5 mg
KOHLENHYDRATE: 20,9 g
BALLASTSTOFFE: 3,3 g
ZUCKER: 0,9 g
PROTEIN: 42,5 g

Schweinefleisch kann manchmal sehr fett sein und somit viel Cholesterin und gesättigte Fette enthalten. Einige Teile, wie die Lende, sind jedoch genauso mager wie Hähnchenbrust. Eine 80-g-Portion davon schlägt sogar mit nur 93 kcal und 2 g Fett (0,5 g gesättigte Fette) zu Buche. Die gleiche Menge entbeinte und gehäutete Hühnerbrust bringt 102 kcal und 2 g Fett (0,5 g gesättigte Fette). In diesem Rezept verleihen Knoblauch und Kräuter der Schweinelende einen ausgezeichneten Geschmack.

2 mittelgroße Süßkartoffeln (etwa 700 g)
6 Knoblauchzehen
1/4 TL getrockneter Thymian
1/4 TL getrockneter Salbei
1 1/4 TL grobes Meersalz
4 EL Olivenöl
etwa 500 g Schweinelende, pariert
1 Bund Grünkohl, ohne Stiele, klein gehackt

DEN OFEN auf 230 °C (Umluft 210 °C) vorheizen.

DIE SÜSSKARTOFFELN waschen und bürsten, mit einer Gabel einstechen und in Alufolie wickeln. Im Ofen etwa 45 Minuten backen, bis sie weich sind. Abkühlen lassen.

IN DER ZWISCHENZEIT 4 der Knoblauchzehen mit Thymian, Salbei, 1 Teelöffel Salz und 2 Esslöffel Öl in einer kleinen Küchenmaschine oder im Mörser zu Paste verarbeiten.

DIE LENDE in einen Bräter legen und die Knoblauchpaste rundum einmassieren. 10–15 Minuten braten. Wenden und mit Bratenthermometer noch etwa 10 Minuten weiterbraten, bis es an der dicksten Stelle knapp 70 °C anzeigt. Auf ein Schneidebrett legen und in Alufolie einschlagen. 5 Minuten ruhen lassen. Zum Servieren in 5 cm breite Stücke aufschneiden.

Fortsetzung nächste Seite

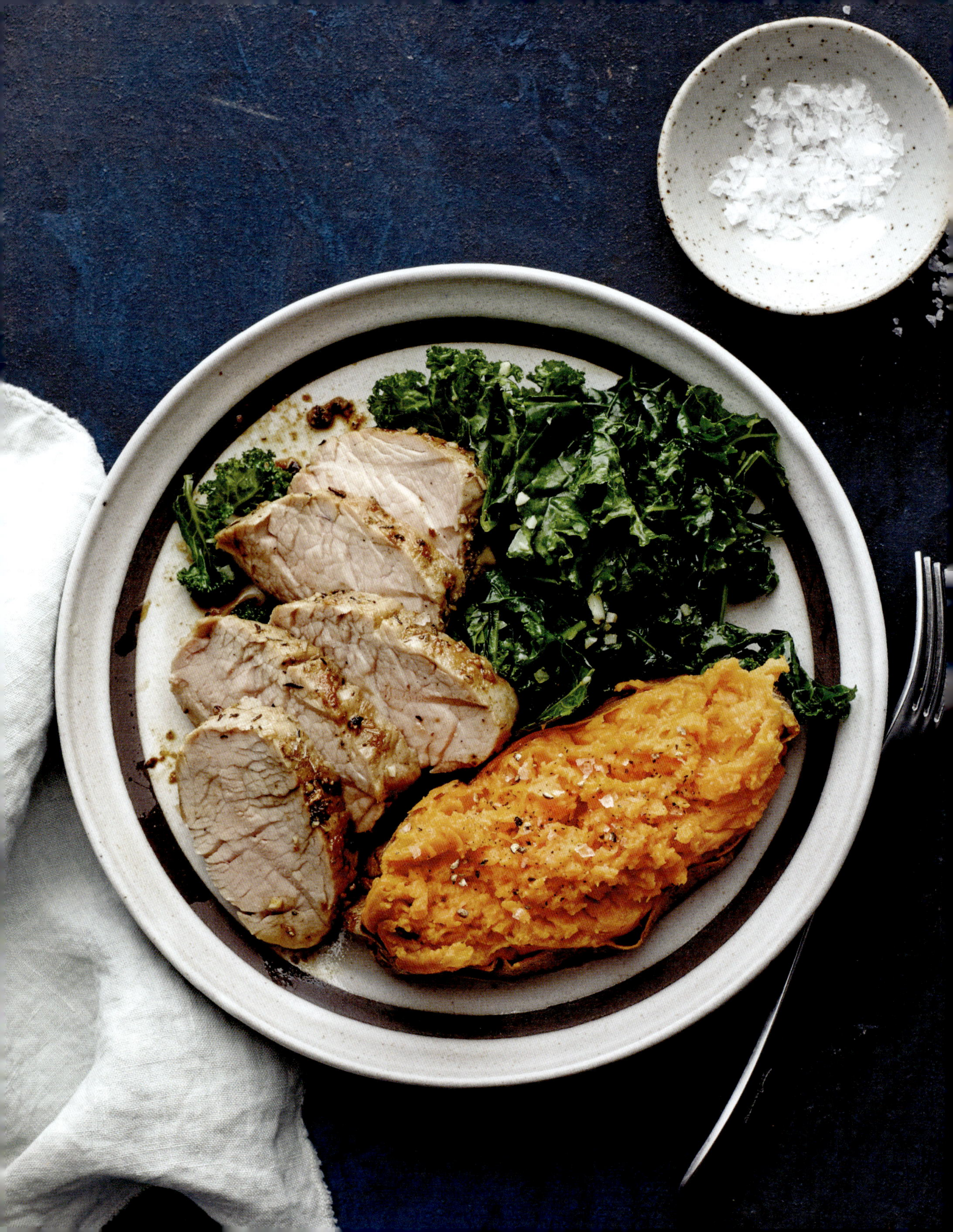

DAS RESTLICHE ÖL in einer großen, tiefen Pfanne auf mittlere bis starke Temperatur erhitzen. Die beiden übrigen Knoblauchzehen in Scheiben schneiden und 1 Minute anbraten. Den Grünkohl zugeben und in etwa 2 Minuten zusammenfallen lassen. Mit dem restlichen Salz würzen.

DIE SÜSSKARTOFFELN auswickeln und längs halbieren. Die Enden mit den Fingern zusammendrücken, sodass das Innere herausplatzt. Jede Hälfte auf einen Teller legen. Die Schweinelendchen mit dem Grünkohl auf die Teller verteilen und servieren.

TIPP: Süßkartoffeln sind ein kohlenhydrat- und ballaststoffreiches Wurzelgemüse, das zudem noch reichlich Betacarotin enthält. Für Ausdauerathleten sind sie ein ausgezeichneter, praktischer und zuverlässiger Energieträger – der zufällig auch noch köstlich schmeckt. Süßkartoffeln zu rösten, wie wir das hier machen, ist völlig unkompliziert. Auch viele andere Zubereitungsarten sind möglich. Versuchen Sie die Süßkartoffelpfanne mit Eiern (S. 108), Gebackene Süßkartoffel-Chips (S. 156), and Kürbissuppe mit Süßkartoffel & Apfel (S. 178). Wussten Sie, dass es viele verschiedenfarbige Sorten davon gibt, von weiß bis lila? Es gibt eine ganze Farbpalette an Varianten, und jede davon ist eine gesunde, geschmackvolle Kohlenhydratquelle, wie Ausdauerathleten sie brauchen.

PRO PORTION

KALORIEN: 395,1
FETT: 26,5 g
NATRIUM: 827,7 mg
KOHLENHYDRATE: 8 g
BALLASTSTOFFE: 2 g
ZUCKER: 0,1 g
PROTEIN: 33,6 g

RUMPSTEAK

MIT PETERSILIEN-KNOBLAUCH-SOSSE

FÜR 4 PORTIONEN

40 g frische, glatte Petersilie
2 Knoblauchzehen
½ TL getrockneter Oregano
3 EL natives Olivenöl extra
2 EL Rotweinessig
1½ TL grobes Meersalz
1 mittelgroße gelbe oder rote Zwiebel, quer in Ringe geschnitten
2 Ochsentomaten, quer halbiert
1 EL Raps- oder Pflanzenöl und etwas Öl zum Bestreichen
300–450 g mageres Rumpsteak oder ein vergleichbares fettarmes Rindersteak, temperiert (s. Tipp)

Je nach Zuschnitt kann Steak sehr Core-Zahl-freundlich sein. Wir empfehlen Ausdauerathleten, einmal pro Woche rotes Fleisch zu essen, um ihre Eisendepots auf einem gesunden Niveau zu halten. Der Anteil an Fett, gesättigtem Fett und Cholesterin hängt stark davon ab, von welchem Teil des Tieres das Fleisch kommt. Für dieses Rezept wählte ich Rumpsteak, da es aromatisch und relativ mager ist und sich gut grillen lässt. Es gibt zwar noch fettärmere Zuschnitte. Allerdings können diese beim Grillen leicht zäh werden.

PETERSILIE, KNOBLAUCH, Oregano, Olivenöl, Essig und 1 Teelöffel Salz in die Küchenmaschine oder den Mixer füllen und pürieren.

EINE GRILLPFANNE sehr stark erhitzen. Zwiebelringe und Tomatenhälften mit Rapsöl einstreichen und 2–3 Minuten grillen, bis sie braune Streifen bekommen. Auf einen Teller legen und zum Warmhalten mit Alufolie abdecken. Danach die Grillgrate der Pfanne gründlich säubern.

DAS STEAK mit 1 Esslöffel Rapsöl einreiben und mit dem restlichen Salz würzen. In 6–8 Minuten medium rare oder länger bis zum gewünschten Gargrad grillen.

DAS STEAK in Streifen aufschneiden, mit Zwiebeln und Tomaten anrichten, die Soße extra dazuservieren.

TIPP: Fleischstücke, die als »mager« ausgezeichnet sind, müssen pro 100 g weniger als 10 g Gesamtfett, 4,5 g gesättigte Fettsäuren und 95 mg Cholesterin enthalten. »Extramager« heißt weniger als 5 g Gesamtfett, 2 g gesättigte Fettsäuren und 95 mg Cholesterin. Im Rahmen der Core Diet reicht »mager«, um nicht zu viel gesättigte Fettsäuren aufzunehmen.

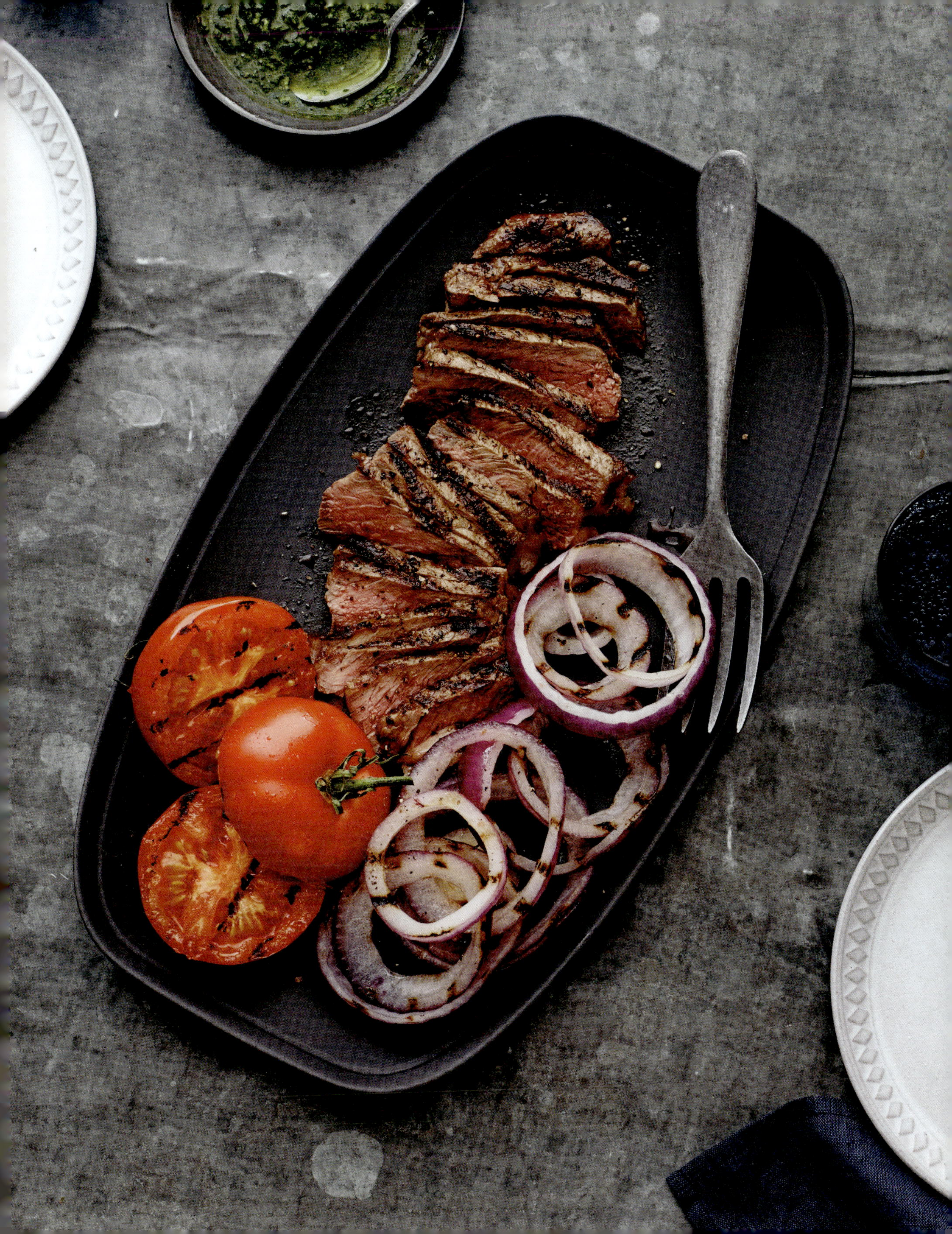

PRO PORTION

KALORIEN: 243,7
FETT: 12,7 g
NATRIUM: 476,8 mg
KOHLENHYDRATE: 21,9 g
BALLASTSTOFFE: 2,9 g
ZUCKER: 5 g
PROTEIN: 11,5 g

PAPRIKA MIT RINDFLEISCH-QUINOA-FÜLLUNG

FÜR 6 PORTIONEN

90 g Quinoa
3 mittelgroße grüne oder rote Paprikaschoten, Samen und Scheidewände entfernt (s. Tipp rechts)
1 EL Olivenöl
½ mittelgroße gelbe Zwiebel, klein gehackt
1 Knoblauchzehe, klein gehackt
1½ TL italienische Gewürzmischung ohne Salz
250 g mageres Rinderhack (10 % Fettgehalt)
300 ml Marinara-Soße, ohne Zuckerzusatz (Fertigprodukt)
75 g Karotten, gerieben
½ TL grobes Meersalz
¼ TL frisch gemahlener schwarzer Pfeffer
3 EL geriebener Parmesan

Versuchen Sie es mit diesem protein- und gemüsereichen Gericht, wenn Sie satt werden, aber nicht zu schwer essen wollen. Es ähnelt klassischen gefüllten Paprikaschoten, doch anstelle von gemischtem Hack mit reichlich gesättigten Fetten gibt es hier Rinderhack mit nur zehn Prozent Fettanteil. Zwiebel und Knoblauch sowie Quinoa und geriebene Karotten sorgen für Aroma und Feuchtigkeit. Sie können auch Reste anderer Gemüsesorten verwenden.

DEN OFEN auf 200 °C (Umluft 180 °C) vorheizen.

DIE QUINOA laut Packungsanweisung garen.

DIE PAPRIKA längs halbieren. Samen und Scheidewände entfernen. Mit der Schnittseite nach oben in eine Ofenform (22 x 32 cm) legen und beiseitestellen.

DAS ÖL in einer großen, beschichteten Pfanne auf mittlere Temperatur erhitzen. Wenn es siedet, Knoblauch und Zwiebeln zugeben und in 5 Minuten weich dünsten. Die Kräutermischung einrühren und 1 Minute mitgaren. Das Rinderhack zugeben, mit dem Rücken eines Holzkochlöffels die Klumpen zerkleinern und in 5–7 Minuten durchbräunen. Die Quinoa und 250 ml der Marinara-Soße, Karotte, Salz und Pfeffer unterrühren. Die Mischung in die Paprikaschoten füllen.

DIE RESTLICHE MARINARA-SOSSE in einer kleinen Schüssel mit 200 ml Wasser verrühren und in die Form gießen. Die Form dicht mit Alufolie verschließen.

DIE PAPRIKA im Ofen in etwa 30 Minuten weich garen. Die Folie abnehmen und die Schoten mit dem Käse bestreuen. Weitere 5 Minuten überbacken, bis der Käse geschmolzen ist. Mit einem Löffel den Bratensatz über die Schoten verteilen und servieren.

TIPP: Vitamin C ist bekannt für seinen Schutz vor Erkältungen und als gutes Antioxidans für Ausdauerathleten. Die meisten denken dabei gleich an Orangen, doch enthalten Paprikaschoten tatsächlich viel mehr davon: 100 g Orangen enthalten rund 50 mg Vitamin C, 100 g Paprika dagegen mit 130 mg mehr als das Doppelte.

PRO PORTION

KALORIEN: 389,2
FETT: 7,8 g
NATRIUM: 1271,6 mg
KOHLENHYDRATE: 61,8 g
BALLASTSTOFFE: 20,2 g
ZUCKER: 7 g
PROTEIN: 19,8 g

VEGETARISCHES

DREI-BOHNEN-CHILI

FÜR ETWA 2 LITER; FÜR 5 PERSONEN

- **2 EL Olivenöl**
- **1 mittelgroße Zwiebel, klein gehackt**
- **3 Knoblauchzehen, klein gehackt**
- **2 TL gemahlener Kreuzkümmel**
- **1 TL getrockneter Oregano**
- **1 TL Chipotle-Chilipulver (aus geräucherten Jalapeño-Schoten)**
- **1 kleiner Zucchino, klein gehackt**
- **1 kleiner Sommerkürbis (gelber Zucchino), klein gehackt**
- **½ mittelgroße rote Gemüsepaprika, klein gehackt**
- **1 Dose Tomatenmark (etwa 180 g)**
- **je 1 Dose (etwa 500 g), schwarze Bohnen, Kichererbsen und rote Kidneybohnen, abgespült und abgetropft**
- **1 Dose stückige Tomaten, chilischarf (etwa 300 g)**
- **1 Dose geröstete stückige Tomaten (etwa 425 g)**
- **1¼ TL grobes Meersalz**

Mit den drei herzhaften, proteinreichen Bohnensorten, einer Menge buntem Gemüse und einer scharfen Chipotle-Chili-Note entsteht hier ein richtig umwerfendes Chili. Chipotle-Chilis sind geräucherte, getrocknete Jalapeño-Pfefferschoten, die gemahlen angeblich noch schärfer sind als die ganzen Schoten. Ein wirkliches »Ein-Topf-Wunder«, das Ihren Körper am Laufen hält!

DAS ÖL in einem großen Topf auf mittlere Temperatur erhitzen. Sobald es siedet, Zwiebel und Knoblauch zugeben und unter Rühren in 3–5 Minuten weich dünsten. Kreuzkümmel, Oregano und Chilipulver zugeben und 1–2 Minuten mitdünsten, bis sie duften. Zucchino, Kürbis und Paprika unterheben und vorsichtig umrühren, bis alles mit den Gewürzen bedeckt ist. 500 ml Wasser angießen und das Tomatenpüree mit Bohnen, Kichererbsen, Kidneybohnen, Tomaten und Salz zugeben. Alles gut verrühren und aufkochen. Die Temperatur senken und das Chili bei geschlossenem Deckel 25 Minuten köcheln. Den Deckel abnehmen und weitere 5 Minuten kochen, bis die Soße eindickt. Heiß servieren.

TIPP: Das Spülen der Dosenbohnen entfernt bis zu 40 Prozent des Natriums von der Oberfläche der Bohnen. Natrium ist zwar kein Feind von Ausdauerathleten, doch brauchen Sie in den kalten Wintermonaten, wenn Sie nicht so viel schwitzen, davon wahrscheinlich weniger in Ihrer täglichen Ernährung – außer Sie trainieren lange Strecken drinnen, auf dem Laufband oder dem Indoor-Bike, wobei Sie ebenfalls viel schwitzen.

GEMÜSEEINTOPF
MIT BUTTERNUTKÜRBIS & ERDNÜSSEN

FÜR 6 PORTIONEN

PRO PORTION

KALORIEN: 331,2
FETT: 21,6 g
NATRIUM: 249,5 mg
KOHLENHYDRATE: 29,1 g
BALLASTSTOFFE: 7,8 g
ZUCKER: 6,4 g
PROTEIN: 9,7 g

Keine Angst! Erdnüsse und Erdnussbutter findet man in vielen Ecken der Erde als Zutat in Eintöpfen und anderen herzhaften Gerichten. Die reichhaltige Nusskomponente schmeckt köstlich mit dem erdigen Kürbis – versuchen Sie es unbedingt einmal. Aromatische Kräuter und viel sättigendes Gemüse machen dieses vegetarische Gericht ideal für harte Trainingstage im Winter. Sie können auch Schweine- oder Rindfleisch dazuessen, was den Proteingehalt noch ein wenig erhöht.

- **2 EL natives Olivenöl extra**
- **1 mittelgroße gelbe Zwiebel, klein gehackt**
- **3 Knoblauchzehen, klein gehackt**
- **1/2 TL Kurkumapulver (Gelbwurz)**
- **1/2 TL gemahlener Kreuzkümmel**
- **1/2 TL gemahlener Koriander**
- **1/2 TL Zimt**
- **800 g geschälter, klein gehackter Butternutkürbis**
- **400 ml fettarme Kokosmilch**
- **1 Dose (400 g) stückige Tomaten**
- **125 g Erdnussbutter ohne Zusätze**
- **1/2 Bund Grünkohl oder Mangold, klein gehackt**
- **3 EL frisch gehackte Korianderblätter**
- **6 EL klein gehackte, ungesalzene Erdnüsse**
- **Limettenspalten zum Servieren**

DAS ÖL in einem großen Topf auf mittlere Temperatur erhitzen. Sobald es siedet, Zwiebeln und den Knoblauch dazugeben und unter Rühren in 5 Minuten weich dünsten. Kurkuma, Kreuzkümmel, Koriander und Zimt 1 Minute mitdünsten, bis die Gewürze duften. 250 ml Wasser, Kürbis, Kokosmilch und Tomaten einrühren. Aufkochen, die Temperatur senken und den Kürbis zugedeckt in 10–15 Minuten weich kochen. Erdnussbutter und Grünkohl unterheben und in 1–2 Minuten fertig garen, bis der Grünkohl zusammengefallen ist.

DEN EINTOPF auf sechs Suppenteller verteilen. Mit Koriander und Erdnüssen bestreuen (s. Tipp) und mit 1 Limettenspalte servieren.

TIPP: Gibt man die Kräuter zu früh in den Topf, wird ihr Aroma gedämpft. Geben Sie sie also erst in den letzten Minuten dazu, um Farbe und Geschmack zu erhalten.

PRO PORTION

KALORIEN: 320,2
FETT: 10,8 g
NATRIUM: 773,6 mg
KOHLENHYDRATE: 41,2 g
BALLASTSTOFFE: 13,8 g
ZUCKER: 1,6 g
PROTEIN: 17 g

GEMÜSEBURGER

MIT LINSEN & SCHWARZEN BOHNEN

ERGIBT 6 PLÄTZCHEN: FÜR 3 PERSONEN

- **100 g gekochte rote oder braune Linsen (s. Tipp)**
- **125 g schwarze Bohnen (Dose), gespült und abgetropft**
- **140 g gekochte Quinoa**
- **40 g Zwiebel, fein gehackt**
- **40 g Karotte, klein gehackt**
- **110 g Baby-Spinat, klein gehackt**
- **½ TL Paprikapulver**
- **½ TL gemahlener Kreuzkümmel**
- **¼ TL Zwiebelpulver**
- **1 TL grobes Meersalz**
- **2 Eier, Größe L, verquirlt**
- **2 EL Olivenöl**
- **10–12 große Blätter Romana-Salat**

Bei vielen fertigen vegetarischen Burgern wird heute allzu sehr auf den Aspekt Fleischersatz geachtet. Meist enthalten sie auch noch viel Salz und sind nicht besonders schmackhaft. Diese Gemüseburger hingegen versuchen gar nicht erst, Fleisch zu sein! Mit hochwertigem Pflanzenprotein aus Linsen, schwarzen Bohnen und Quinoa und nährstoffreichen Gemüsesorten wie Karotte und Spinat sind sie extrem gesund und lecker. Servieren Sie einen Klecks Rote-Paprika-Soße dazu (S. 105), oder wickeln Sie sie in Core-Zahl-freundliche Getreideprodukte.

LINSEN, BOHNEN, QUINOA, Zwiebel, Karotte, Spinat, Paprika, Kreuzkümmel, Zwiebelpulver und Salz vermengen. Aus der Mischung Burger-große Plätzchen formen und auf ein mit Backpapier ausgelegtes Blech legen. Mindestens 1 Stunde kühl stellen.

DAS ÖL in einer großen Pfanne auf mittlere Temperatur bringen. Die Plätzchen einlegen und in etwa 3 Minuten goldgelb braten. Vorsichtig wenden und die andere Seite ebenfalls 2–3 Minuten bräunen. Die Gemüseburger auf den Salatblättern servieren.

TIPP: Die Linsen zum Garen in kochendes Wasser geben. Nochmals aufkochen und 20 bis 30 Minuten köcheln, bis sie den gewünschten Weichheitsgrad erreicht haben. Falls nötig, zwischendurch Wasser angießen, damit die Linsen bedeckt bleiben.

GEBRATENER »REIS« MIT BLUMENKOHL

FÜR 2 PORTIONEN

PRO PORTION

KALORIEN: 297,2
FETT: 10,2 g
NATRIUM: 1180,4 mg
KOHLENHYDRATE: 28 g
BALLASTSTOFFE: 9,4 g
ZUCKER: 2,6 g
PROTEIN: 26,6 g

Gebratener Reis, der asiatische Klassiker, ist im Rahmen der Core Diet nicht drin, da Reis ein Getreide ist. Hier füllt allerdings Blumenkohl als »Reis« die Nährstofflücke gut auf! Als Mitglied der Kohlfamilie und Verwandter von Brokkoli und Grünkohl ist Blumenkohl so beliebt wie eh und je. Mit seinem milden Geschmack und seiner Vielseitigkeit sowie dem geringen Kohlenhydrate-Anteil ersetzt er Kartoffeln, Reis und Brot sehr gut. Als ich dieses Rezept an hungrigen Essern ausprobierte, merkten viele nicht einmal, dass der Reis fehlte! Das Hähnchenfleisch darin können Sie nach Geschmack auch weglassen.

- **1 mittelgroßer Blumenkohl, grob gehackt**
- **Rapsöl-Bratspray oder Rapsöl zum Einfetten**
- **2 Eier, Größe L, verquirlt**
- **1 Prise grobes Meersalz**
- **1 TL Olivenöl**
- **2 TL Sesamöl**
- **1/2 TL durchgepresster frischer Ingwer**
- **3 Knoblauchzehen, klein gehackt**
- **1/2 kleine Zwiebel, klein gehackt**
- **4 Frühlingszwiebeln, in dünnen Scheiben (weiße und grüne Teile separat)**
- **75 g gepalte Edamame (junge Sojabohnen)**
- **40 g Karotten, geraspelt oder gewürfelt**
- **60 g Hähnchenfleisch, klein geschnitten (nach Geschmack)**
- **3 EL salzarme Sojasoße**

ETWA EIN DRITTEL DES BLUMENKOHLS in den Standmixer füllen. Auf der Pulse-Stufe auf Reiskorngröße zerkleinern (nicht zu klein häckseln!). In eine große Schüssel füllen und den restlichen Blumenkohl portionsweise ebenso zerkleinern.

EINEN WOK ODER EINE GROSSE PFANNE einfetten und erhitzen. Die Eier hineingießen und mit 1 Prise Salz würzen. Mit einem Pfannenwender schnell zu Rührei verarbeiten. In eine kleine Schüssel umfüllen.

OLIVEN- UND SESAMÖL in derselben Pfanne oder dem Wok erhitzen. Ingwer, Knoblauch, Zwiebel und das Weiße der Frühlingszwiebeln zugeben. Unter ständigem Rühren in etwa 5 Minuten weich dünsten, bis alles aromatisch duftet. Edamame, Karotten und Hähnchen (falls verwendet) unterrühren. Blumenkohl und Sojasoße zugeben und vermengen. Mit Deckel etwa 3 Minuten dünsten. Den Deckel abnehmen und das Ei mit dem Grün der Frühlingszwiebeln unterheben.

PRO PORTION

KALORIEN: 489,5
FETT: 24,6 g
NATRIUM: 623,8 mg
KOHLENHYDRATE: 55,1 g
BALLASTSTOFFE: 10,7 g
ZUCKER: 6,2 g
PROTEIN: 14,5 g

QUINOA-SCHÜSSEL

MIT SPIEGELEI & RÖSTGEMÜSE

FÜR 4 PORTIONEN

- **450 g grüne Paprika**
- **50 ml Olivenöl nativ extra plus 2 Esslöffel extra**
- **1 TL Meersalz**
- **175 g Quinoa**
- **2 EL frisch gepresster Zitronensaft**
- **1 EL Dijonsenf**
- **1½ TL klein gehackte Schalotte**
- **½ Knoblauchzehe**
- **1 Prise frisch gemahlener schwarzer Pfeffer**
- **Olivenöl-Backspray oder Olivenöl zum Einfetten**
- **4 Eier, Größe L**
- **225 g Grünkohl oder grüne Blattsalate, klein gehackt**
- **1 mittelgroße reife Avocado, entkernt und gewürfelt**
- **25 g Parmesan, gerieben**

Dieses sättigende und farbenfrohe Abendessen ist von den neuerdings so beliebten Buddha Bowls inspiriert. Quinoa dient als Grundlage, darauf arrangieren Sie ein Spiegelei als Proteinlieferant sowie nährstoffreiche Gemüsesorten. Im Rezept ist grüne Paprika angegeben, doch Sie können auch jedes andere Gemüse verwenden. Etwas Parmesan gibt dem Ganzen eine nussige Note, und die Zitronen-Vinaigrette steuert Frische zu dieser kräftig-gesunden Mahlzeit bei.

DEN OFEN auf 220 °C (Umluft 200 °C) vorheizen. Die Paprika mit 2 Esslöffel Olivenöl und ½ Teelöffel Salz auf einem Backblech mischen. 15–20 Minuten rösten, bis sie gebräunt und weich sind.

DIE QUINOA laut Packungsanweisung garen.

ZITRONENSAFT, SENF, Schalotte, Knoblauch, ¼ Teelöffel Salz und den Pfeffer in einer kleinen Schüssel verrühren. Das restliche Olivenöl dazugießen und dabei beständig weiterrühren.

EINE MITTELGROSSE, BESCHICHTETE PFANNE einfetten und mittelstark erhitzen. Die Eier hineinschlagen und 1–2 Minuten braten, bis das Weiße gestockt und das Eigelb noch flüssig ist. Mit dem restlichen Salz würzen.

ZUM ANRICHTEN DIE QUINOA auf vier Suppenteller verteilen. Gemüse, Grünkohl und Avocado darauf verteilen und mit je 1 Spiegelei krönen. Den Parmesan darüberstreuen und mit dem Dressing beträufeln.

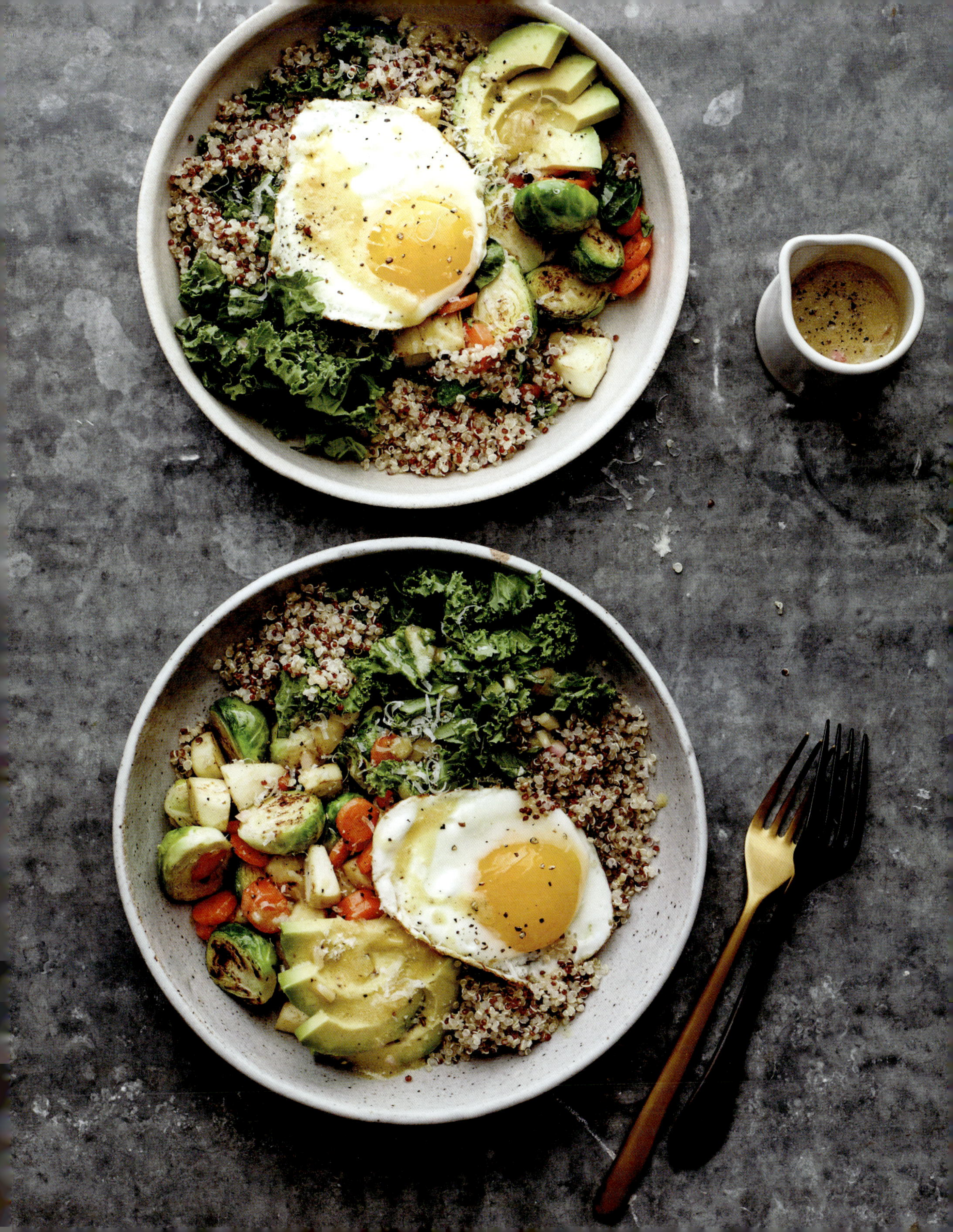

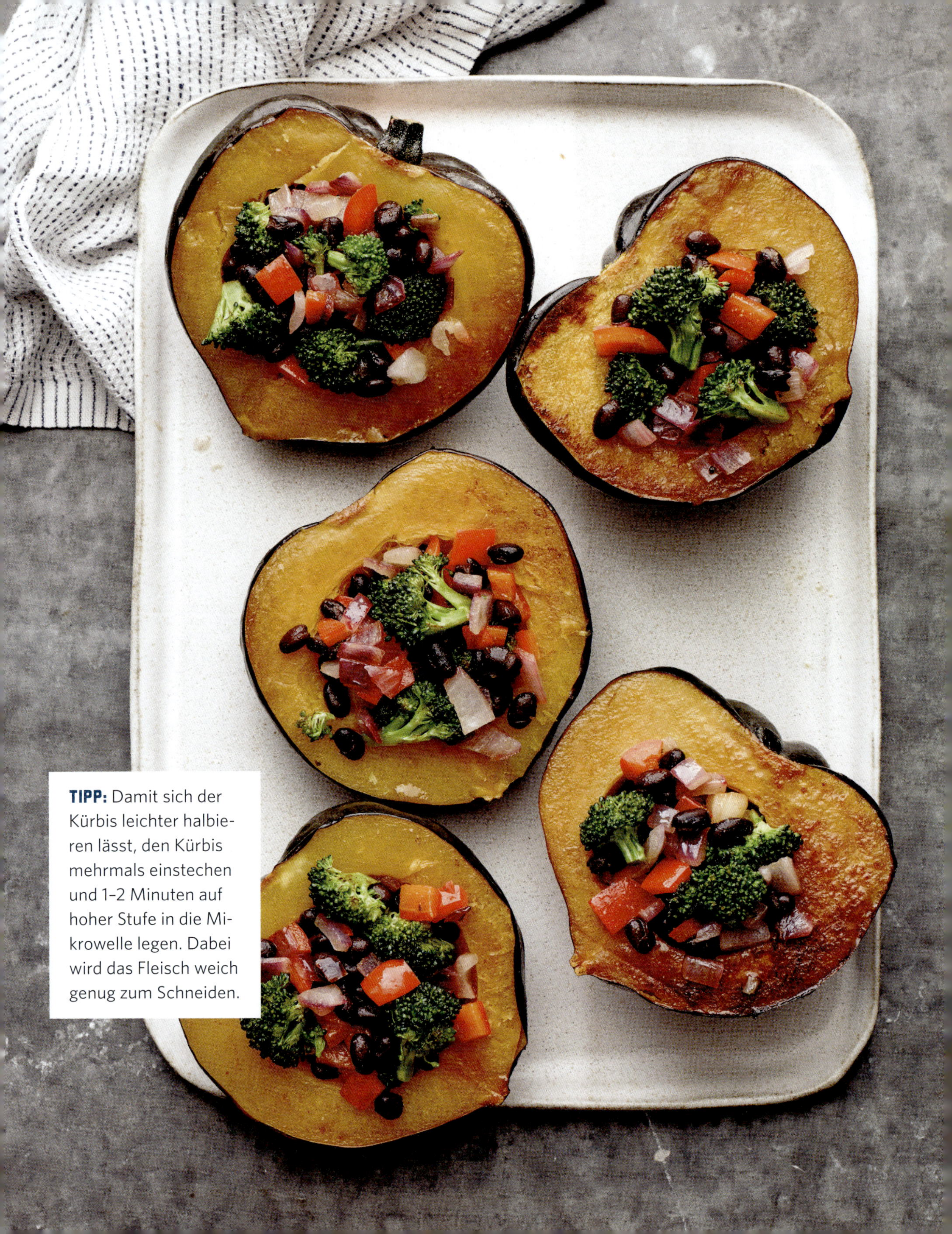

TIPP: Damit sich der Kürbis leichter halbieren lässt, den Kürbis mehrmals einstechen und 1–2 Minuten auf hoher Stufe in die Mikrowelle legen. Dabei wird das Fleisch weich genug zum Schneiden.

GEFÜLLTER EICHELKÜRBIS

NACH SÜDWESTSTAATEN-ART

FÜR 6 PORTIONEN

PRO PORTION

KALORIEN: 320,4
FETT: 13,2 g
NATRIUM: 376,2 mg
KOHLENHYDRATE: 46,2 g
BALLASTSTOFFE: 11,3 g
ZUCKER: 2,8 g
PROTEIN: 9,8 g

Voller Nährstoffe und Farbe punktet dieses vegane Gericht haushoch, was Geschmack und Essgenuss angeht. Die schwarzen Bohnen sättigen mit Eiweiß und Ballaststoffen und liefern Eisen für das Blut. Der Eichelkürbis, der gleichzeitig als Gefäß dient, steuert Antioxidantien wie Betakarotin und Vitamin C bei, die Zellschäden durch das Training mit verhindern helfen. Um die Vorbereitungszeit zu verkürzen, nehme ich hier gefrorenen Brokkoli, der genauso nährstoffreich wie frischer ist.

- **3 mittelgroße Eichelkürbisse**
- **3 EL frisch gepresster Limettensaft**
- **2 TL Honig**
- **1½ TL gemahlener Kreuzkümmel**
- **1 TL grobes Meersalz**
- **¼ TL frisch gemahlener schwarzer Pfeffer**
- **1 kleine rote Zwiebel, klein gehackt**
- **2 Knoblauchzehen, klein gehackt**
- **½ mittelgroße rote Gemüsepaprika, klein gehackt**
- **1 Dose (425 g) schwarze Bohnen, gespült und abgetropft**
- **350 g gefrorene Brokkoliröschen**
- **5½ EL Olivenöl und etwas Olivenöl für die Backbleche**

DEN OFEN auf 200 °C (Umluft 180 °C) vorheizen. Ein großes Backblech mit Rand einfetten.

DIE KÜRBISSE mit einem scharfen Messer längs halbieren (s. Tipp links). Die Kerne und Fasern mit einem Löffel auskratzen und entsorgen. Die Kürbishälften mit 1½ Esslöffel Olivenöl einreiben. Mit der Schnittseite nach unten auf das Blech legen. 45–60 Minuten backen, bis sie sich leicht einstechen lassen.

LIMETTENSAFT, 2 ESSLÖFFEL ÖL, Honig, 1 Teelöffel Kreuzkümmel, ½ Teelöffel Salz und den Pfeffer in einer kleinen Schüssel verrühren und beiseitestellen.

DIE RESTLICHEN BEIDEN ESSLÖFFEL ÖL in einer großen beschichteten Pfanne auf mittlere Temperatur erhitzen.

SOBALD DAS ÖL SIEDET, Zwiebel und Knoblauch zugeben und etwa 3 Minuten dünsten, bis sie weich sind. Den restlichen Kreuzkümmel unterrühren und 1 Minute mitdünsten, bis er duftet. Paprika und Bohnen einrühren und 2–3 Minuten weiterdünsten, bis die Paprika weich wird. Nun den Brokkoli unterheben und zugedeckt etwa 5 Minuten erhitzen. Salzen und die Mischung in die Kürbishälften füllen und servieren.

PRO PORTION

KALORIEN: 230
FETT: 15 g
NATRIUM: 1426,4 mg
KOHLENHYDRATE: 23 g
BALLASTSTOFFE: 6,1 g
ZUCKER: 6,3 g
PROTEIN: 6,5 g

ZUCCHINI-»BANDNUDELN« MIT GEGRILLTEN KIRSCHTOMATEN

FÜR 4 PORTIONEN

800 g Kirschtomaten
4 EL Olivenöl
2 EL Balsamessig
1½ TL grobes Meersalz
½ TL frisch gemahlener schwarzer Pfeffer
450 g Zucchini
450 g Sommerkürbis (gelbe Zucchini)
4 Knoblauchzehen, klein gehackt
2 EL klein gehacktes frisches Basilikum
2 EL frisch gehackte glatte Petersilie
geriebener Parmesan (nach Geschmack)

Gelbe und grüne Zucchini gibt es das ganze Jahr über, was sie zu einem hervorragenden Pasta-Ersatz macht. Die meisten Athleten haben sie nie auf dem Plan, doch sie sind großartig! Sie bestechen mit viel Vitamin C, wenigen Kohlenhydraten, weicher, dünner Schale und mildsüßem Geschmack. Sie können roh, gekocht oder wie in diesem Gericht, irgendwo dazwischen verzehrt werden. Garen Sie sie nicht zu lang, da sie dann viel Wasser ziehen und weich werden.

DEN OFEN auf 220 °C (Umluft 200 °C) vorheizen. Ein Backblech mit Rand mit Backpapier auslegen.

DIE TOMATEN mit 2 Esslöffel Öl, Essig, ½ Teelöffel Salz und 1 Prise Pfeffer in einer Schüssel vermengen. Auf dem Backpapier ausbreiten. Etwa 20 Minuten im Ofen rösten, bis die Tomaten aufplatzen und karamellisieren.

IN DER ZWISCHENZEIT die gelben und grünen Zucchini mit dem Gemüseschäler in lange Streifen teilen.

DAS RESTLICHE ÖL in einer großen Pfanne mit hohem Rand erhitzen und den Knoblauch darin etwa 1 Minute garen. Die Zucchini einlegen und 2 Minuten dünsten, bis sie weich werden. Dabei vorsichtig öfter mit einer Grillzange wenden. Den Herd ausschalten. Die Tomaten mit dem Bratensaft zum Pfanneninhalt geben, ebenso die Kräuter. Mit dem restlichen Salz und dem Pfeffer würzen. Sofort mit Parmesan bestreut servieren.

TIPP: Um größeres Gemüse zu schälen, verwende ich einen Y-Schäler anstatt dem klassischen Pendel-Schäler. Er hat einen breiteren Griff, bietet bessere Kontrolle, bleibt länger scharf und funktioniert für Links- und Rechtshänder gleichermaßen.

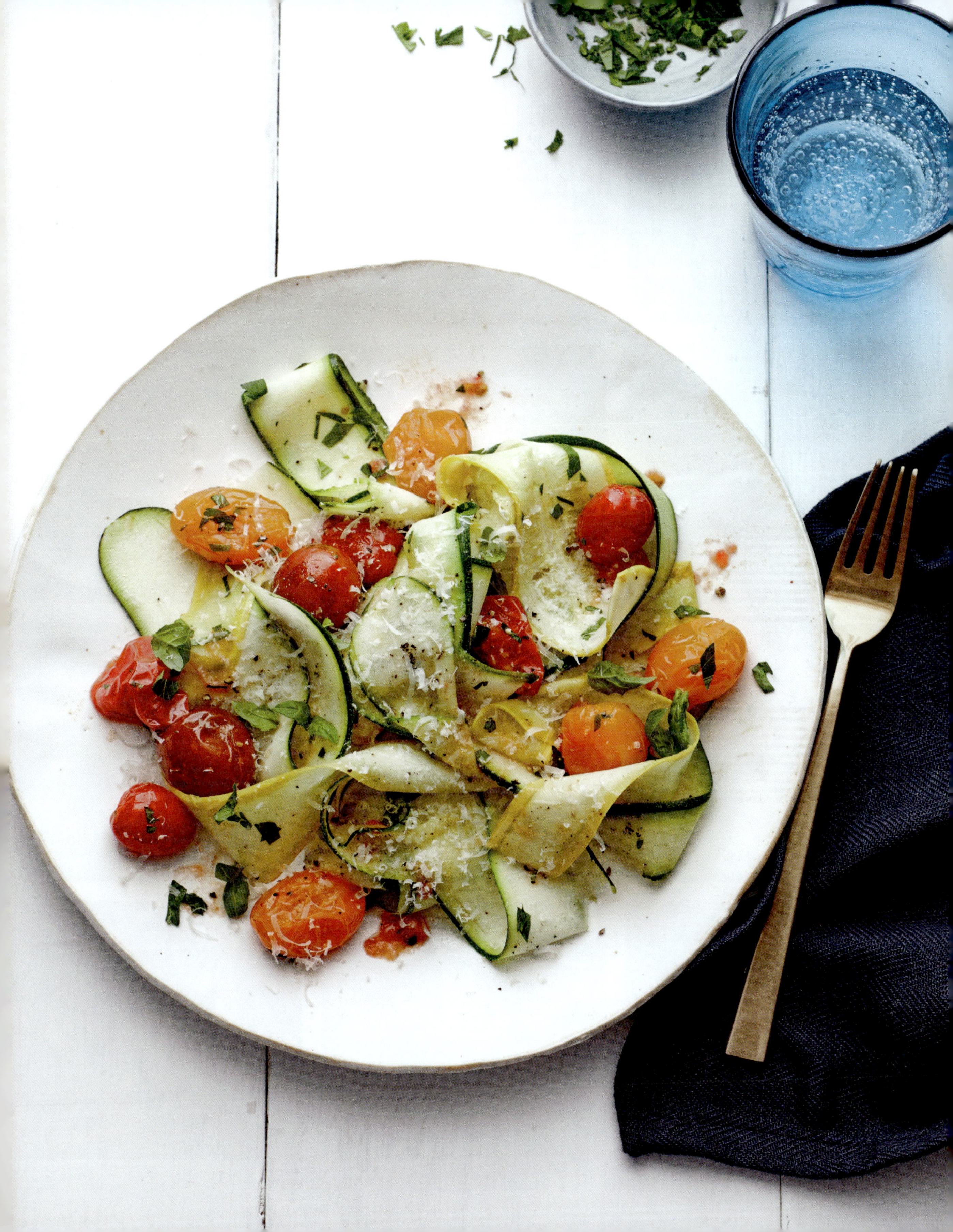

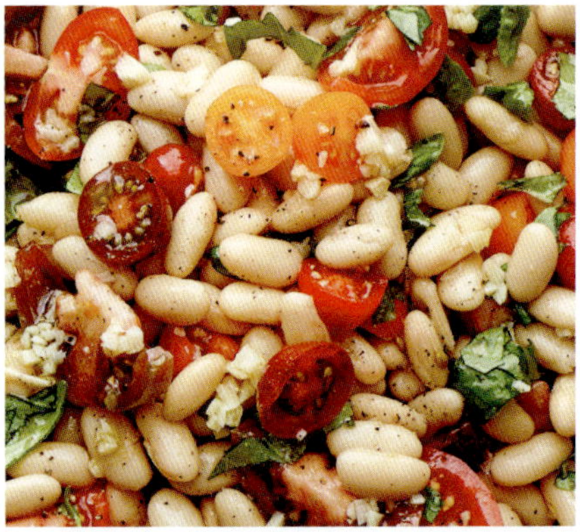

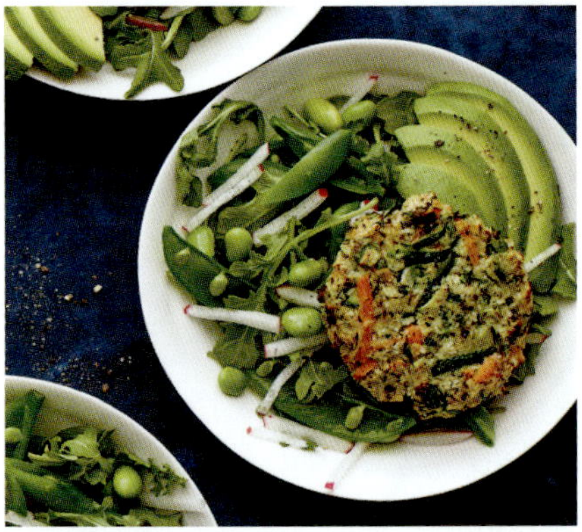

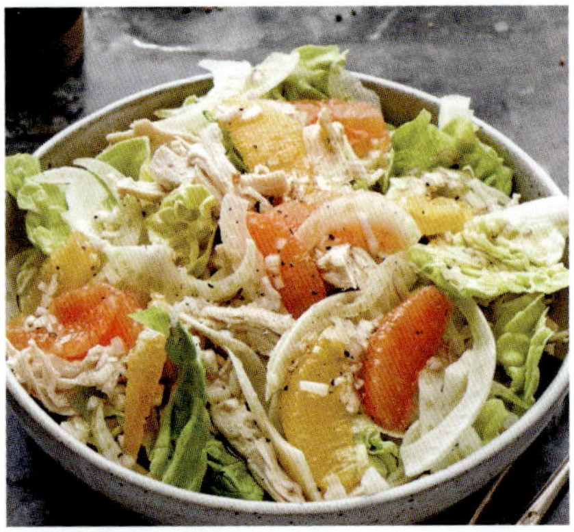

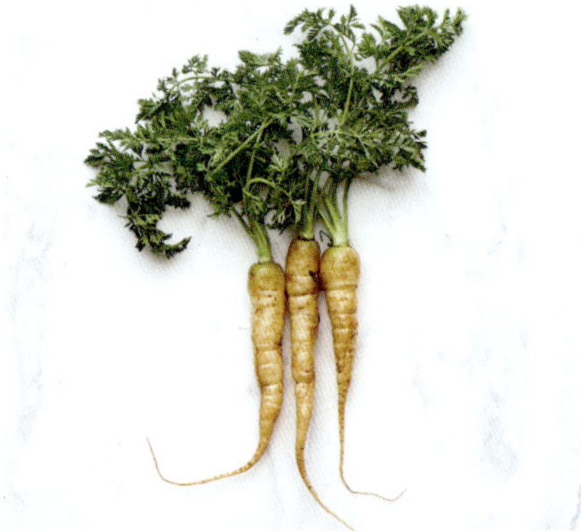

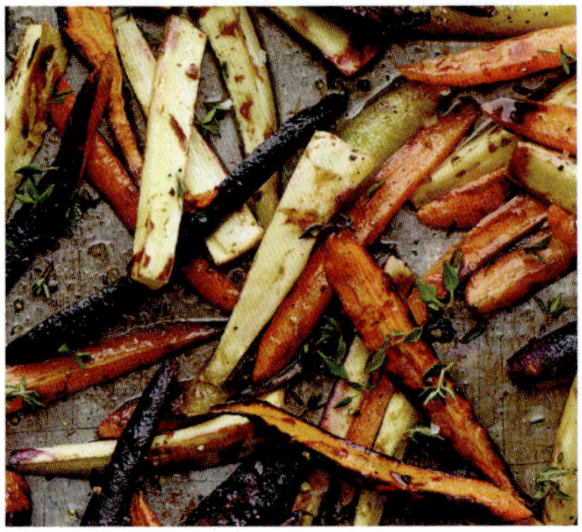

BEILAGEN

PRO PORTION

KALORIEN: 205,3
FETT: 14,6 g
NATRIUM: 188,7 mg
KOHLENHYDRATE: 15,5 g
BALLASTSTOFFE: 5,4 g
ZUCKER: 6 g
PROTEIN: 5,7 g

SALAT AUS FRÜHLINGSGEMÜSE

MIT KAROTTEN-INGWER-DRESSING

FÜR 4 PORTIONEN

- **120 g Karotten, geraspelt**
- **2 EL gehackte Zwiebeln**
- **2 EL geriebener oder klein gehackter frischer Ingwer**
- **½ kleine Knoblauchzehe**
- **2 EL Reisessig**
- **2 EL Rapsöl**
- **1 EL salzarme Sojasoße**
- **1½ TL Honig**
- **100 g Zuckerschoten**
- **180 g Rucolasalat**
- **1 mittelgroße reife Avocado, entsteint und gewürfelt**
- **75 g gepalte Edamame (junge Sojabohnen; s. Tipp)**
- **2 Radieschen, in dünnen Scheiben zum Garnieren**

Ich liebe das leuchtend orange Dressing, das normalerweise in japanischen Restaurants zu Salaten serviert wird. Enttäuschend ist meist nur der typische Eisbergsalat dazu. Hier stelle ich Ihnen einen nährstoffreichen Salat dazu vor – mit Rucola, blanchierten Zuckerschoten, Omega-3-reicher Avocado und proteinreicher Edamame. Als farbigen Augen- und scharfen Gaumengenuss streue ich dünne Radieschenscheiben darüber. Insbesondere Ingwer hat viele Vorteile für Athleten. Er verbessert die Verdauungsgesundheit und wirkt entzündungshemmend. Eine Studie ergab, dass er die Schmerzempfindlichkeit im Training senkt. Essen Sie also Ihren Teller leer!

KAROTTEN, ZWIEBEL, INGWER, Knoblauch, Essig, Öl, 2 Esslöffel Wasser, Sojasoße und Honig in den Standmixer füllen und cremig pürieren. In eine kleine Schüssel umfüllen.

IN EINEM KLEINEN TOPF Wasser zum Kochen bringen. Die Zuckerschoten einlegen und 1 Minute blanchieren. Sofort abgießen und in eine Schüssel Eiswasser geben.

DEN RUCOLA auf einer Salatplatte oder auf einzelnen Tellern anrichten. Die Zuckerschoten darüber verteilen, dann die Avocadostücke und zum Schluss die Edamame. Mit Radieschen garnieren. Servieren und das Dressing dazu reichen.

TIPP: Edamame ist die Bezeichnung für junge Sojabohnen. Mit etwas Glück bekommen Sie sie frisch, doch meist erhält man sie in Supermärkten tiefgefroren, in der Schote oder ausgepalt.

PFANNENGEDÜNSTETER GRÜNKOHL MIT ERDNUSSBUTTERSOSSE

FÜR 4 PORTIONEN

PRO PORTION

KALORIEN: 98,9
FETT: 7,6 g
NATRIUM: 269,7 mg
KOHLENHYDRATE: 5,9 g
BALLASTSTOFFE: 1,8 g
ZUCKER: 1,6 g
PROTEIN: 3,3 g

Zu diesem Rezept inspirierte mich ein Freund, dessen Rezept ich verfeinerte, um es ein wenig aufzupeppen. Es ist schnell fertig und schmeckt köstlich zu Proteinen wie gegrilltem Hähnchen. Um zu viel Zucker und Zusatzstoffe zu vermeiden, verwende ich lieber natürliche Erdnussbutter. Liquid Aminos Allzweckwürze ist eine glutenfreie Alternative zu Sojasoße mit wunderbar würzigem Geschmack. Es gibt sie in Naturkostläden oder gut sortierten Supermärkten.

- **2 EL natürliche, cremige Erdnussbutter**
- **2 TL Liquid Aminos oder Sojasoße**
- **60 ml Gemüsebrühe**
- **1/4 TL gemahlener Koriander**
- **1 Prise Chilipulver**
- **1 Prise gemahlener Kreuzkümmel**
- **1 EL geröstetes Sesamöl**
- **1/2 gelbe Zwiebel, klein gehackt**
- **1 Knoblauchzehe, klein gehackt**
- **1 Bund Grünkohl (etwa 240 g) Stängel entfernt (s. Tipp), klein gehackt**

ERDNUSSBUTTER, Liquid Aminos, Brühe, Koriander, Chili und Kreuzkümmel in einer kleinen Schüssel verrühren. Die Mischung sollte eine Konsistenz wie Crème fraîche haben. Falls sie zu fest ist, mehr Brühe oder Wasser dazugeben.

DAS ÖL in einer großen, beschichteten Pfanne mit hohem Rand erhitzen. Sobald es siedet, Knoblauch dazugeben und unter Rühren in 3–5 Minuten weich und glasig dünsten. Den Grünkohl einlegen und in etwa 3 Minuten zusammenfallen lassen. Die Erdnussbuttersoße unterziehen und das Gemüse heiß servieren.

TIPP: Zum Ausschneiden der Grünkohlstängel ein Blatt flach auf ein Schneidebrett legen. Mit einem scharfen Messer den Großteil der Blattrippe V-förmig ausschneiden und vom Blatt lösen. Diese Technik funktioniert auch bei anderen Blattgemüsen mit dickem Stängel, wie Blattkohl.

PRO PORTION

KALORIEN: 141,8
FETT: 7,1 g
NATRIUM: 493,9 mg
KOHLENHYDRATE: 17,4 g
BALLASTSTOFFE: 5,3 g
ZUCKER: 0 g
PROTEIN: 6,1 g

BOHNENSALAT

MIT TOMATEN & BASILIKUM

FÜR 8 PORTIONEN

- **2 Dosen Cannellini-Bohnen (à 450 g), gespült und abgetropft**
- **225 g kleine Tomaten, in 1-cm-Stücke geschnitten**
- **20 g frische Basilikumblätter, in 1-cm-Stücke zerzupft**
- **1 TL grobes Meersalz**
- **¼ TL frisch gemahlener schwarzer Pfeffer**
- **60 ml Olivenöl nativ extra**
- **4 kleine Knoblauchzehen, zerpresst**

Bohnen und Hülsenfrüchte sind großartige und gut zu bevorratende Zutaten, die in keiner Küche fehlen sollten. Sie enthalten günstiges, sättigendes Protein und Kohlenhydrate mit niedrigem glykämischem Index, Ballaststoffe, Antioxidantien und eine Menge wichtiger Vitamine und Mineralstoffe wie Folsäure, Magnesium, Eisen und Kalium, die energetisieren und uns guten Brennstoff liefern. Hier verwende ich praktische Dosenbohnen, doch weiche ich auch gern Trockenbohnen, die ohne Salz oder andere Zusatzstoffe sind, ein (s. Tipp).

BOHNEN, TOMATEN, BASILIKUM, Salz und Pfeffer in einer mittelgroßen Schüssel vermengen.

DAS ÖL in einem kleinen Topf mittelstark erhitzen. Den Knoblauch darin unter Rühren in 1–2 Minuten weichdünsten, ohne ihn zu bräunen oder zu verbrennen. Öl und Knoblauch über die Bohnenmischung gießen und vorsichtig unterheben. Vor dem Servieren 30 Minuten ziehen lassen.

TIPP: Für die klassische Zubereitung saubere oder ausgelesene Trockenbohnen in einen großen Topf oder eine Schüssel füllen und 5 cm hoch mit Wasser bedecken. Über Nacht einweichen. Am nächsten Tag abgießen und unter kaltem Wasser spülen. Die Bohnen wieder 5 cm hoch mit kaltem Wasser bedecken und schnell zum Kochen bringen. Die Temperatur senken und die Bohnen köcheln, bis sie weich sind, je nach Sorte 30 Minuten bis 2 Stunden.

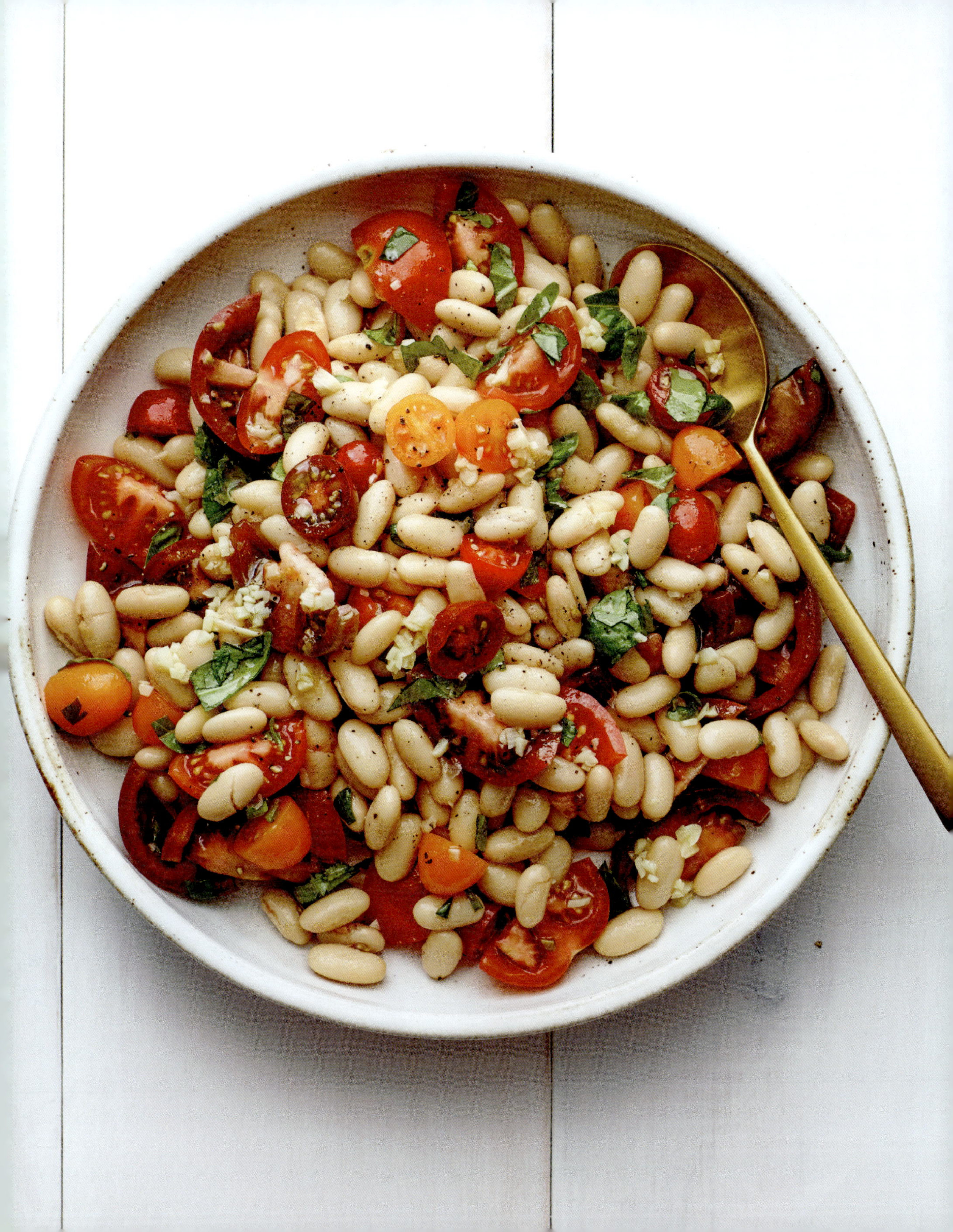

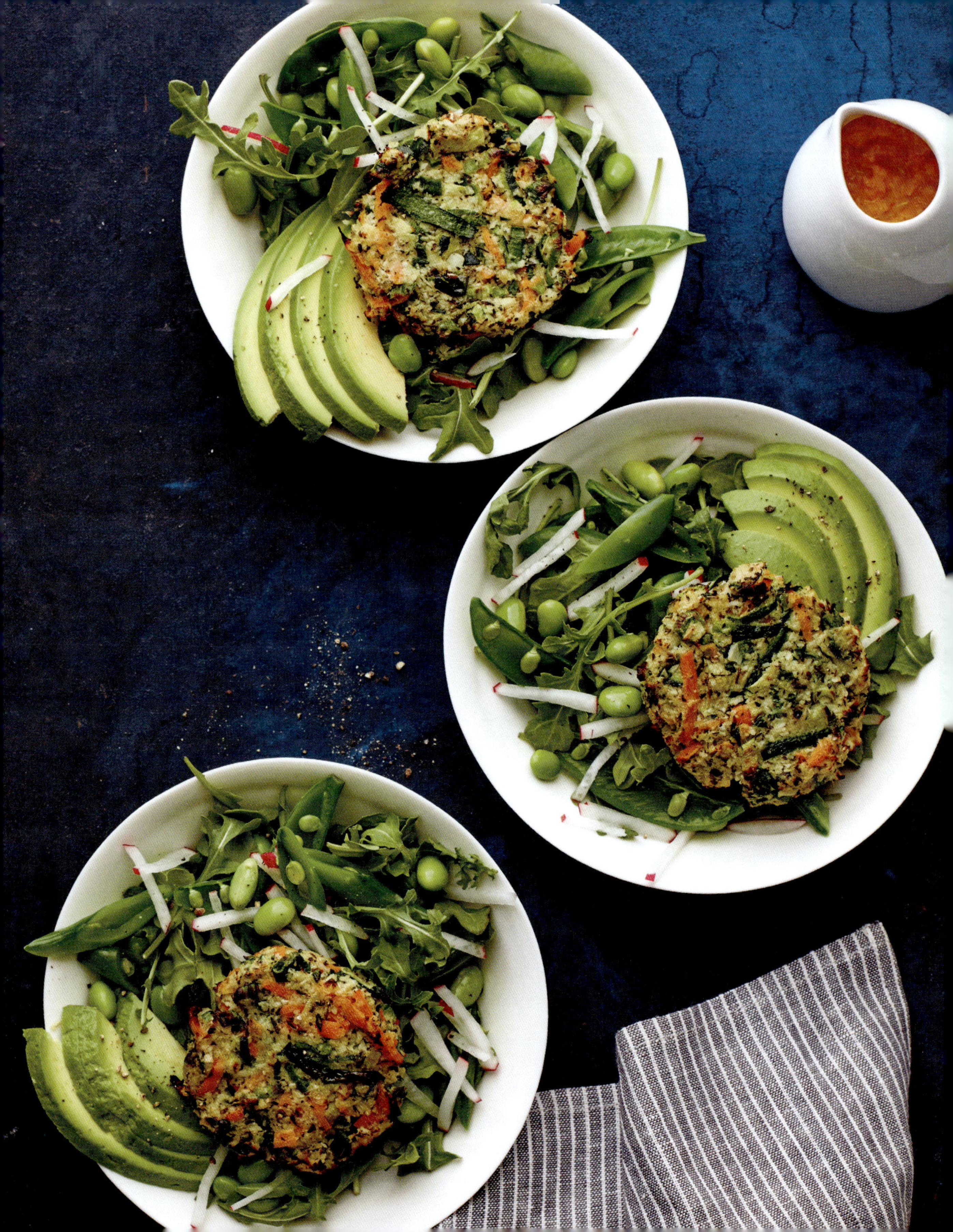

PFANNENGERÖSTETE
GEMÜSEPLÄTZCHEN

ERGIBT 10 PLÄTZCHEN MIT 7,5–10 CM DURCHMESSER; FÜR 5 PERSONEN

FÜR 12 STÜCK

KALORIEN: 40
FETT: 0,5 g
NATRIUM: 379,1 mg
KOHLENHYDRATE: 6 g
BALLASTSTOFFE: 3 g
ZUCKER: 1,9 g
PROTEIN: 4,2 g

Dieses schnelle vegetarische Gericht kann als Beilage oder als leichtes Hauptgericht serviert werden. Ich liebe es als Beilage zum Putenhackbraten mit Mozzarella (S. 169) oder zu Hähnchenbruststreifen in Quinoa-Kruste (S. 136). Die Plätzchen ähneln Gemüse-Omeletts, doch ohne die schwere Käsekomponente. Ihn ersetzen aromatische Kräuter, mit wenig Fett, Kalorien und Natrium. Getrocknete passen ebenso gut wie frische Kräuter oder eine Kombination, ganz nach Geschmack. Dazu serviere ich gern fettreduzierte saure Sahne, Sriracha-Soße oder Ketchup. Auch auf dem Salat aus Frühlingsgemüse mit Karotten-Ingwer-Dressing (S. 198) machen sie sich gut, wie das Foto zeigt.

- **1 mittelgroßer Zucchino**
- **200 g gedämpfter Blumenkohl, zerstampft**
- **75 g Karotten, gerieben**
- **2 mittelgroße Frühlingszwiebeln, klein gehackt**
- **3 Eier, Größe L, verquirlt**
- **½ TL getrockneter Thymian**
- **1 TL getrocknetes Basilikum**
- **¾ TL grobes Meersalz**
- **¼ TL frisch gemahlener schwarzer Pfeffer**
- **Olivenöl-Backspray oder Olivenöl zum Einfetten**

DEN ZUCCHINO grob raspeln und gründlich ausdrücken, bevor Sie die benötigte Menge abmessen.

ZUCCHINO, BLUMENKOHL, Karotte, Zwiebel, Eier, Thymian, Basilikum, Salz und Pfeffer in eine mittelgroße Schüssel geben und alles gründlich verkneten.

EINE MITTELGROSSE, BESCHICHTETE PFANNE mit hohem Rand einfetten und erhitzen. Mit einem Esslöffel 50-g-Portionen der Gemüsemasse mit 2,5 cm Abstand in die Pfanne löffeln. In 3–5 Minuten bräunen, dann wenden und in 2–3 Minuten durchbraten. Die restliche Mischung ebenso verarbeiten. Sofort servieren.

PRO PORTION

KALORIEN: 169,1
FETT: 4,1 g
NATRIUM: 428,5 mg
KOHLENHYDRATE: 32,9 g
BALLASTSTOFFE: 7,2 g
ZUCKER: 11,2 g
PROTEIN: 3,2 g

PÜREE AUS PASTINAKEN & STECKRÜBEN

FÜR 8 PORTIONEN

- **1,2 kg Pastinaken, geschält und klein gehackt (s. Tipp)**
- **900 g Steckrüben, geschält und klein gehackt**
- **12 Knoblauchzehen**
- **2 EL natives Olivenöl extra**
- **1¼ TL grobes Meersalz**
- **½ TL frisch gemahlener schwarzer Pfeffer**

Gemüse der kalten Jahreszeit, wie Pastinaken und Steckrüben, sind ein ausgezeichneter Kartoffelersatz. Gekocht, hat beides einen erdigen, aber süßen Geschmack, der sehr gut zu Grillsteak oder Brathähnchen passt. Bereiten Sie wie hier Püree, oder schneiden Sie Würfel daraus, die Sie in etwas Öl in der Pfanne bräunen. Ich serviere das Püree gern mit der Hähnchenbrust in Salbeimarinade mit Kürbisspaghetti von Seite 139. Reste halten gut und können unter Salate, Quinoa oder Reis gehoben werden.

PASTINAKEN UND STECKRÜBEN mit dem Knoblauch in einen großen Topf geben. Mit Wasser bedecken und aufkochen. Die Temperatur senken und etwa 15 Minuten köcheln, bis das Gemüse gar ist. Abgießen und etwa 250 ml der Flüssigkeit auffangen.

DAS GEMÜSE mit dem Kartoffelstampfer zu Brei zerstampfen. Bei Bedarf noch etwas Kochflüssigkeit dazugeben. Das Öl unterziehen und mit Salz und Pfeffer würzen. Heiß servieren.

TIPP: Pastinaken gehören zur Karottenfamilie und werden oft für weiße Karotten gehalten. Sie schmecken ziemlich süß, etwas nach Petersilie und können gekocht, im Ofen geröstet, gebraten oder in der Pfanne gedünstet werden.

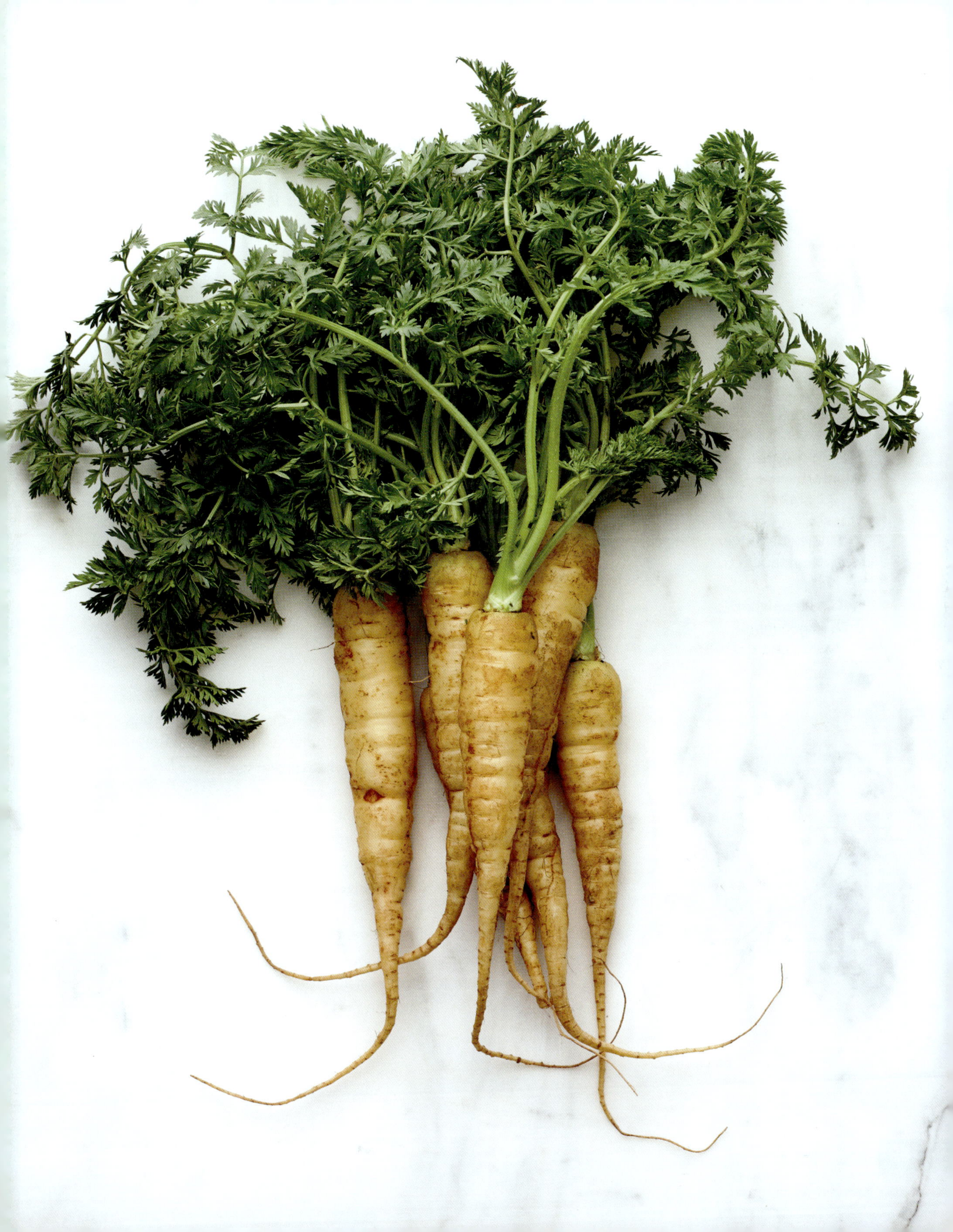

PRO PORTION

KALORIEN: 181,9
FETT: 7,9 g
NATRIUM: 712,2 mg
KOHLENHYDRATE: 23,2 g
BALLASTSTOFFE: 4,5 g
ZUCKER: 0 g
PROTEIN: 5,1 g

GERÖSTETE KICHERERBSEN IM KREUZKÜMMEL-GEWÜRZMANTEL

ERGIBT ETWA 500 ML; FÜR 8 PERSONEN

- **1 Dose (900 g) Kichererbsen, abgespült und abgetropft**
- **60 ml Olivenöl**
- **1¼ TL grobes Meersalz**
- **½ TL Zwiebelpulver**
- **½ TL Knoblauchpulver**
- **½ TL gemahlener Kreuzkümmel**

Angesichts ihres beeindruckenden Nährwertprofils mit vielen Ballaststoffen, Protein, Eisen und komplexen Kohlenhydraten, wundert es nicht, dass Kichererbsen so einen guten Ruf haben. Hier ein Snack, zu dem mich geröstete Kichererbsen in meinem Supermarkt inspirierten. Er ist unglaublich schnell gemacht und viel günstiger als die abgepackte Version. Ebenso kann man dafür salzfreie italienische Gewürzmischung anstelle des Zwiebel- und Knoblauchpulvers und des Kreuzkümmels verwenden. Auch pur mit ein wenig Salz schmecken sie super!

DEN OFEN auf 190 °C (Umluft 170 °C) vorheizen.

DIE KICHERERBSEN auf einem mit Küchenpapier ausgelegten Backblech mit Rand ausbreiten. Sanft schütteln und mit weiterem Küchenpapier trocknen – je trockener, desto knuspriger werden sie.

MIT ÖL, SALZ, Zwiebelpulver, Knoblauchpulver und Kreuzkümmel in eine große Schüssel füllen und alles vorsichtig vermengen, sodass die Kichererbsen rundum mit dem Öl und den Gewürzen überzogen sind. Auf zwei Backblechen mit Rand verteilen.

IM OFEN 30–40 Minuten rösten. Dabei die Bleche etwa alle 20 Minuten schütteln, bis die Kichererbsen klappern und goldgelb sind. Aus dem Ofen nehmen und die Kichererbsen abkühlen lassen. Dadurch werden sie noch knuspriger. Im luftdichten Behälter halten sie 2–3 Tage.

PILZE IN BALSAMESSIG

ERGIBT ETWA 500 G: FÜR 4 PERSONEN

PRO PORTION

KALORIEN: 144
FETT: 13,8 g
NATRIUM: 547,2 mg
KOHLENHYDRATE: 4,3 g
BALLASTSTOFFE: 1 g
ZUCKER: 1,6 g
PROTEIN: 2,6 g

Dieses schnelle, unkomplizierte Rezept wertet jedes magere Protein auf und ist auch eine Bereicherung für Salat. Ich liebe Pilze wegen ihres intensiven, erdigen Geschmacks, der schönen Konsistenz und ihrer vielseitigen Verwendungsmöglichkeiten. In vegetarischen Gerichten wie Tacos sind sie dazu ein sehr guter Fleischersatz, da sie viel Biss haben.

- **60 ml Olivenöl**
- **350 g weiße Champignons, geputzt und halbiert (s. Tipp)**
- **3 EL Balsamessig**
- **1 TL grobes Meersalz**
- **1/4 TL zerstoßene rote Paprikaflocken**
- **1/4 TL frisch gemahlener schwarzer Pfeffer**

DAS ÖL in einer hohen Pfanne auf mittlere Temperatur erhitzen. Sobald es siedet, die Pilze zugeben und unter Rühren in etwa 5 Minuten goldbraun braten. Essig, Salz, Paprikaflocken und Pfeffer unterrühren und 1 Minute mitgaren. Heiß servieren.

TIPP: Dieses Rezept verlangt weiße Champignons. Sie können es aber jederzeit auch mit Portobellos (braune Riesenchampignons) oder Shiitake-Pilzen zubereiten. Zum Reinigen die Pilze nur mit einem feuchten Küchenpapier abreiben, nie unter Wasser spülen. Sie wirken wie ein Schwamm und saugen sich damit voll!

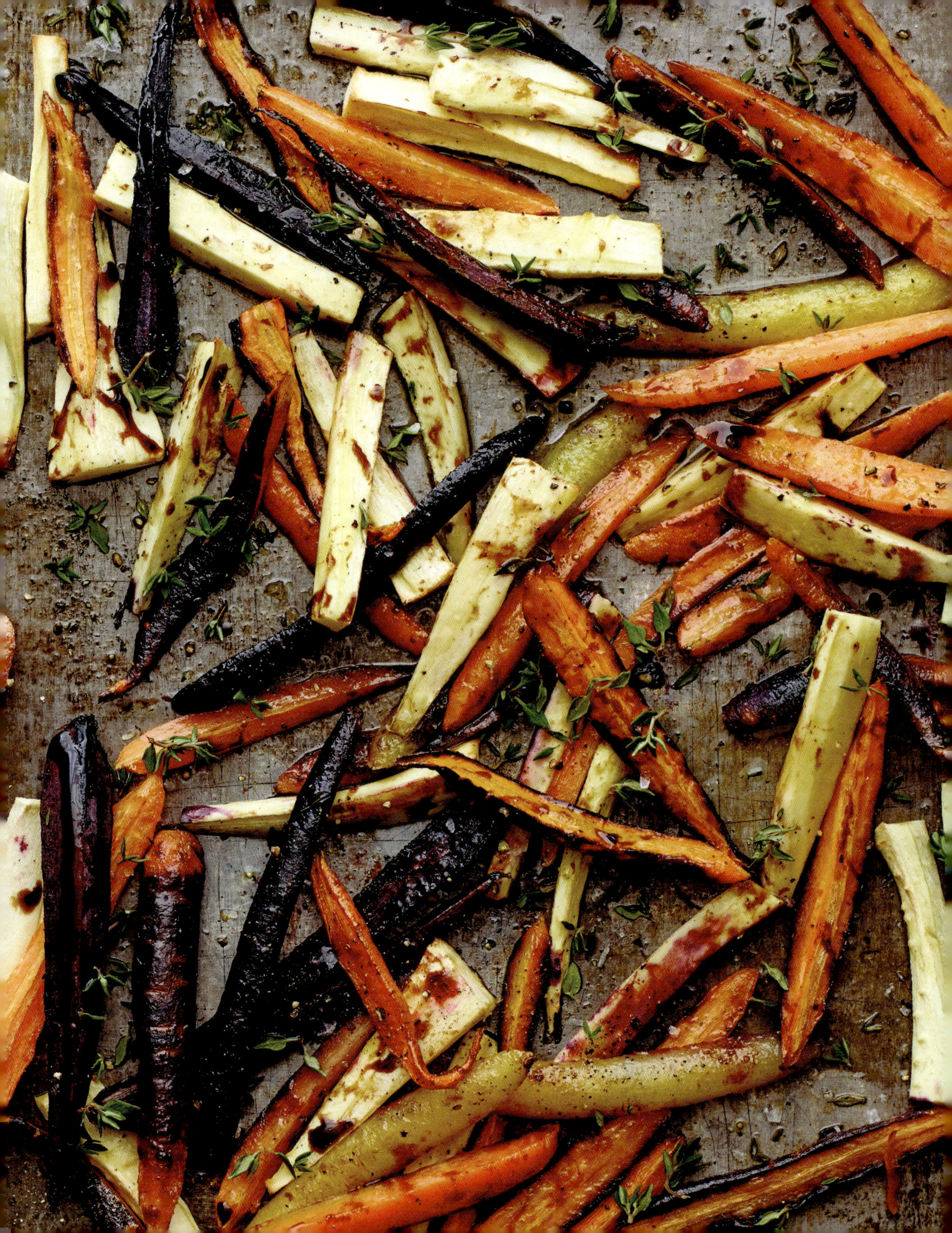